Kay Bartrow

50 Workouts

Beweglichkeit für Senioren

Die besten Übungsreihen, um bis ins hohe Alter fit und mobil zu bleiben

AF637612

riva

Bibliografische Information der Deutschen Nationalbibliothek:
Die Deutsche Nationalbibliothek verzeichnet diese Publikation in der Deutschen Nationalbibliografie. Detaillierte bibliografische Daten sind im Internet über https://dnb.de abrufbar.

Für Fragen und Anregungen
info@m-vg.de

Wichtige Hinweise
Dieses Buch ist für Lernzwecke gedacht. Es stellt keinen Ersatz für eine individuelle medizinische Beratung dar und sollte auch nicht als solcher benutzt werden. Wenn Sie medizinischen Rat einholen wollen, konsultieren Sie bitte einen qualifizierten Arzt. Der Verlag und der Autor haften für keine nachteiligen Auswirkungen, die in einem direkten oder indirekten Zusammenhang mit den Informationen stehen, die in diesem Buch enthalten sind.

Ausschließlich zum Zweck der besseren Lesbarkeit wurde auf eine genderspezifische Schreibweise sowie eine Mehrfachbezeichnung verzichtet. Alle personenbezogenen Bezeichnungen sind somit geschlechtsneutral zu verstehen.

Originalausgabe
3. Auflage 2026
© 2024 by riva Verlag, ein Imprint der Münchner Verlagsgruppe GmbH
Türkenstraße 89
80799 München
Tel.: 089 651285-0

Alle Rechte, insbesondere das Recht der Vervielfältigung und Verbreitung sowie der Übersetzung, vorbehalten. Kein Teil des Werkes darf in irgendeiner Form (durch Fotokopie, Mikrofilm oder ein anderes Verfahren) ohne schriftliche Genehmigung des Verlages reproduziert oder unter Verwendung elektronischer Systeme gespeichert, verarbeitet, vervielfältigt oder verbreitet werden. Wir behalten uns die Nutzung unserer Inhalte für Text und Data Mining im Sinne von § 44b UrhG ausdrücklich vor.

Redaktion: Simone Fischer
Umschlaggestaltung: Manuela Amode
Bildnachweis: Illustrationen auf dem Umschlag und im Innenteil: evoletics – ein Produkt der science on field GmbH
Layout: Meike Herzog, www.alpsee-design.de
Satz: Daniel Förster
Druck: Florjancic Tisk d.o.o., Slowenien
Printed in the EU

ISBN Print 978-3-7423-2531-0
ISBN E-Book (PDF) 978-3-7453-2295-8
ISBN E-Book (EPUB, Mobi) 978-3-7453-2294-1

PRODUZIERT MIT VERANTWORTUNG

Weitere Informationen zum Verlag finden Sie unter

www.rivaverlag.de

Beachten Sie auch unsere weiteren Verlage unter www.m-vg.de

Inhalt

4 Beweglichkeit im Alter
6 Veränderungen im Alter
10 Das beeinflusst die Beweglichkeit im Alltag
12 Deine Beweglichkeit einfach verbessern
13 Umgang mit den Workouts

16 Die Workouts

118 Die Übungen
120 Übungen im Stehen
133 Übungen im Sitzen
138 Übungen in Bauch- und Rückenlage
141 Übungen im Vierfüßler- und Kniestand

144 Übungsregister

Beweglichkeit im Alter

1

Veränderungen im Alter

Alt werden ist nichts für Feiglinge. Zunehmend treten Schmerzen an den Gelenken und Weichteilen auf, jeden Morgen braucht es mehrere Minuten Anlauf, um die Steifigkeiten in den Beingelenken zu vertreiben und den Rücken aufzurichten. Und auch die Muskeln fühlen sich unbeweglich an. Das Gehen wird ungelenkig, wackelig und unsicher, und es geht schon lange nicht mehr, Socken auf einem Bein stehend anzuziehen. Ein schneller Schritt zur Seite wird zu einem waghalsigen Manöver, bei dem um das Gleichgewicht gekämpft wird, und es kann eine große Hürde werden, vom Boden aufzustehen. In einem höheren Lebensalter stellen häufig selbst einfache Bewegungen, wie mit den Händen die eigenen Füße anzufassen, mit den Zehen ein Taschentuch zu greifen und anzuheben, im Schneidersitz zu sitzen, die Hände hinter dem Oberkörper zusammenzubringen, auf einer Gartenmauer zu balancieren oder auf einem Bein zu stehen, eine große Herausforderung für das Bewegungssystem dar. Das Prinzip von Bewegung und Beweglichkeit sowie die gesundheitlichen Wirkungen von Bewegung sind so alt wie die Menschheit selbst. Neben Ausdauer, Kraft, Schnelligkeit und Koordination gehört Beweglichkeit ebenfalls zu den wichtigsten körperlichen Fähigkeiten. Während Beweglichkeit in jungen Jahren noch als Selbstverständlichkeit betrachtet wird, gewinnt sie mit steigender Lebenserfahrung nahezu den Status eines Privilegs. Das Gute an Privilegien ist: Man kann sie sich erarbeiten, verdienen und erhalten.

Körperliche Alterungsprozesse und die gesundheitliche Situation gehen nicht ausschließlich auf genetische Faktoren zurück, sondern sind das Ergebnis einer individuellen Lebensführung. Bewegungsmangel ist neben einem ungünstigen Lebensstil mit zu viel Essen, Rauchen und Alkoholgenuss der Hauptgrund für schnelleres und ungesundes Altern. Das Seniorendasein wird zu einem großen Teil durch unseren modernen Lebensstil und unsere Gewohnheiten aus dem bisherigen Lebensweg geprägt. So kann es zu einer Reihe ungewollter körperlicher Anpassungsreaktionen kommen. Als Senior hat man unter anderem mit Flüssigkeits- und Elastizitätsverlust im Körper zu kämpfen, was zu morgendlicher Steifigkeit in den Knien, der Hüfte oder dem Rücken führen kann. Lange sitzende Tätigkeiten im beruflichen Lebensabschnitt begünstigen einseitige Belastungen, die uns Schmerzen am Bewegungsapparat bescheren können. Durch zu wenig variable Bewegungen und mangelnde Aktivität verliert unser Körper viele seiner Bewegungsmöglichkeiten. Es wird nicht mehr gehüpft, nicht mehr auf dem Boden gekrabbelt und schon gar nicht im Schneidersitz gesessen. Doch diese kindlich anmutenden Bewegungsformen tragen den Schatz der Jugend in sich. Also zurück zu den verschollenen Bewegungen, denn für eine Veränderung ist es nie zu spät. Eine Verbesserung der Beweglichkeit ist ein wichtiger Pfeiler für die Gesundheit – auch im Seniorenalter. Die dafür nötige Motivation steckt in den gesundheitswirksamen Veränderungen, die durch mehr Beweglichkeit im Körper erreicht werden können. Diese Veränderungen reichen von einer besseren Durchblutung, einer effektiveren Atmung, mehr Gelenkbeweglichkeit und wenigeren ungünstigen Muskelspannungen bis hin zu der Verringerung von konkreten Gesundheitsrisiken wie Arthrose, Schlaganfall oder Herzinfarkt. Beweglichkeit ist ein wahrer Jungbrunnen, und je mehr Bewegungsoptionen du hast, desto vielfältiger sieht dein gelebter Bewegungsalltag aus und desto sicherer bist du vor gesundheitlichen Störungen. Jede Bewegung zählt.

Die psychische Komponente – sich einfach mal beweglich denken

Beweglich, flexibel, variabel, anpassungsfähig, elastisch, gelenkig, mobil, rege, aktiv ... das sind Attribute, die wir nur zu gerne der Beweglichkeit auf körperlicher Ebene zuschreiben. Aber auch ein beweglicher Geist wohnt in einem beweglichen Körper, und so hat eine körperliche Mobilität unweigerlich auch Auswirkungen auf die geistige Verfassung. Wer seinen Körper in puncto Beweglichkeit trainiert, verbessert nicht nur die körperliche Beweglichkeit, sondern verändert zudem die Körperwahrnehmung und damit auch mentale Fähigkeiten wie Koordination, Konzentration, Wahrnehmungsfähigkeit, Merk- und Assoziationsfähigkeit. So kann ein körperliches Beweglichkeitstraining der Beginn von geistigen Anpassungsreaktionen sein, die das gesamte Nervensystem, also das Gehirn und die peripheren Nerven, aktiver und effektiver machen können. Den Körper, die Gelenke und den gesamten Bewegungsapparat gelenkig und beweglich zu halten, ist auch in fortgeschrittenem Lebensalter sehr gut möglich und bietet nicht nur gesundheitliche Vorteile – denn eine gute körperliche und geistige Beweglichkeit ist eine wichtige Voraussetzung für ein eigenständiges und unabhängiges Leben.

Bewegung und Beweglichkeit sind Leben

Unser Körper ist permanent in Bewegung, auch wenn wir das meistens nicht bewusst wahrnehmen und von kleinsten Bewegungen, die beispielsweise in den Zellen stattfinden, überhaupt nichts mitbekommen. Viele unserer Körperzellen sind daueraktiv und schwingen oder vibrieren, um dadurch den Austausch von Stoffen zu gewährleisten. Etwas größer und erfahrbarer werden Bewegungen dann schon in manchen Organen. Auch wenn diese Bewegungen nicht bewusst von uns gesteuert werden müssen, sind sie von lebenswichtiger Bedeutung. Die kontinuierlichen Bewegungen des Herzmuskels, der mit seinen rhythmischen Anspannungen das Blut in Bewegung hält und es durch unseren Körper pumpt, versorgen alle Zellen mit lebenswichtigem Sauerstoff und bringen die erforderlichen Nährstoffe über den Bluttransport an die Bedarfsstellen. Der Brustkorb und die Atemmuskultur bewegen sich mit jedem Atemzug und gewähren der Atemluft durch diese spezielle Bewegungsfähigkeit den Eintritt in unsere Lunge. Dieses bewegte Herz-Lungen-Kreislaufsystem ist die wichtigste Lebensgrundlage unseres Körpers, und wir sind ein Leben lang auf dessen optimale Funktions- und Bewegungsfähigkeit angewiesen.

Regelmäßige Bewegung fördert unter anderem auch die Tätigkeiten unseres Verdauungstraktes und erleichtert uns die Aufnahme von Nähr- und Baustoffen über unsere Nahrung. Sogar die Verdauung selbst kann durch mehr Bewegung und eine daraus resultierende gute Beweglichkeit aufs Angenehmste unterstützt werden. Die Organe des Magen-Darm-Trakts erfüllen ihre Aufgaben leichter und effektiver, wenn sie durch Körperbewegungen unterstützt, gefördert und positiv gestärkt werden. Das Immunsystem arbeitet zu einem großen Teil auf der Basis von Flüssigkeitstransport durch den Blutweg und das Lymphsystem. Ausreichende Bewegung und Beweglichkeit haben dabei einen großen Einfluss auf diese Systeme und können gezielt regulierend eingesetzt werden.

Bewegung führt durch Flüssigkeitsverschiebungen immer zu einem Spannungsausgleich im Körper und hat damit auch einen Druckausgleich zur Folge. Zu viel Druck ist eine der häufigsten Ursachen für empfundene Schmerzen in unserem Körper. Unter anderem ist Bewegung auch deshalb eine effektive Möglichkeit, Schmerzen zu kontrollieren und zu reduzieren.

Eine ausreichende Beweglichkeit der Zehen verhilft zu einem guten Gleichgewicht und befähigt die Beine, den Körper stabil durch den Tag und das Leben zu tragen. Nur bewegliche Schultern befähigen uns auf Dauer, die Arme im Alltag für unsere Anforderungen effektiv einsetzen zu können, und ein variabel beweglicher Rücken hat eine deutlich reduzierte Anfälligkeit für Störungen und Schmerzzustände. So hat Beweglichkeit einen großen Einfluss auf alltägliche Aktivitäten wie Gehen, Treppensteigen, Heben oder Tragen, und sie hat außerdem einen gesundheitsrelevanten Einfluss auf Spannungszustände und Schmerzerleben und damit unweigerlich auch auf unsere Lebensqualität.

Die Einflussfaktoren: Gelenkigkeit, Dehnfähigkeit (Elastizität) und Gleitfähigkeit

Die generelle Beweglichkeit des menschlichen Körpers setzt sich aus mehreren speziellen Faktoren zusammen, die alle miteinander in Verbindung stehen und sich gegenseitig beeinflussen. Da wäre zum einen die sogenannte Gelenkigkeit, also das Bewegungsvermögen der Gelenke. Dieses Bewegungsvermögen wird zu einem großen Teil von der Dehnfähigkeit der beteiligten Muskeln, Sehnen, Bänder und des umgebenden Bindegewebes beeinflusst. Für die Dehnfähigkeit dieser Weichteile sind unter anderem die Gleitfähigkeit und die Flüssigkeitssättigung des Bindegewebes und die Fähigkeit der einzelnen Gewebeschichten, sich gegeneinander zu bewegen, verantwortlich. All diese Faktoren werden sowohl vom aktiven Bewegungsverhalten als auch von den Ernährungs- und Trinkgewohnheiten geprägt und beeinflusst. Aber der Reihe nach.

Gelenkigkeit

Unter dem Begriff Gelenkigkeit versteht man die aktive Bewegungsreichweite von Gelenken in verschiedene Richtungen. Für jedes Gelenk gibt es sogenannte Normwerte der Mobilität, also ein Bewegungsausmaß, das für alle vorausgesetzt werden kann. Ist der aktive Bewegungsausschlag kleiner als der Normwert, so kann man von einer eingeschränkten Beweglichkeit sprechen. Ist der aktive Bewegungsausschlag hingegen größer als der Normwert, handelt es sich eher um eine Überbeweglichkeit. Besonders hohe Spannungen in der Muskulatur oder dem Bindegewebe können die Beweglichkeit der Gelenke genauso reduzieren wie ein länger andauernder Nichtgebrauch der Gelenke und ihrer Bewegungen. Alles, was wir an unserem Körper nicht gebrauchen, schrumpft. Das gilt besonders für die Beweglichkeit.

Die Gelenkigkeit trainierst du am besten mit Bewegungen, die deine Gelenke durchführen können. Beispielsweise kann das durch das Beugen der Ellbogen, das seitliche Anheben der Arme oder durch Zehenkrallen erreicht werden. Für den Anfang genügen einfache Übungen, die du mit der Zeit häufiger und intensiver durchführen kannst. Auch neue Bewegungen oder schon lange nicht mehr ausgeführte Bewegungen wie zum Beispiel Schneidersitz, Hüpfen oder Werfen sind bestens dazu geeignet, die Beweglichkeit deiner Gelenke zu verbessern. Jede Bewegung zählt.

Dehnfähigkeit

Muskeln, Sehnen und Bänder haben elastische Eigenschaften, können sich verformen und sind dehnbar. Sie haben die Fähigkeit, sich bei Bewegung zu verlängern und danach wieder in die ursprüngliche Ausgangslänge zurückzukehren. Für diese Dehnfähigkeit ist die Elastizität des Gewebes verantwortlich. Auch die Fasern unserer Muskeln, Sehnen und Bänder können sich verlängern (ähnlich einem Gummiband). Auf die Elastizität haben mehrere Faktoren Einfluss, wie beispielsweise die Temperatur, der Flüssigkeitsgehalt und regelmäßiger Gebrauch. Wärme und ein möglichst hoher Flüssigkeitsanteil beeinflussen die Elastizität und damit die Beweglichkeit im positiven Sinne.

Ein gutes Bild vom Einfluss des Flüssigkeitsgehaltes kann folgende Vorstellung vermitteln. Bei jeder Bewegung wird auch Flüssigkeit im Körpergewebe bewegt. Je mehr Bewegung stattfindet, desto mehr Flüssigkeit wird eingelagert. Bei Nichtgebrauch verliert das Gewebe Flüssigkeit. Je länger es nicht gebraucht wird, desto »trockener«, spröder und rissiger wird es. In der Folge gehen Elastizität, Dehnbarkeit und damit auch Beweglichkeit verloren.

Die Temperatur ist ebenfalls ein wichtiger Faktor für die Beweglichkeit. Bei Kälte bewegt sich der Körper nicht gut und wird zunehmend steif. Bei vermehrter Bewegung wärmt die gesteigerte Durchblutung das Gewebe an, sorgt für mehr Flüssigkeitsverschiebung und damit auch für mehr Beweglichkeit. Um die Dehnfähigkeit deines Weichteilgewebes zu verbessern, sind vor allem große Gelenkbewegungen und Dehnungsübungen Erfolg versprechend. Bei den Bewegungen darf und soll eine höhere Spannung im Gewebe entstehen, die im Laufe der Zeit angepasst und gesteigert werden kann.

Gleitfähigkeit

Grundlegend verfügen alle Bewegungsorgane über einen mehrschichtigen Aufbau, der von einzelnen Gewebefasern über sogenannte Faserbündel zum gesamten Organ führt. Auch die bindegewebigen Weichteile des Bewegungsapparates haben diesen mehrschichtigen Aufbau. So bestehen Muskeln, Sehnen und Bänder aus sehr vielen einzelnen Fasern, die sich zu Faserbündeln zusammenschließen – viele Bündel ergeben dann das eigentliche Organ, beispielsweise den Muskel. Auch das gesamte Organ beziehungsweise der Muskel hat eine abschließende Hülle, die es dann gegen andere Organe oder Muskeln abgrenzt. Dabei wird jede einzelne Faser von einer eigenen bindegewebigen Hülle umschlossen, und jedes Faserbündel verfügt ebenso über eine Hülle, die es umschließt und gegen andere Bündel abgrenzt. Jede dieser Hüllen muss bei Bewegung gegen die Hülle anderer Fasern oder anderer Faserbündel beweglich und verschiebbar sein. Die Hüllen gleiten aneinander vorbei und sorgen somit für die immense Beweglichkeit des gesamten Körpers. Letztlich ist dieser Mechanismus ein entscheidender Faktor für die Beweglichkeit.

An der Oberfläche dieser Schichten befindet sich ein Schmierfilm, eine Gleitflüssigkeit, die dafür sorgt, dass sich die Schichten optimal gegeneinander verschieben können. So wird gewährleistet, dass es bei Bewegung wenig Reibung und damit Energieverlust gibt. Bewegen wir uns zu wenig, also nicht in ausreichendem Maße oder nicht mit der ausreichenden Intensität, kommt es zu einer reduzierten Qualität der körpereigenen Schmierstoffe, woraufhin diese ihre Funktion nicht mehr optimal erfüllen können. An den Oberflächen der Gewebehüllen entsteht vermehrt Reibung, was mehr Energie beim Bewegen erfordert und die Bewegung auch zunehmend unangenehm machen kann. Um die Gleitfähigkeit deiner Gewebe und damit auch deine Beweglichkeit zu verbessern, hat sich die Kombination aus Bewegung, Dehnung und mehr Intensität durch Training mit Gewichten bewährt. Um deinen Körper dazu zu bringen, die Schmierung der Gewebehüllen zu verbessern, ist ein intensiverer Gebrauch deines Körpers absolut hilfreich. Durch vermehrten Krafteinsatz bei Bewegungen erhöht sich der Druck im Gewebe, dem dein Körper mit verbesserter Schmierung begegnen wird. Auch hier gilt wieder: Jede Bewegung zählt.

Das beeinflusst die Beweglichkeit im Alltag

Beweglichkeit ist immer das Gesamtkonstrukt aus Gelenkigkeit, Dehnfähigkeit und Elastizität des Gewebes und Gleitfähigkeit der einzelnen Gewebeschichten. Es existieren verschiedene Einflussfaktoren für diese Fähigkeiten. Zum einen gibt es sogenannte Lebensfaktoren wie zum Beispiel Ernährung, Trinkverhalten, aktuelle oder durchgemachte Erkrankungen, Hormonstatus, emotionale Situation, Stress, Tagesform, Körperhaltung, Körperbau, Körpergröße sowie andere individuelle genetische Voraussetzungen – oder schlicht das Lebensalter. An der Genetik und an den physiologischen Auswirkungen des zunehmenden Lebensalters kannst du leider nichts ändern. Aber in allen anderen Punkten dieser Lebensfaktoren, die deine Beweglichkeit beeinflussen, hast du es selbst in der Hand. Du allein bestimmst, wie aktiv du bist, welche Übungen du machst, wie viel Zeit du dir für Entspannung oder Dinge, die dir wichtig sind, nimmst. Mit diesen Entscheidungen bestimmst du jeden Tag, welchen Einfluss dein Lebensstil und dein Aktivitätsgrad auf deine Beweglichkeit und damit auch auf deine Gesundheit haben. Gleiches gilt für deine Ernährungsgewohnheiten und eine ausreichende, angepasste Trinkmenge pro Tag. Letztlich tragen auch diese Bereiche ihren nicht unerheblichen Teil zur Beweglichkeit von Gelenken und Bindegewebe bei – und das lässt sich mit ein wenig Mühe und Organisation ebenfalls einfach optimieren und gesundheitswirksam verbessern und anpassen. Die aktiven Einflussbereiche werden auch Trainingsfaktoren genannt, da sie immer im Sinne eines Trainings gezielt gefördert werden können. Dies sind auch die wichtigsten Stellschrauben für mehr Beweglichkeit.

Die gesundheitliche Bedeutung von Beweglichkeit für Senioren

Ein beweglicher Organismus ist nicht immer automatisch gesünder, aber er erfüllt viele gesundheitsrelevante Kriterien, wodurch die Chance auf Gesundheit tatsächlich deutlich größer wird. Ein beweglicher Körper ist elastischer, anpassungsfähiger und belastbarer – damit reduziert sich die Anfälligkeit für kleinere Verletzungen wie Faserrisse oder Zerrungen und Krampfneigung. Mehr Beweglichkeit führt häufig auch zu einer besseren Spannungs- und Druckkontrolle im Gewebe und kann damit für eine bessere Durchblutung hilfreich sein. Dies fördert auch die regenerativen Fähigkeiten bei einer Erkrankung oder Verletzung und hilft dabei, schneller wieder gesund und fit zu werden. Damit ist Bewegung auch eine aktive Unterstützung des Immunsystems und verhindert in vielen Fällen sogar das Entstehen von Krankheiten.

Darum sind Muskeln manchmal »hart«

Die wichtigsten Aufgaben von Muskeln sind anspannen und wieder locker lassen. Dabei ist es wichtig, dass der Muskel so stark anspannen kann, dass mit der aufgebrachten Kraft die gewünschte Aktivität oder Bewegung durchgeführt werden kann. Hilfreich ist sicherlich auch, wenn ein Muskel die Kraft nicht nur für kurze Zeit, sondern für mindestens die Zeit, die für die Aktivität gebraucht wird, beibehalten kann. Er sollte also nicht zu schnell ermüden. Nach getaner Arbeit sollte die benutzte Muskulatur allerdings auch wieder entspannen und locker lassen können. Das ist im Alltag nicht immer so einfach geregelt. Manchmal hält die Spannung länger als gewünscht und wird mit der Zeit unangenehm, vor allem, wenn es sich um ungewohnte Aktivitäten handelt. Wenn ein Muskel gefühlt zu viel Spannung hat, macht er eigentlich erst einmal genau das, was er soll: nämlich anspannen. Muskel- und Gewebespannung verändern sich täglich mehrmals und sind immer abhängig davon, was gerade gemacht wird. Durch die Anspannung von Muskeln wird Bewegung und Aktivität überhaupt erst möglich. Wenn »verspannte« Muskeln vorhanden sind, ist meist das Lockerlassen das Problem, und dies geschieht durch vielseitige und variable Bewegungen. Wenn im Alltag viele monotone Haltungen bestehen, wie beispielsweise langes Sitzen oder Stehen oder dauerhaft gebeugte Haltung bei der Gartenarbeit, geraten viele Muskeln in eine Dauerspannung. Und dies fühlt sich nicht gut an.

Durch anhaltende Spannungszustände verringert sich auch die Durchblutung und damit die Nährstoffversorgung. Die Folge ist eine schnellere Ermüdung der Muskulatur und häufig auch ein daraus resultierender Kraftverlust. Halten diese Spannungszustände über längere Zeiträume an, kann es außerdem zu einem Mineralstoffmangel kommen, der die Muskelfunktionen weiter nachteilig beeinflussen kann.

Die vielversprechendste Möglichkeit, Muskeln wieder zu entspannen und damit auch wieder funktionsfähiger und kräftiger zu machen, besteht tatsächlich in mehr und in möglichst vielseitiger Bewegung. Der Muskel benötigt Informationen über normale Spannung, vermehrten Kraftaufwand bei Übungen und den Unterschied zu einer entspannten Situation. Durch mehr Bewegung wird zudem die Durchblutung gesteigert, was ebenfalls zu einer besseren Muskelentspannung führt.

Beweglichkeit und Schmerz

Bewegung und Aktivität führen in unserem Körper zur Freisetzung von verschiedenen Stoffen. Unter anderem werden sogenannte körpereigene (endogene) Opiate freigesetzt. Das sind schlicht und ergreifend Botenstoffe mit schmerzlindernder Wirkung – also nichts anderes als Schmerzmittel, die wir jederzeit und überall zur freien Verfügung haben. Um in die Gunst der Wirkung dieser Schmerzmittel zu kommen, müssen wir nur eines tun: uns bewegen. Die großen Vorteile: kostenfrei, immer und überall verfügbar, keine Öffnungszeiten, keine Verordnung erforderlich, nahezu nebenwirkungsfrei.

Deine Beweglichkeit einfach verbessern

In diesem Buch findest du vielfältige Übungen zur Verbesserung deiner Beweglichkeit. Die Übungen bedienen dabei jeweils andere Fähigkeiten deiner aktuellen Beweglichkeit: Gelenkigkeit, Dehnfähigkeit und Gleitfähigkeit deines Gewebes. So wird sichergestellt, dass du ein ganzheitliches Beweglichkeitstraining durchführen kannst, das alle Aspekte mit einbezieht, um deine Beweglichkeit gezielt zu fördern und über den aktuellen Zustand hinaus zu verbessern.

Einfache Bewegungsübungen zielen dabei auf deine Gelenkigkeit ab und sorgen dafür, dass deine Gelenke sanft an neue Bewegungsrichtungen herangeführt werden. Die Bewegungen können in unterschiedlicher Größe durchgeführt werden. Du kannst also den Bewegungsausschlag der Übungen an deine aktuellen Möglichkeiten und Grenzen anpassen. Wenn du zu Beginn noch nicht in die dargestellte Endstellung der Übung kommst, kannst du auch vorher stoppen und die Bewegung langsam erweitern. So kannst du dein Beweglichkeitstraining sanft beginnen und langsam steigern.

Sehr wichtig sind auch neue Bewegungserfahrungen durch neue Übungen und Bewegungen. Eine größere Bewegungsvariabilität versorgt dein Nervensystem mit neuen Reizen zur Bewegungsplanung und -kontrolle und macht dein Gehirn neugierig auf mehr. Bei den sogenannten Dehnungsübungen liegt der Fokus auf der Verbesserung der Dehnfähigkeit und Elastizität. Dafür nutzen diese Übungen Spannungsveränderungen für Sehnen, Muskeln und Bindegewebe (Faszien), um eine größere Bewegungstoleranz herzustellen. Dehnungsübungen dürfen also ein Gefühl von Zugkraft und Spannung während der Durchführung vermitteln. Das kann zu Beginn auch etwas unangenehm sein. Dieses unangenehme »Ziehen« sollte nach der Übung wieder langsam nachlassen.

Um die Gleitfähigkeit deines Gewebes zu verbessern, kommen speziell intensivere Bewegungsübungen zum Einsatz. Durch Hanteltraining werden Druck- und Zugreize eingesetzt, die zu einem verstärkten Gleiten von einzelnen Gewebeschichten führen und die Organe und Faszien sich verstärkt gegeneinander verschieben lassen.

Möglichkeiten für die Bewegungsdurchführung

Eine Bewegung geht immer von der Startposition bis in die Endstellung. Die dargestellte Endstellung muss bei den Übungen nicht sofort erreicht werden, sondern kann auch durch kontinuierliches Wiederholen erarbeitet werden. Du kannst also auch bei einer Übung vor der Endstellung stoppen, wenn du noch keine ausreichende Beweglichkeit hast. Spiele bei den Übungen immer wieder mit der Größe der Bewegung (Bewegungsamplitude). Du kannst die Übungen mit einer großen, mittleren oder einer kleinen Bewegungsreichweite durchführen. Das ist durchaus ein gängiges Mittel, um Bewegungen variabler zu gestalten.

Wichtig ist dabei, Spannung und Spannungsveränderungen wahrzunehmen und bewusst zu beeinflussen. Auch die Bewegungsgeschwindigkeit kann zwischen langsam und schnell verändert werden. Sei dir noch einmal bewusst, dass wirklich jede Bewegung zählt. Mache die Übungen und die Workouts zu deinem persönlichen Bewegungserlebnis.

Umgang mit den Workouts

Die Workouts sind mit unterschiedlicher Belastung geplant. Dabei sind die ersten Workouts als Einstieg gedacht, mit denen du deinen Körper mit moderater Intensität an dein Beweglichkeitstraining gewöhnen kannst. So wirst du auch die Reaktionen deines Körpers darauf kennenlernen und kannst mit diesen Erfahrungen die Häufigkeit und Intensität deiner Trainingseinheiten besser steuern und anpassen.

Trainingslevel 1–3

- Level 1: Basisworkouts – gut geeignet für Bewegungsneulinge
- Level 2: Intermediate – mit mittlerer Intensität
- Level 3: Progressive Workouts – mit höherer Intensität

Natürlich kannst du deine Trainingspläne an deine Bedürfnisse, deine Tagesform und deinen Trainingszustand anpassen. Deshalb hier ein paar wichtige Trainingstipps, wie du aus deinem Training dein individuelles Beweglichkeitserlebnis machst. Du kannst die Workouts wöchentlich der Reihe nach durchführen – eine Woche = ein Workout. Oder du entscheidest dich für mehr Abwechslung und machst auch größere Sprünge in der Reihe. Wenn du bereits erste Trainingserfahrungen gesammelt hast, kannst du auch ausgewählte Workouts verbinden oder die Übungen aus den Workouts individuell mischen. So entsteht dein spezielles Lieblingsworkout. Wenn du mit körperlichem Training erst anfängst, bleibe in den ersten sechs bis acht Wochen bei den Basisworkouts, bevor du die weiteren Workouts ausprobierst.

Variabilität

Du musst die Übungen am Anfang nicht mit dem maximal möglichen Bewegungsausmaß durchführen. Du kannst die Bewegungsgröße bei den Übungen jederzeit anpassen und die Bewegungen vorsichtig ausbauen. Starte mit einer kleinen Bewegungsgröße und steigere dich im Laufe deines Trainings bis zum vollen Bewegungsausmaß.

Wiederholungen und Sätze

So stellst du deine individuelle Wiederholungszahl für die Übungen ein: Führe die Übungen mit der jeweils angegebenen Anzahl an Wiederholungen und Sätzen durch. War dieses Gefüge zu intensiv, reduziere die Wiederholungen oder Sätze. War es hingegen zu leicht für dich, darfst du es bei jedem Training um fünf bis zehn Prozent steigern, bis du die passende Anzahl an Wiederholungen hast.

Umfang vor Intensität

Eine Umfangsteigerung bringt dir eine stabile Grundlage für ein Training mit höheren Intensitäten. Umfangsteigerungen realisierst du, indem du mehr Wiederholungen oder mehr Durchgänge (Sätze) der einzelnen Übungen machst.

Abwechslung bringt's – ein Feuerwerk an Trainingsreizen

Für weitere neue Trainingsreize und damit dein Training abwechslungsreich bleibt, kannst du ganz einfach die Reihenfolge der Übungen in den Workouts verändern – mal von vorne nach hinten, dann umgekehrt oder vogelwild durcheinander. Dein Körper gewöhnt sich nämlich auch an die Reihenfolge deiner Trainingsübungen und reduziert mit der Zeit die Reaktionen darauf. Jedes Mal, wenn du die Reihenfolge veränderst, ergeben sich neue und wieder interessante Reize für deinen Körper, und dein Training wird wieder effektiver.

Diese Infos stecken in den Workout-Tabellen

Bei jedem Workout findest du eine Übersichtstabelle mit den enthaltenen Übungen sowie weiteren Angaben:

- Wdh. = Anzahl der Wiederholungen einer Übung in einem Satz (Durchgang)
- Sätze = Anzahl der Sätze (Durchgänge) einer Übung
- Pause = Übungspause zwischen den einzelnen Sätzen und den Übungen

Zusätzlich dazu zeigt dir die Spalte »Zu beachten« an, worauf du dich bei der jeweiligen Übung besonders konzentrieren solltest.

Über der Tabelle findest du jeweils übersichtlich aufgegliedert, wie viel Zeit du für das jeweilige Workout einplanen solltest, für welches Trainingsziel die Übungen geeignet sind und welche Hilfsmittel du für die Workouts benötigst. Eine Sport- oder Yogamatte bietet sich beispielsweise bei den Übungen auf dem Fußboden grundsätzlich an, um etwas mehr Komfort zu haben. Des Weiteren benötigst du zwei Kurzhanteln, eine Faszienrolle, einen Faszien- oder Tennisball sowie die Alltagsgegenstände Stuhl, Hocker, Tisch, Handtuch, Seil, Tuch und Kissen.

Die Workouts

2

1 Mobilität für Einsteiger – Nacken und Schultern

Trainingsdauer: 28 Minuten
Trainingsziel: in Schultern und Nacken beweglicher werden
Equipment: Matte, Hocker, Faszienrolle, Kurzhantel

1 2 3

	Übung	Sätze	Wdh.	Pause	Zu beachten	Seite
1	Schulterheben	3	20	60 Sek.	dynamische Bewegungen	120
2	Schulterkreisen	3	20	60 Sek.	dynamische Bewegungen	120
3	Frontheben	3	20	60 Sek.	dynamische Bewegungen	126
4	Schulterdrücken mit Gewichten	3	20	60 Sek.	dynamische Bewegungen	127
5	Kopfdrehen	3	20	60 Sek.	dynamische Bewegungen	130
6	Nacken beugen und strecken	3	20	60 Sek.	dynamische Bewegungen	133
7	Nackenrollout	3	20	60 Sek.	dynamische Bewegungen	140

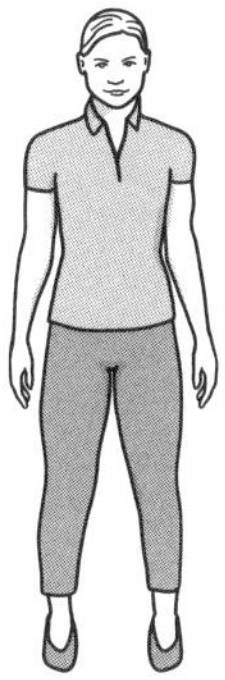

1 Schulterheben

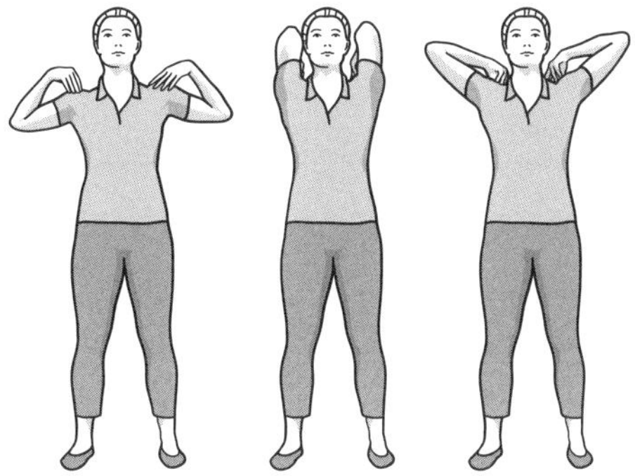

2 Schulterkreisen

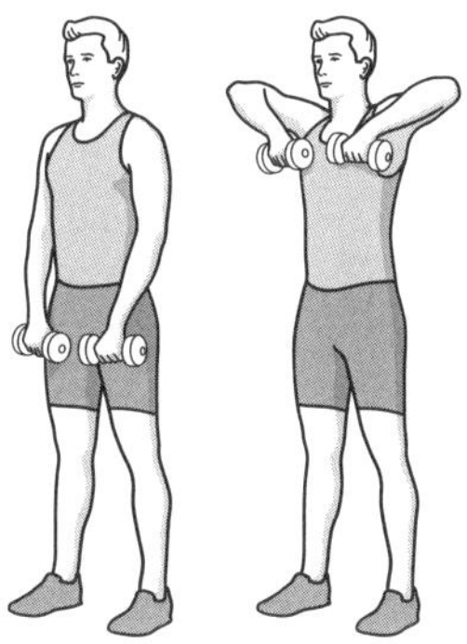

3 Frontheben

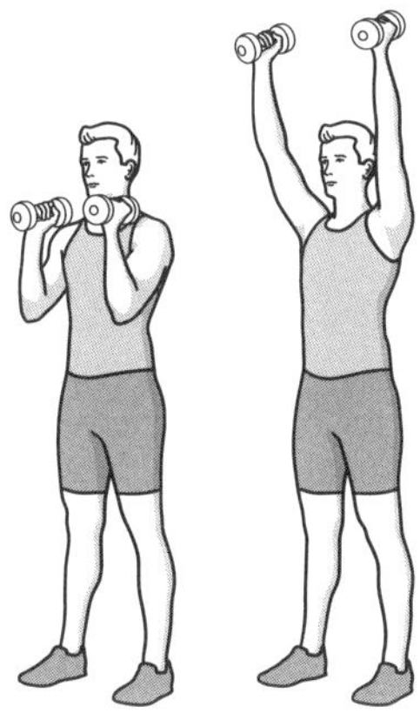

4 Schulterdrücken mit Gewichten

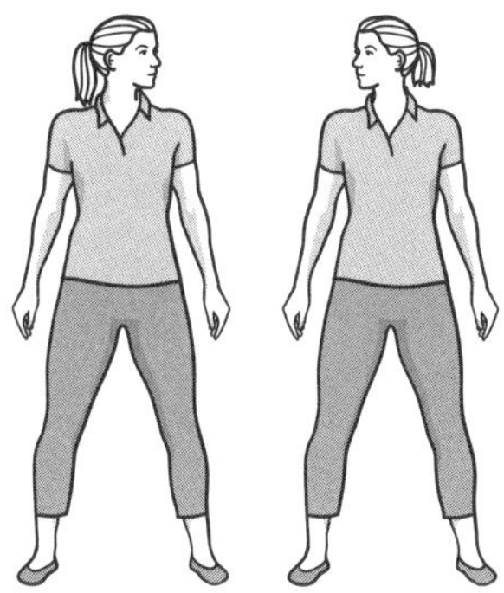

5 Kopfdrehen

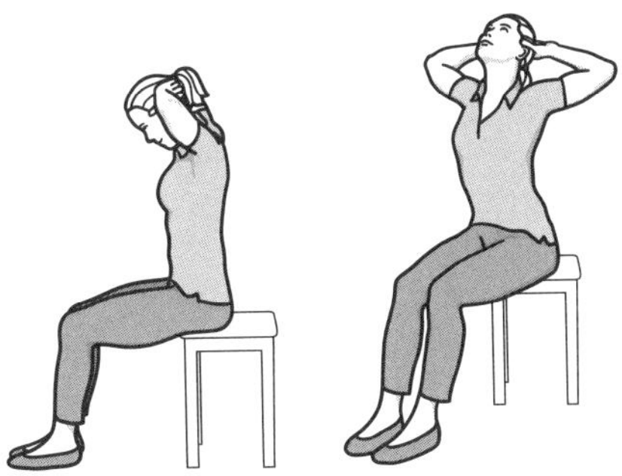

6 Nacken beugen und strecken

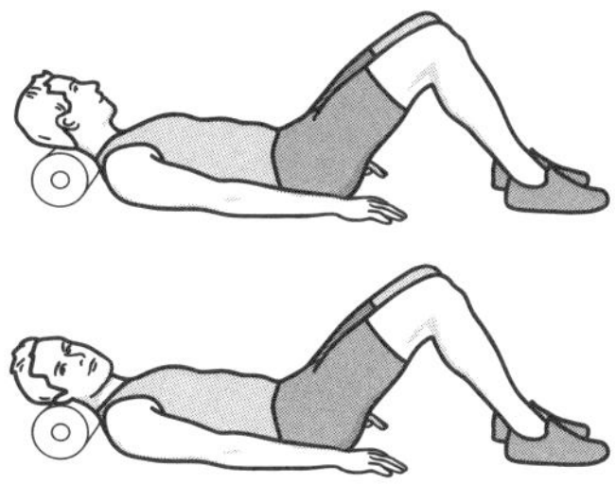

7 Nackenrollout

2 Mobilität für Einsteiger – Arme und Rumpf

Trainingsdauer: 35 Minuten
Trainingsziel: mehr Beweglichkeit für Arme und Rumpf
Equipment: Matte

1 2 3

	Übung	Sätze	Wdh.	Pause	Zu beachten	Seite
1	Rumpfdehnung seitlich	3	4 je Seite	50 Sek.	Dehnung 15 Sek. halten	123
2	Päckchenlage	3	20	60 Sek.	dynamische Bewegungen	141
3	Armpendel	3	20	60 Sek.	dynamische Bewegungen	121
4	Hohl- und Rundrücken	3	20	60 Sek.	dynamische Bewegungen	143
5	Rumpfdrehung	3	20	60 Sek.	dynamische Bewegungen	139
6	Einrollen	3	20	60 Sek.	dynamische Bewegungen	139
7	Brustdehnung	3	4	50 Sek.	Dehnung 15 Sek. halten	122

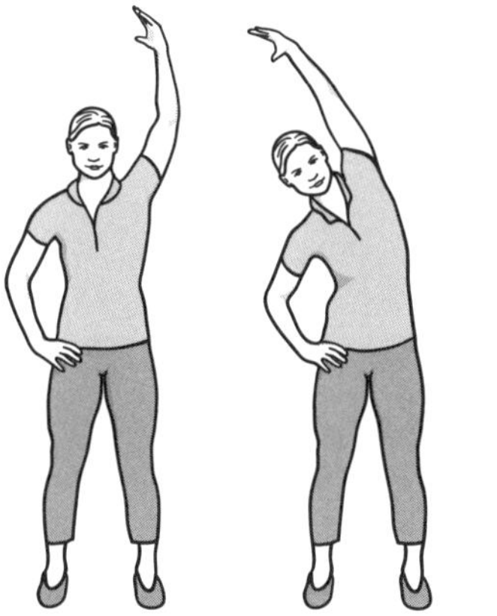

1 Rumpfdehnung seitlich

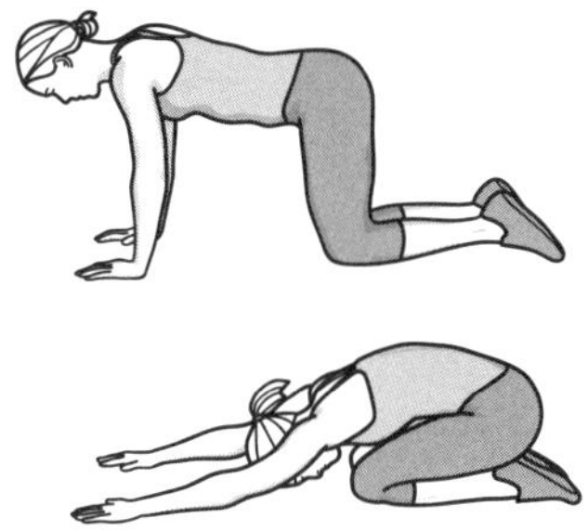

2 Päckchenlage

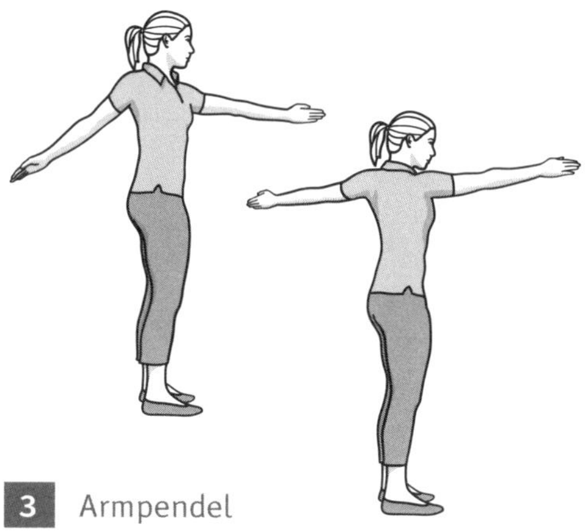

3 Armpendel

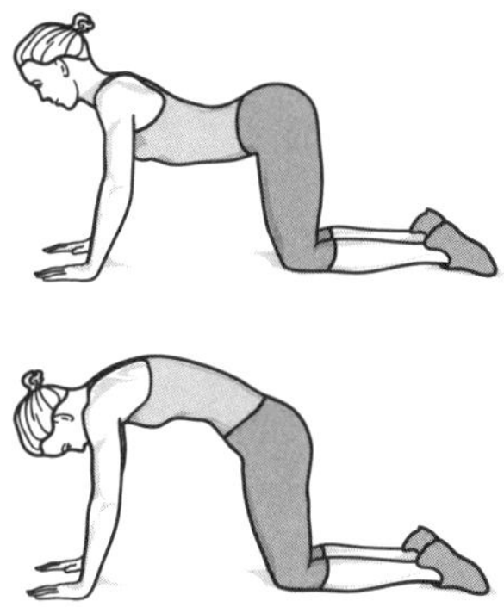

4 Hohl- und Rundrücken

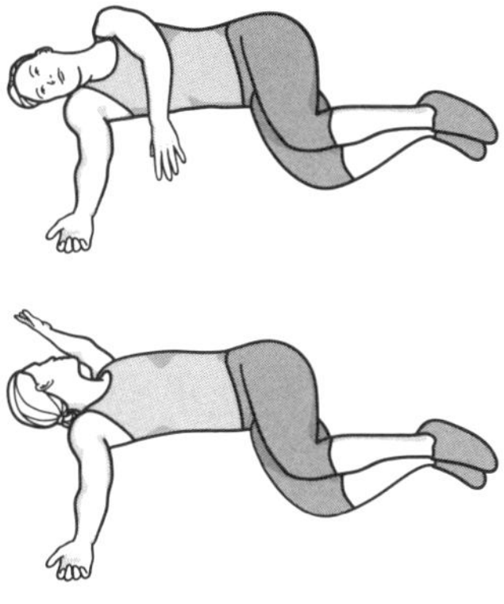

5 Rumpfdrehung

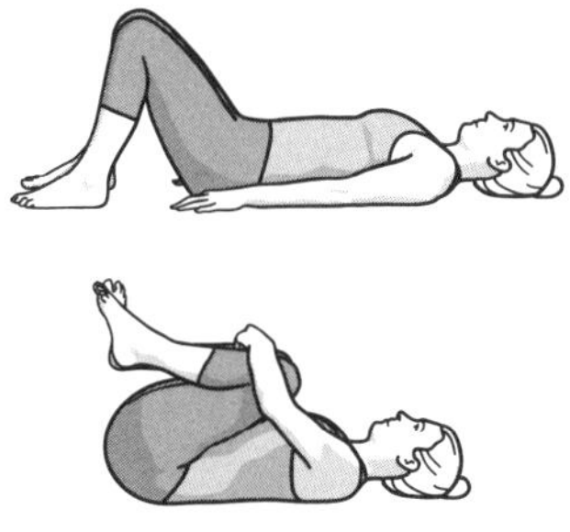

6 Einrollen

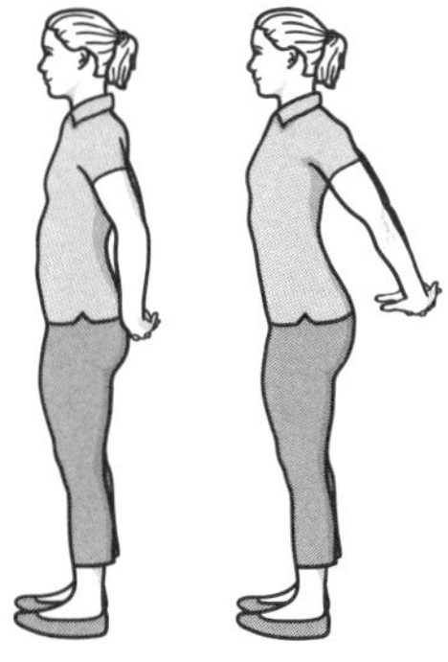

7 Brustdehnung

3 Mobilität für Einsteiger – Becken und Beine

Trainingsdauer: 33 Minuten
Trainingsziel: mehr Beweglichkeit für Becken und Beine
Equipment: Stuhl

1 2 3

	Übung	Sätze	Wdh.	Pause	Zu beachten	Seite
1	Beinpendel	3	20	60 Sek.	dynamische Bewegungen	128
2	Zehenstand	3	20	60 Sek.	dynamische Bewegungen	131
3	Hüftdehnung im Stand	3	8	50 Sek.	Dehnung 15 Sek. halten	124
4	Hüftabduktion	3	20	60 Sek.	dynamische Bewegungen	128
5	Gesäßdehnung im Stand	3	8	50 Sek.	Dehnung 15 Sek. halten	124
6	Knieheben	3	20	60 Sek.	dynamische Bewegungen	129
7	Kniebeugen mit Stuhl	3	20	60 Sek.	dynamische Bewegungen	131

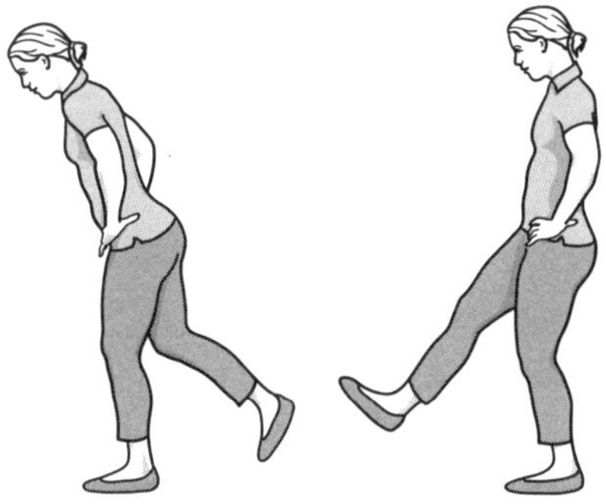

1 Beinpendel

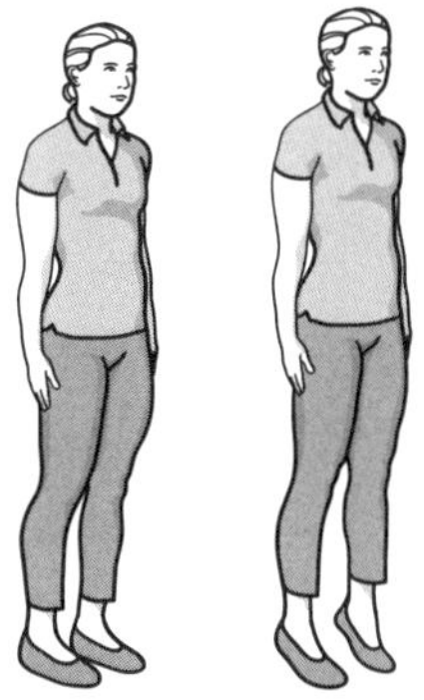

2 Zehenstand

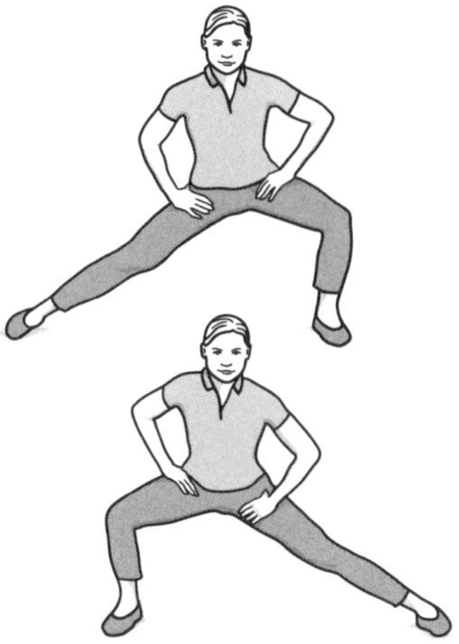

3 Hüftdehnung im Stand

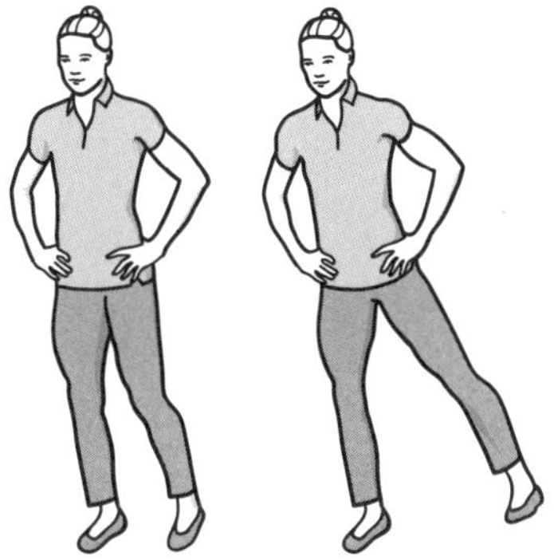

4 Hüftabduktion

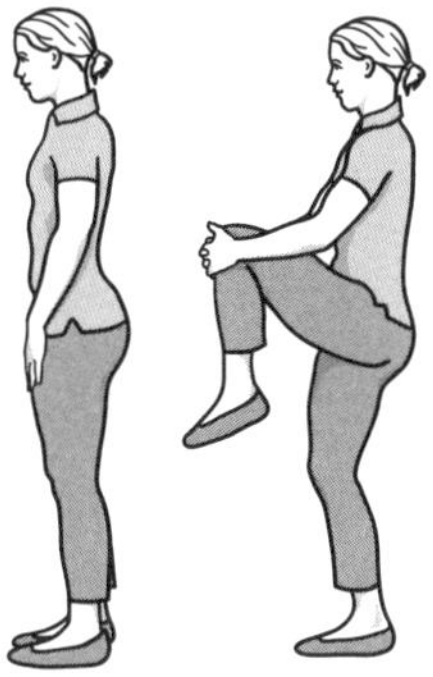

5 Gesäßdehnung im Stand

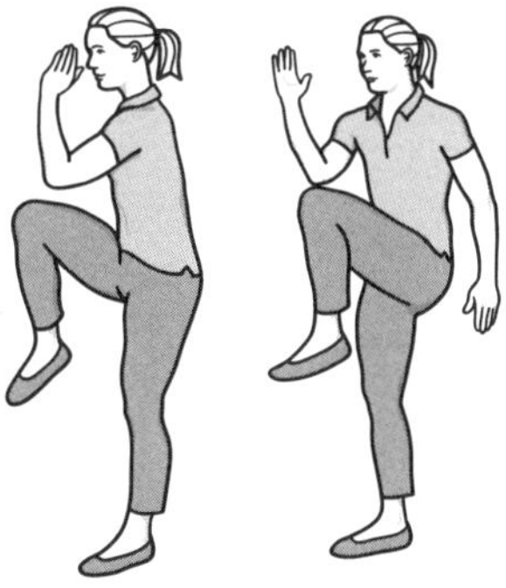

6 Knieheben

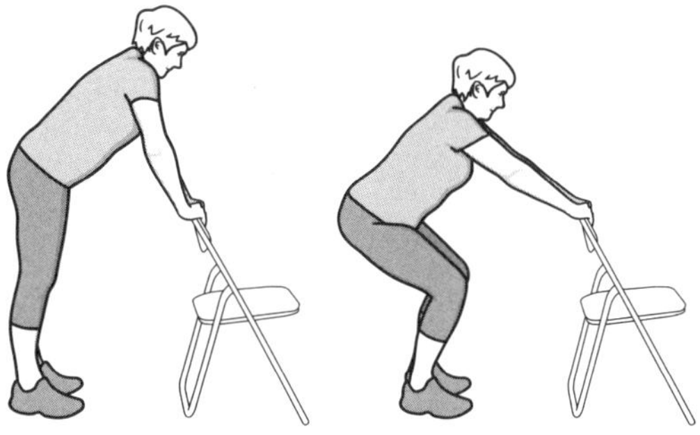

7 Kniebeugen mit Stuhl

4 Mobilitätsroutine für den ganzen Körper

Trainingsdauer: 27 Minuten
Trainingsziel: Mobilität und Körperwahrnehmung verbessern
Equipment: Matte, Faszienball oder Tennisball, Stuhl

1 2 3

	Übung	Sätze	Wdh.	Pause	Zu beachten	Seite
1	Rollout der Fußsohle	3	20	60 Sek.	gleichmäßige Rollbewegung	134
2	Beinstrecken	3	20	60 Sek.	dynamische Bewegungen	134
3	Hüftbeugung	3	20	60 Sek.	dynamische Bewegungen	138
4	Hüfte abspreizen	3	20	60 Sek.	dynamische Bewegungen	138
5	Kniebeugen	3	20	60 Sek.	dynamische Bewegungen	128
6	Auf der Stelle hüpfen	3	20	60 Sek.	dynamische Bewegungen	129
7	Rumpfdrehung	3	20	60 Sek.	dynamische Bewegungen	139
8	Schulterkreisen	3	20	60 Sek.	dynamische Bewegungen	120
9	Armstrecken mit Rumpfneigung	3	20	60 Sek.	dynamische Bewegungen	120

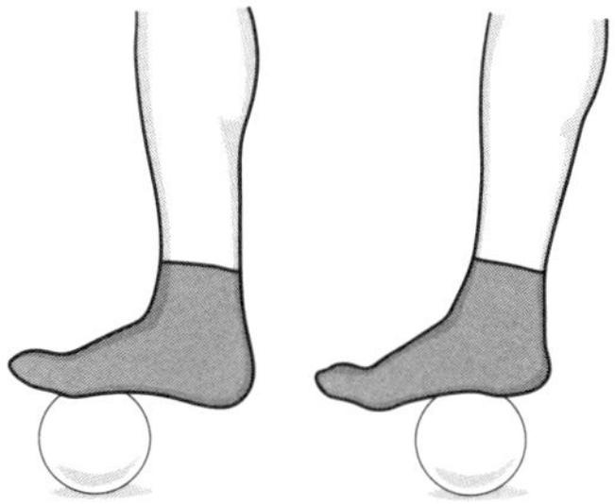

1 Rollout der Fußsohle

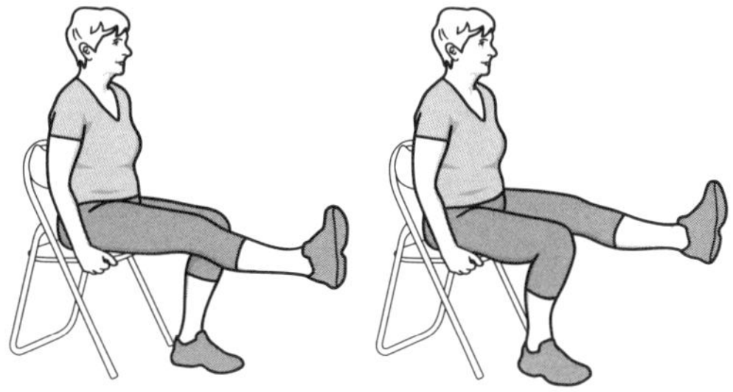

2 Beinstrecken

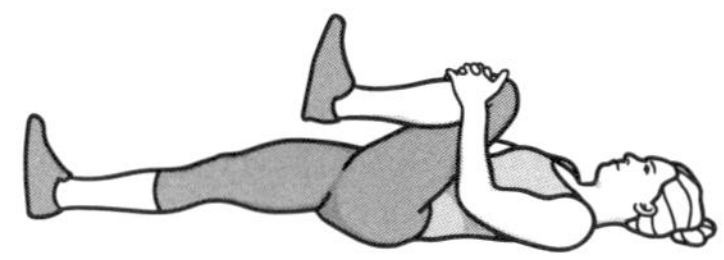

3 Hüftbeugung

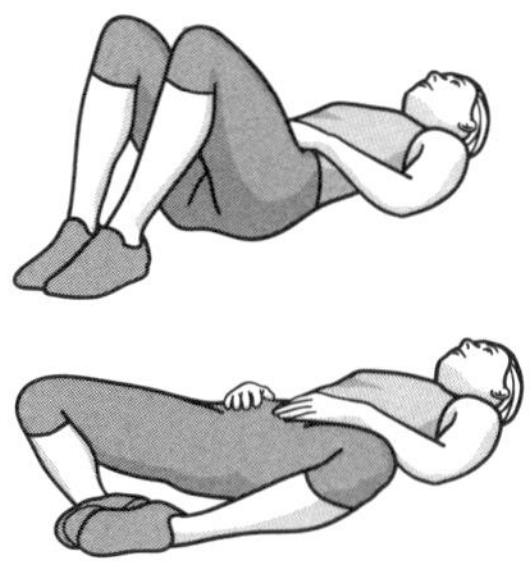

4 Hüfte abspreizen

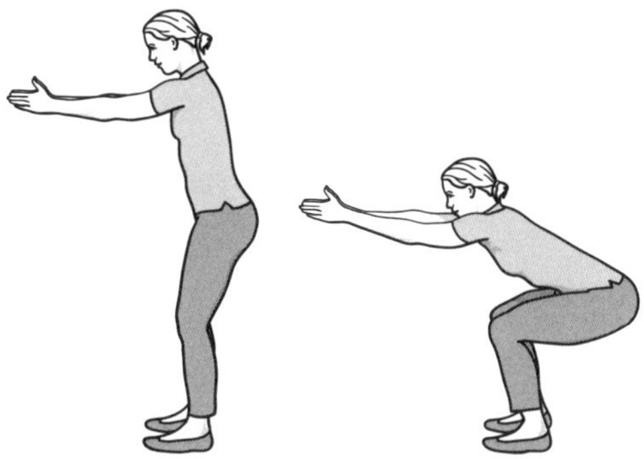

5 Kniebeugen

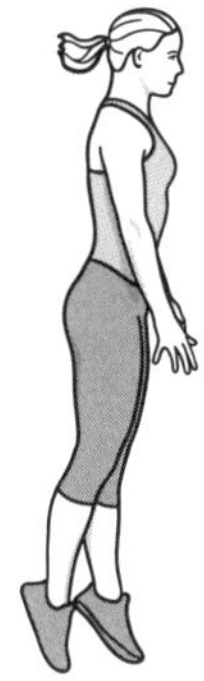

6 Auf der Stelle hüpfen

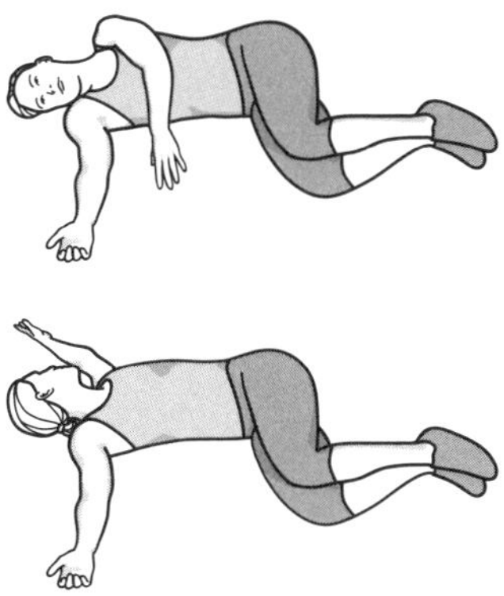

7 Rumpfdrehung

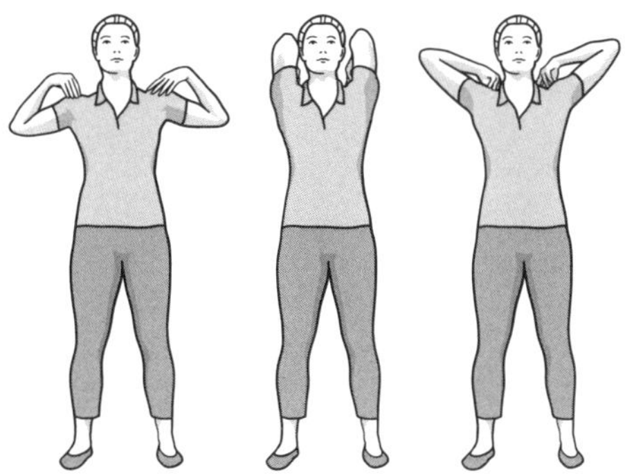

8 Schulterkreisen

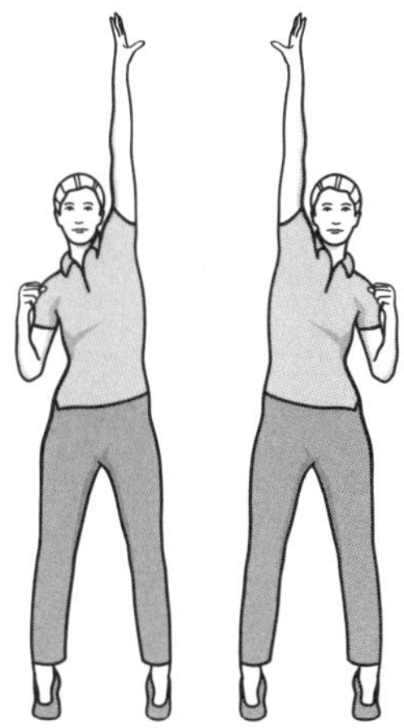

9 Armstrecken mit Rumpfneigung

5 Beweglichkeitstraining im Sitzen – oberer Körperabschnitt

1 2 3

Trainingsdauer: 18 Minuten
Trainingsziel: Beweglichkeit von Schultern, Armen, Rumpf und Wirbelsäule verbessern
Equipment: Matte, Hocker, Tisch, Faszienrolle, Seil oder Handtuch

	Übung	Sätze	Wdh.	Pause	Zu beachten	Seite
1	Rumpfrotation	3	20	60 Sek.	dynamische Bewegungen	137
2	Nacken beugen und strecken	3	20	60 Sek.	dynamische Bewegungen	133
3	Rollout der Unterarme	3	20	60 Sek.	gleichmäßige Rollbewegung	136
4	Rückenrubbeln	3	20	60 Sek.	dynamische Bewegungen	133
5	Rumpfbeugen im Sitzen	3	20	60 Sek.	dynamische Bewegungen	136

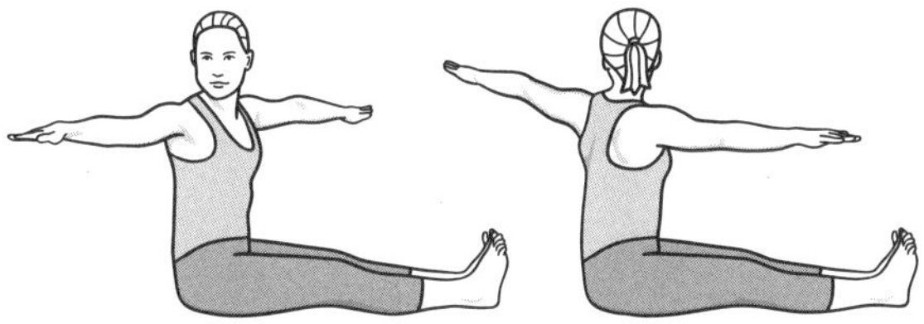

1 Rumpfrotation

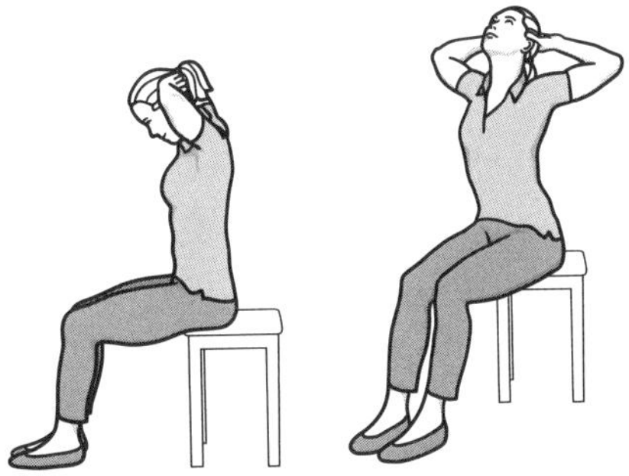

2 Nacken beugen und strecken

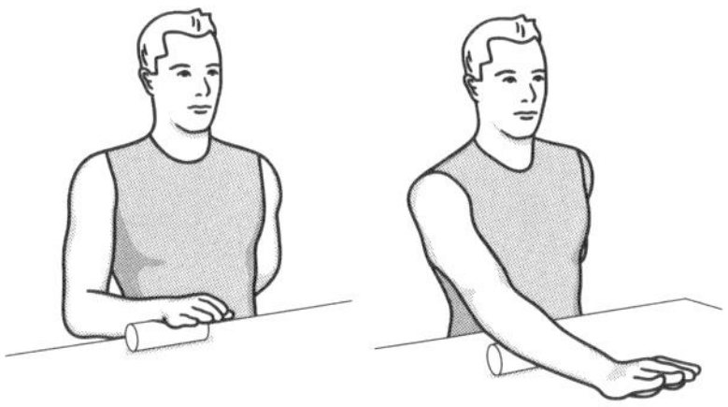

3 Rollout der Unterarme

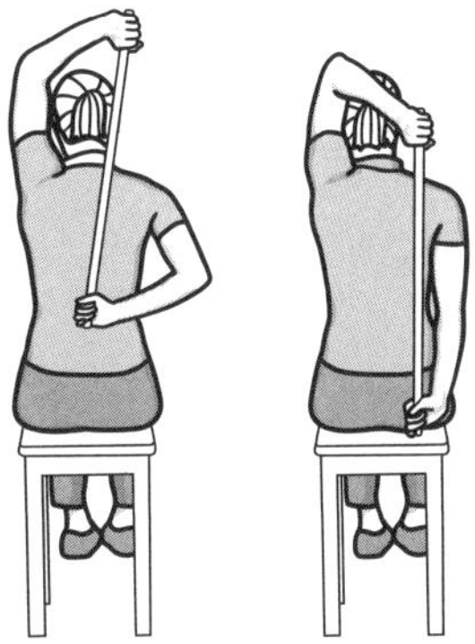

4 Rückenrubbeln

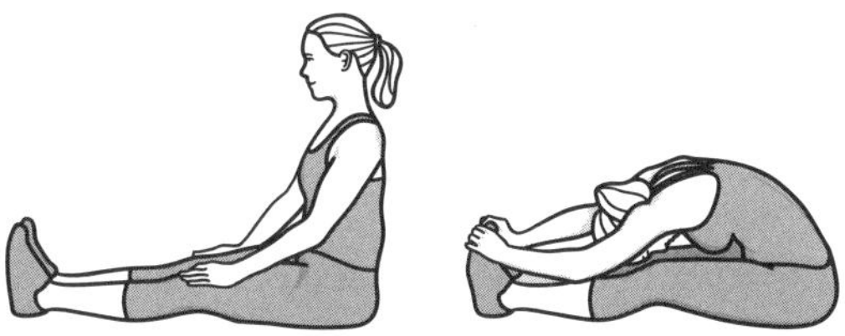

5 Rumpfbeugen im Sitzen

6 Beweglichkeitstraining im Sitzen – unterer Körperabschnitt

1 2 3

Trainingsdauer: 32 Minuten
Trainingsziel: Beweglichkeit von Hüfte, Knien und Füßen verbessern
Equipment: Matte, Kisse, Faszienball oder Tennisball, Stuhl

	Übung	Sätze	Wdh.	Pause	Zu beachten	Seite
1	Zehen krallen	3	25	60 Sek.	dynamische Bewegungen	136
2	Rollout der Fußsohle	3	25	60 Sek.	gleichmäßige Rollbewegung	134
3	Hüftdrehung zum Seitsitz	3	25	60 Sek.	dynamische Bewegungen	137
4	Zehen heben	3	25	60 Sek.	dynamische Bewegungen	135
5	Gesäßdehnung im Sitzen	3	8	50 Sek.	Dehnung 15 Sek. halten	136
6	Beinheben	3	25	60 Sek.	dynamische Bewegungen	134
7	Beinstrecken	3	25	60 Sek.	dynamische Bewegungen	134
8	Hüftrotation	3	25	60 Sek.	dynamische Bewegungen	133

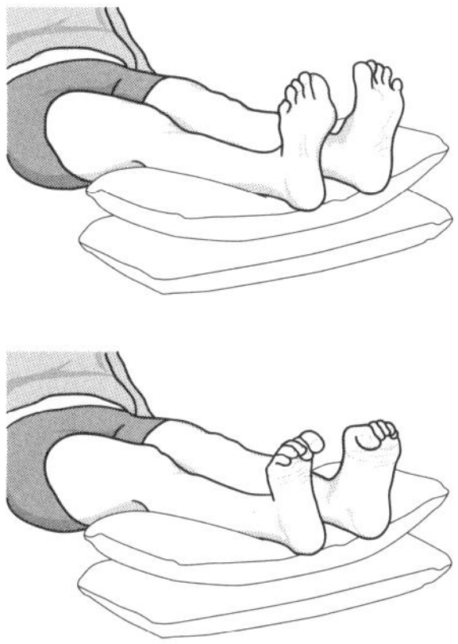

1 Zehen krallen

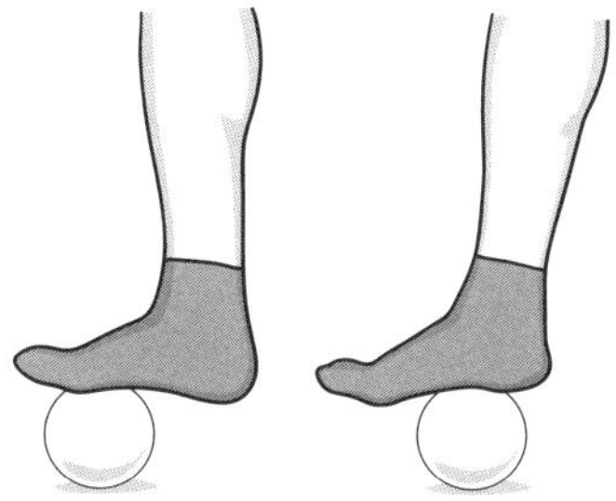

2 Rollout der Fußsohle

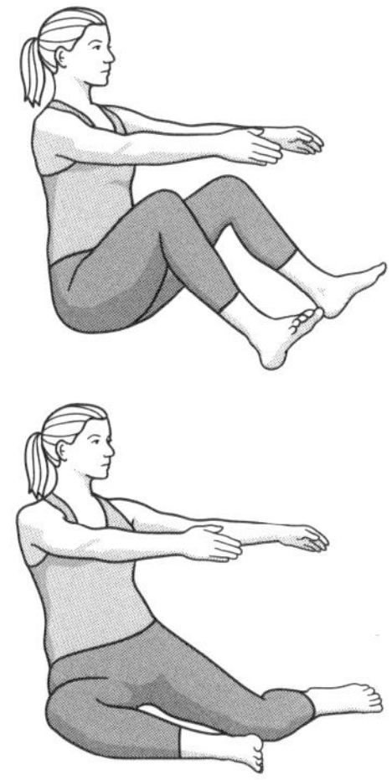

3 Hüftdrehung zum Seitsitz

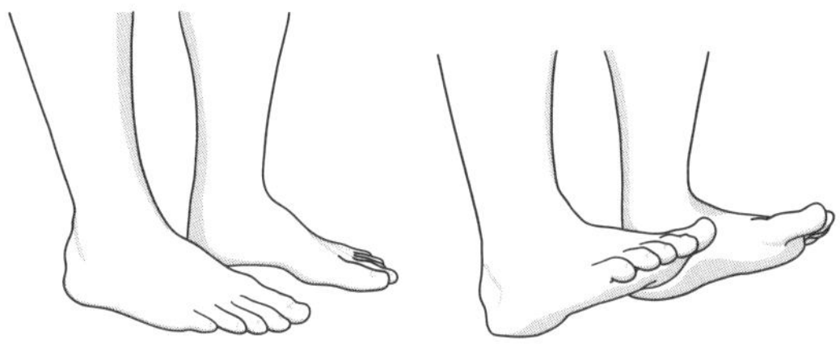

4 Zehen heben

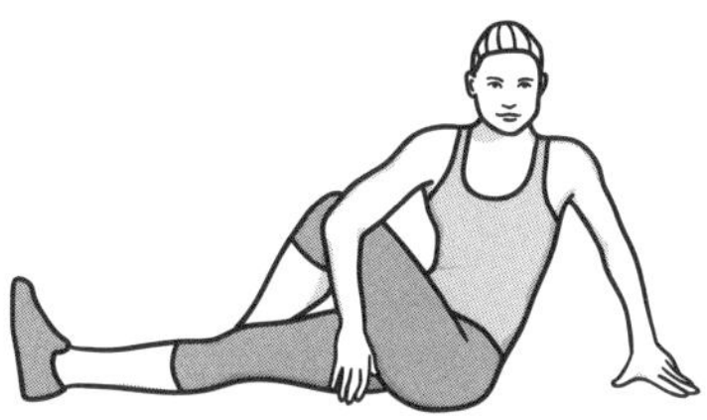

5 Gesäßdehnung im Sitzen

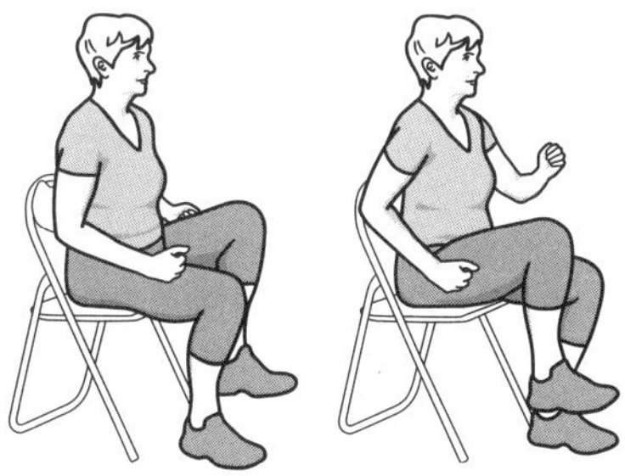

6 Beinheben

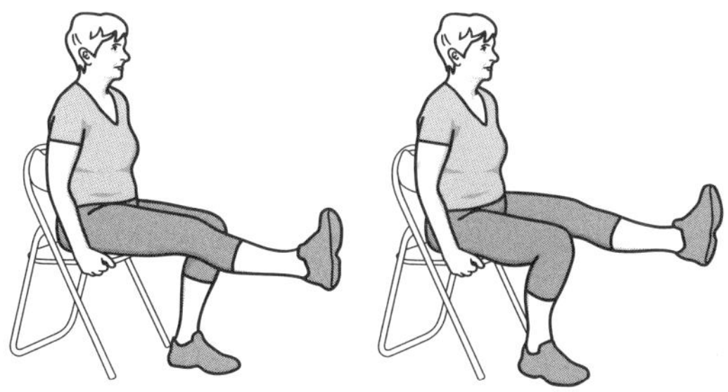

7 Beinstrecken

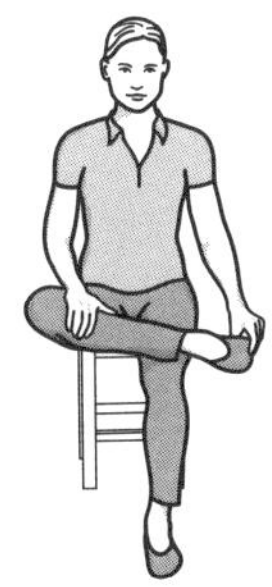

8 Hüftrotation

7 Mobilisation für eine aufrechte Haltung

Trainingsdauer: 48 Minuten
Trainingsziel: Körperhaltung verbessern
Equipment: Matte, Kurzhantel, Hocker

1 2 3

	Übung	Sätze	Wdh.	Pause	Zu beachten	Seite
1	Schulterdrücken mit Gewichten	3	30	80 Sek.	dynamische Bewegungen	127
2	Kopfdrehen	3	30	80 Sek.	dynamische Bewegungen	130
3	Rückneigen und vorbeugen	3	30	80 Sek.	dynamische Bewegungen	130
4	Knieheben an der Wand	3	30	80 Sek.	dynamische Bewegungen	129
5	Nacken beugen und strecken	3	30	80 Sek.	dynamische Bewegungen	133
6	Hüfte heben	3	30	80 Sek.	dynamische Bewegungen	138
7	Rückenstrecken	3	30	80 Sek.	dynamische Bewegungen	140
8	Kniebeugen in Bauchlage	3	30	80 Sek.	dynamische Bewegungen	140

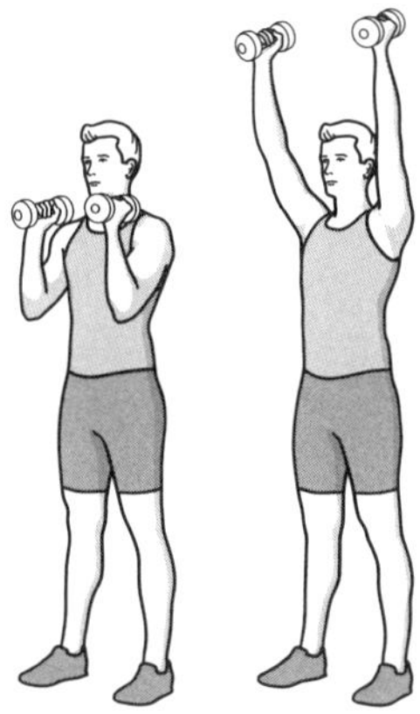

1 Schulterdrücken mit Gewichten

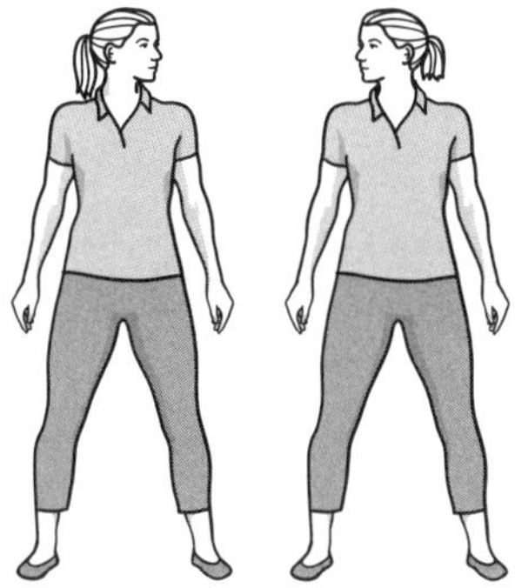

2 Kopfdrehen

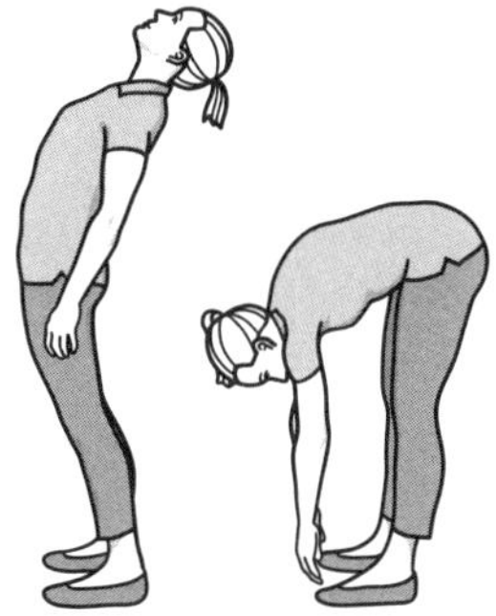

3 Rückneigen und vorbeugen

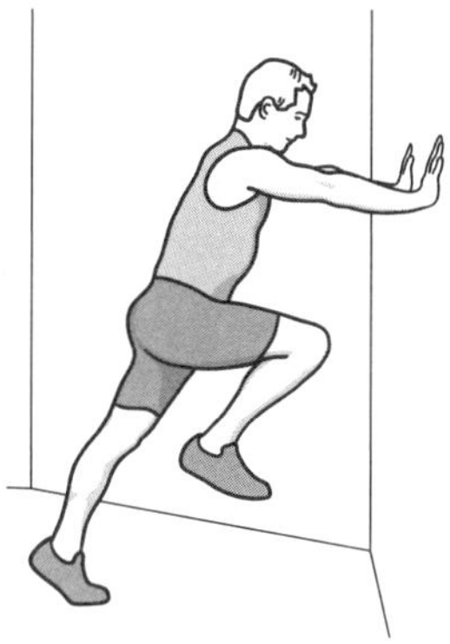

4 Knieheben an der Wand

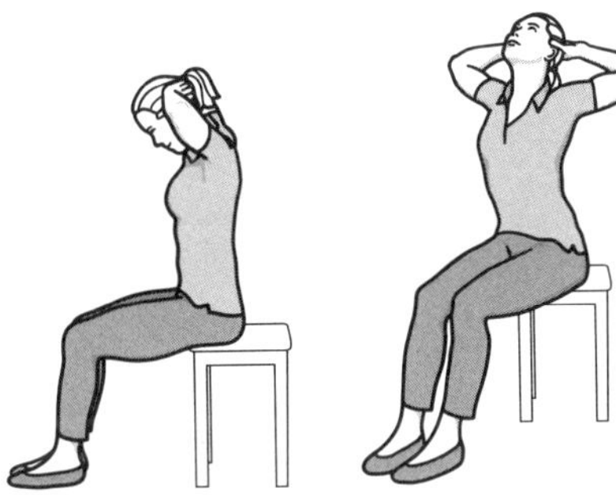

5 Nacken beugen und strecken

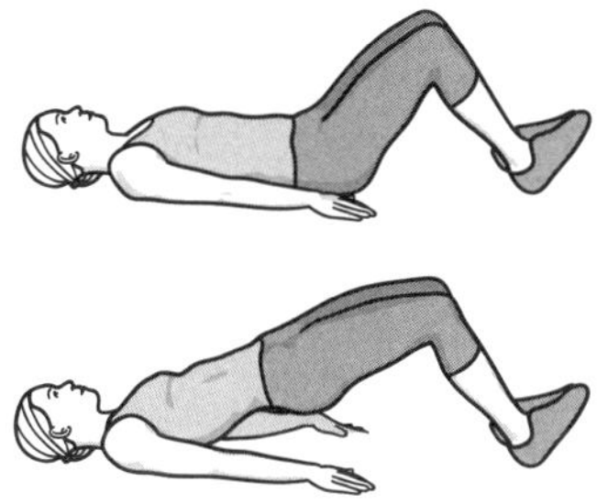

6 Hüfte heben

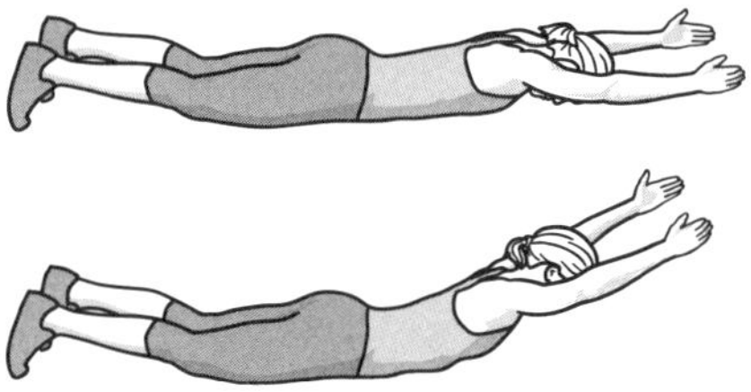

7 Rückenstrecken

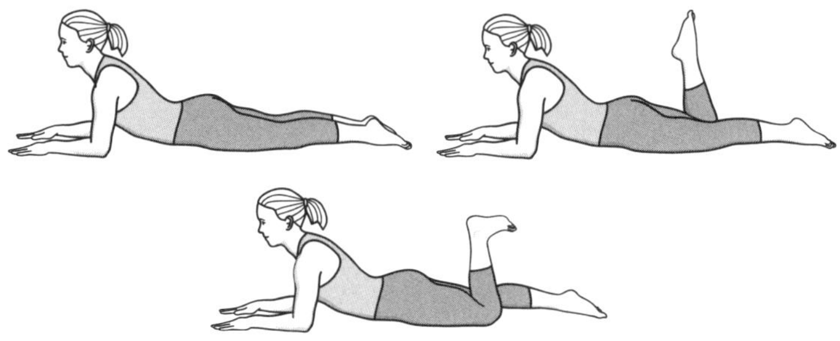

8 Kniebeugen in Bauchlage

8 Drehübungen für mehr Bewegungsreichweite

Trainingsdauer: 28 Minuten
Trainingsziel: Bewegungsgröße von Schultern und Hüften verbessern
Equipment: Stuhl

1 2 3

	Übung	Sätze	Wdh.	Pause	Zu beachten	Seite
1	Schulterkreisen	3	20	60 Sek.	dynamische Bewegungen	120
2	Hüftdrehung zum Seitsitz	3	20	60 Sek.	dynamische Bewegungen	137
3	Rumpfrotation mit Armeinsatz	3	20	60 Sek.	dynamische Bewegungen	142
4	Armdrehung	3	20	60 Sek.	dynamische Bewegungen	121
5	Rumpfdrehung	3	20	60 Sek.	dynamische Bewegungen	139
6	Ausfallschritt mit Oberkörperdrehung	3	20	60 Sek.	dynamische Bewegungen	129
7	Hüftrotation	3	20	60 Sek.	dynamische Bewegungen	133

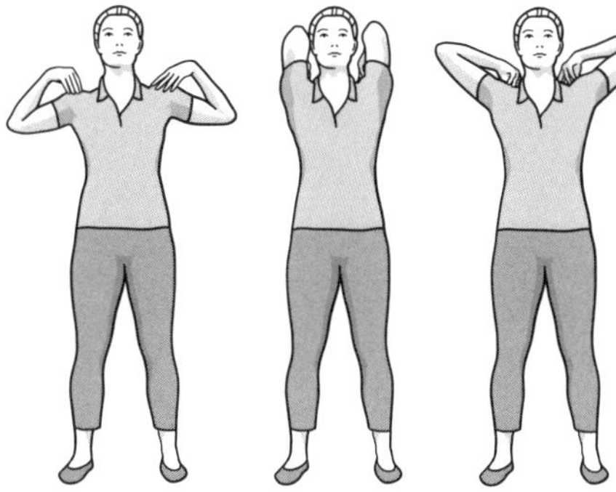

1 Schulterkreisen

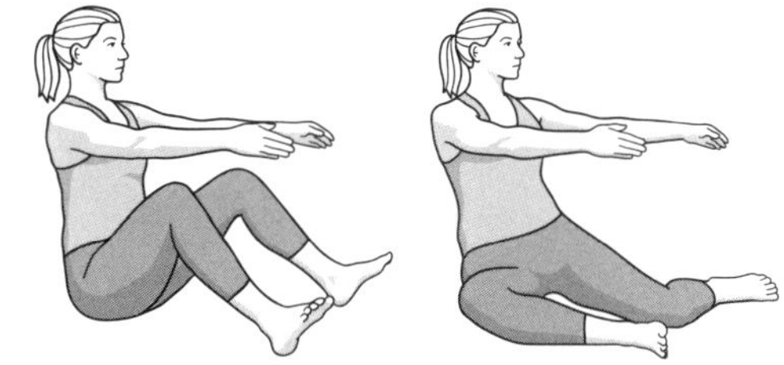

2 Hüftdrehung zum Seitsitz

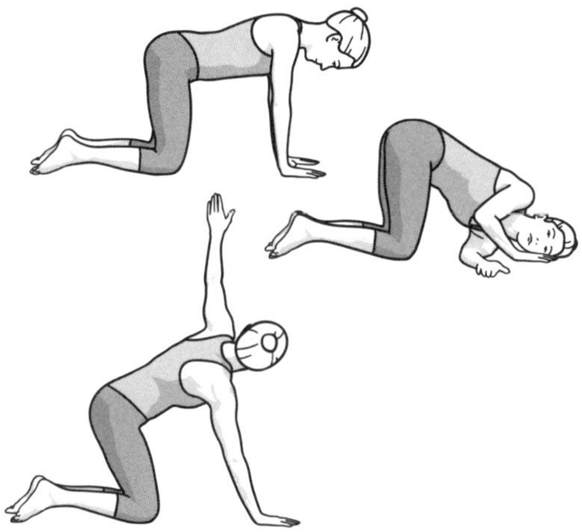

3 Rumpfrotation mit Armeinsatz

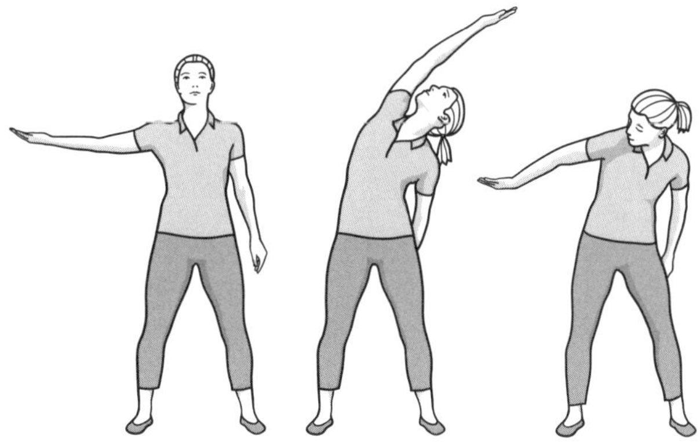

4 Armdrehung

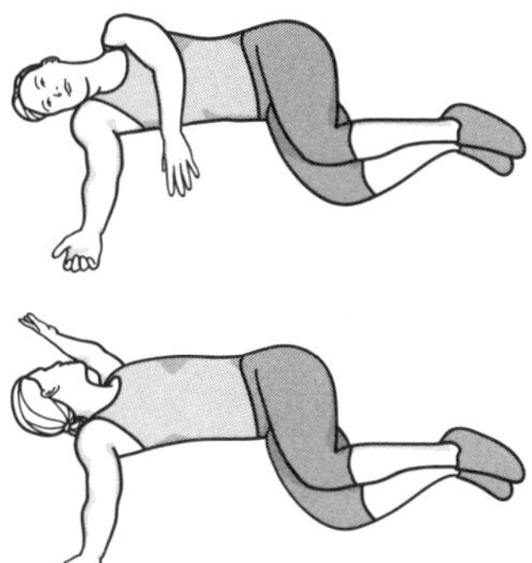

5 Rumpfdrehung

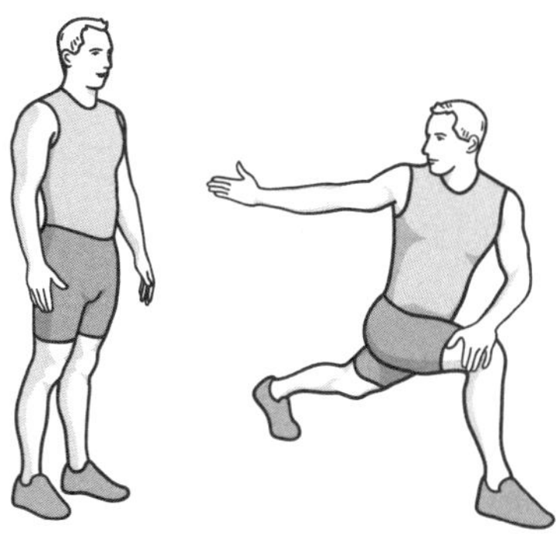

6 Ausfallschritt mit Oberkörperdrehung

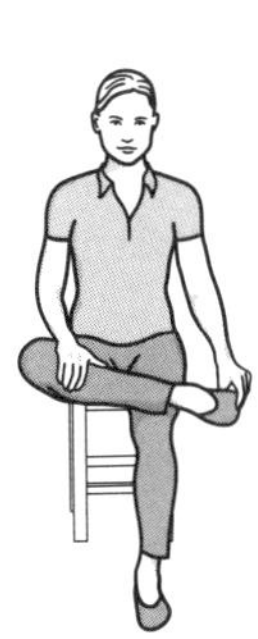

7 Hüftrotation

9 Mobiler Brustkorb – freie Atmung

Trainingsdauer: 29 Minuten
Trainingsziel: Mobilität des Brustkorbs verbessern
Equipment: Matte, Hocker

1 2 3

	Übung	Sätze	Wdh.	Pause	Zu beachten	Seite
1	Rumpfdrehung	3	20	60 Sek.	dynamische Bewegungen	139
2	Nacken beugen und strecken	3	20	60 Sek.	dynamische Bewegungen	133
3	Päckchenlage	3	20	60 Sek.	dynamische Bewegungen	141
4	Rumpfbeugen im Sitzen	3	20	60 Sek.	dynamische Bewegungen	136
5	Gesäßdehnung im Sitzen	3	8	50 Sek.	Dehnung 15 Sek. halten	136
6	Rückenstrecken	3	20	60 Sek.	dynamische Bewegungen	140

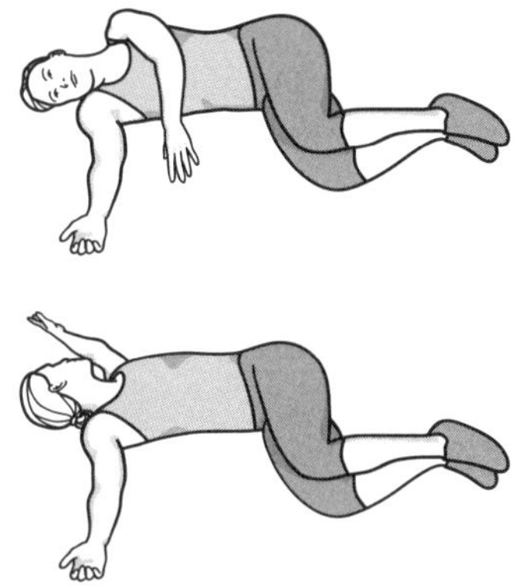

1 Rumpfdrehung

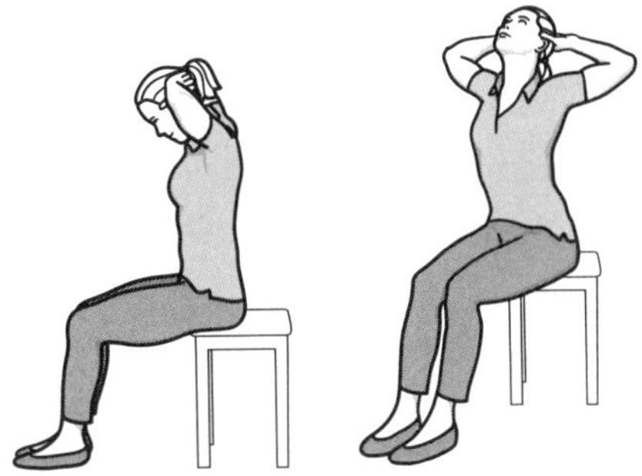

2 Nacken beugen und strecken

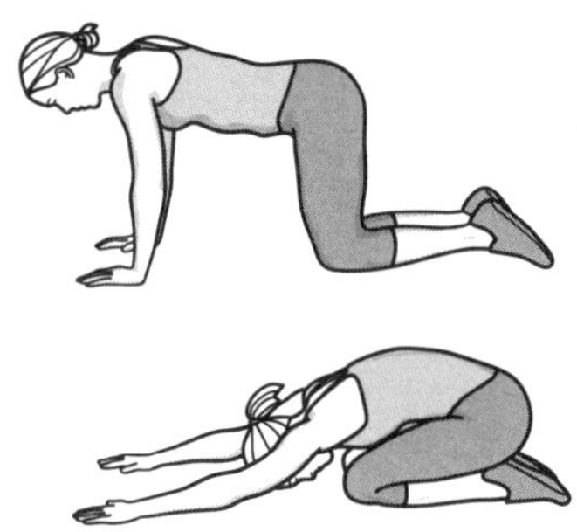

3 Päckchenlage

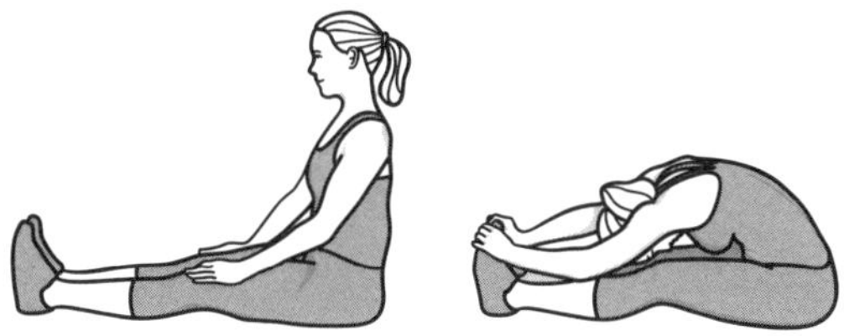

4 Rumpfbeugen im Sitzen

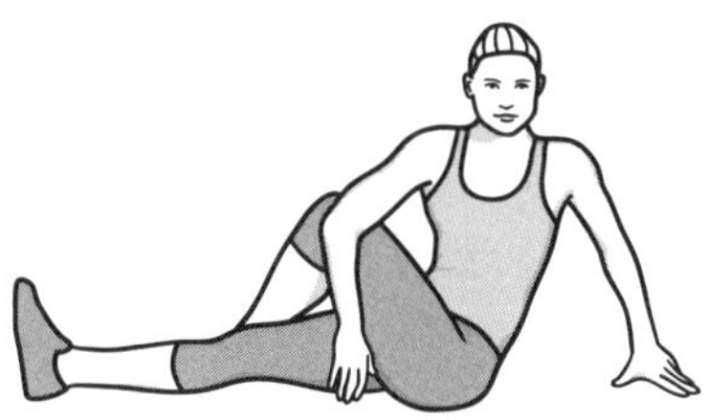

5 Gesäßdehnung im Sitzen

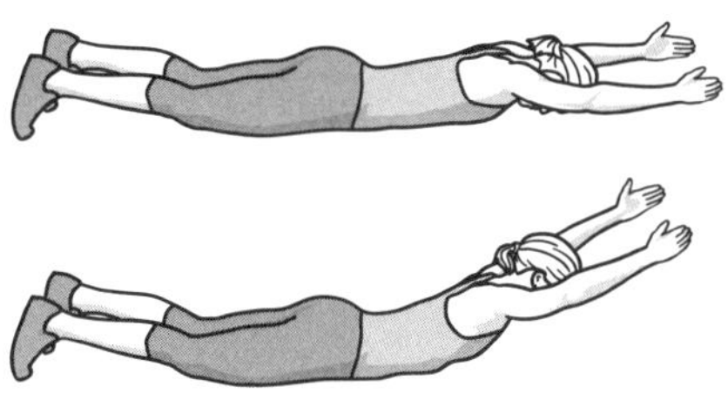

6 Rückenstrecken

10 Bewegliche Füße

Trainingsdauer: 36 Minuten
Trainingsziel: Beweglichkeit und Koordination der Füße verbessern
Equipment: Matte, Stuhl und/oder Hocker, Tuch, Faszienball oder Tennisball, Kissen, Seil

1 2 3

	Übung	Sätze	Wdh.	Pause	Zu beachten	Seite
1	Tuch anheben	3	30	60 Sek.	dynamische Bewegungen	135
2	Zehen heben	3	30	60 Sek.	dynamische Bewegungen	135
3	Rollout der Fußsohle	3	30	60 Sek.	gleichmäßige Rollbewegung	134
4	Ferse heben	3	30	60 Sek.	dynamische Bewegungen	135
5	Zehen krallen	3	30	60 Sek.	dynamische Bewegungen	136
6	Zehenstand	3	30	60 Sek.	dynamische Bewegungen	131
7	Knoten	3	30	60 Sek.	dynamische Bewegungen	135
8	Auf der Stelle hüpfen	3	30	60 Sek.	dynamische Bewegungen	129

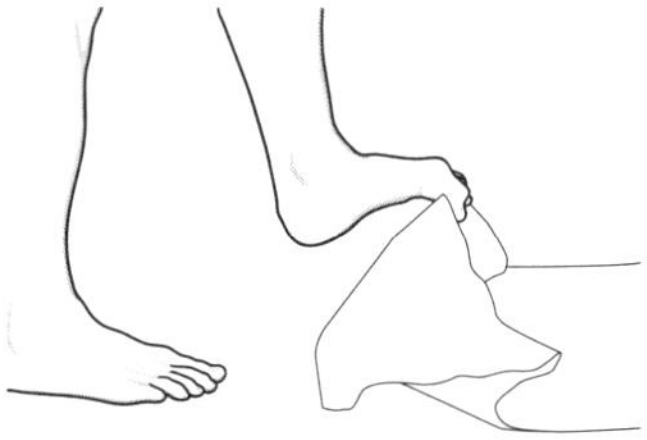

1 Tuch anheben

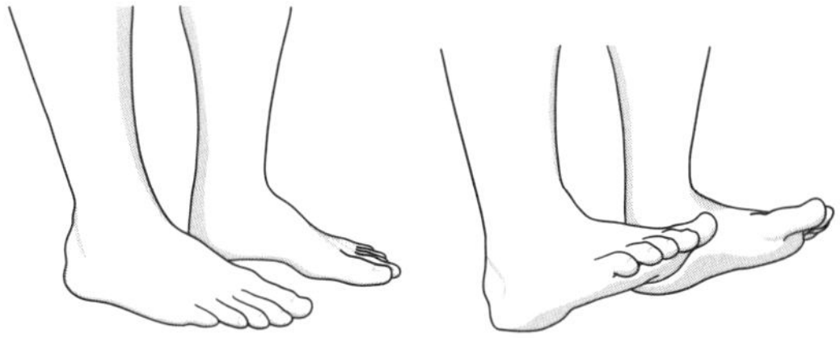

2 Zehen heben

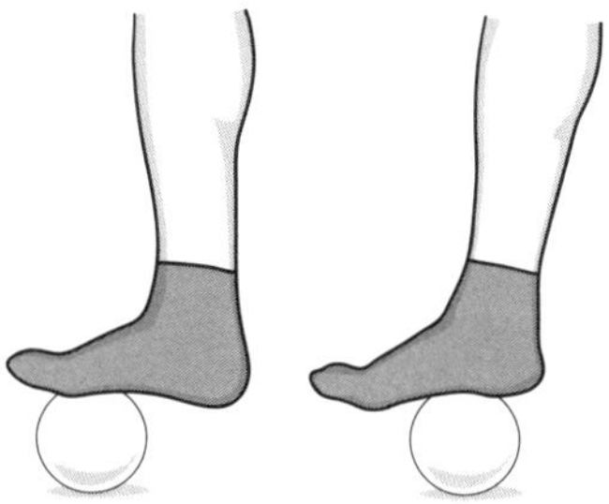

3 Rollout der Fußsohle

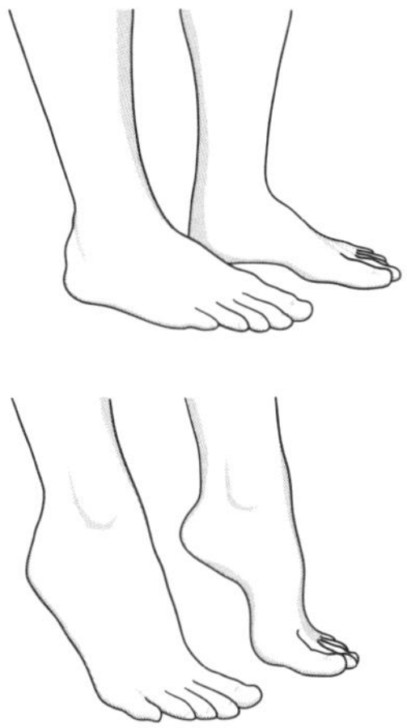

4 Ferse heben

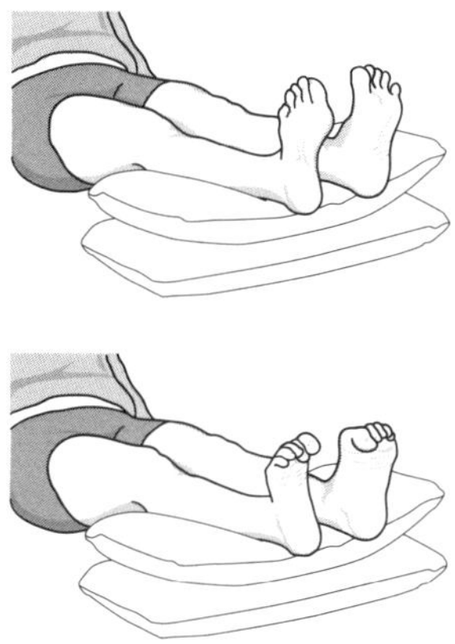

5 Zehen krallen

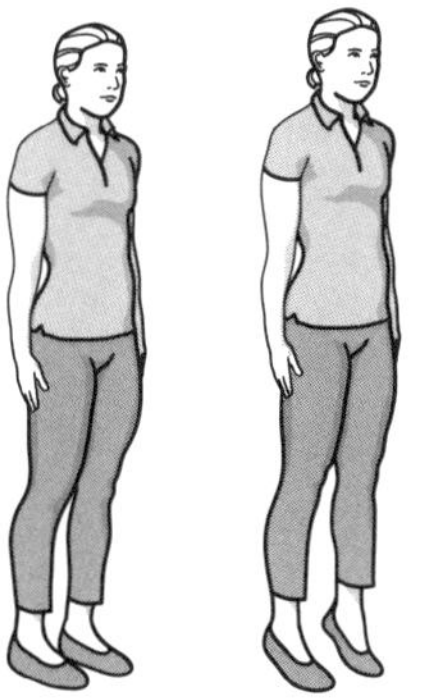

6 Zehenstand

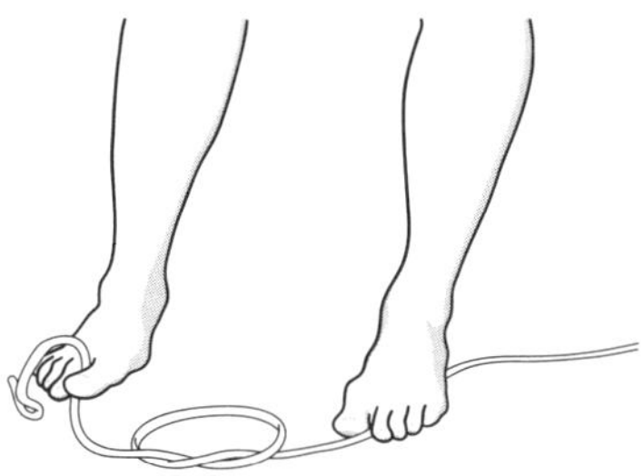

7 Knoten

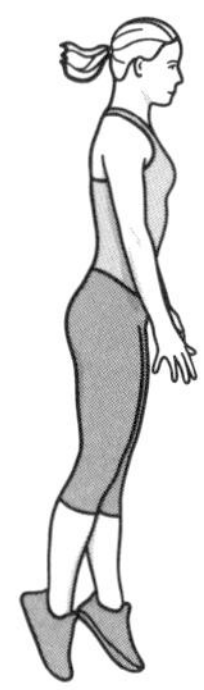

8 Auf der Stelle hüpfen

11 Rollout-Übungen für mehr Elastizität

Trainingsdauer: 24 Minuten
Trainingsziel: Beweglichkeit und Drucktoleranz verbessern
Equipment: Matte, Faszienrolle, Tisch, Stuhl, Faszienball oder Tennisball

1 2 3

	Übung	Sätze	Wdh.	Pause	Zu beachten	Seite
1	Rückenrollout an Wand	3	20	60 Sek.	gleichmäßige Rollbewegung	132
2	Schulterrollout	3	20	60 Sek.	gleichmäßige Rollbewegung	122
3	Rollout der Unterarme	3	20	60 Sek.	gleichmäßige Rollbewegung	136
4	Rollout der Fußsohle	3	20	60 Sek.	gleichmäßige Rollbewegung	134
5	Wadenrollout	3	20	60 Sek.	gleichmäßige Rollbewegung	137
6	Nackenrollout	3	20	60 Sek.	gleichmäßige Rollbewegung	140

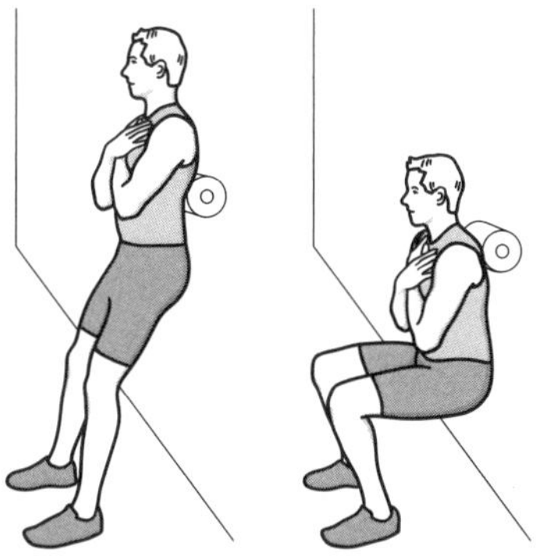

1 Rückenrollout an Wand

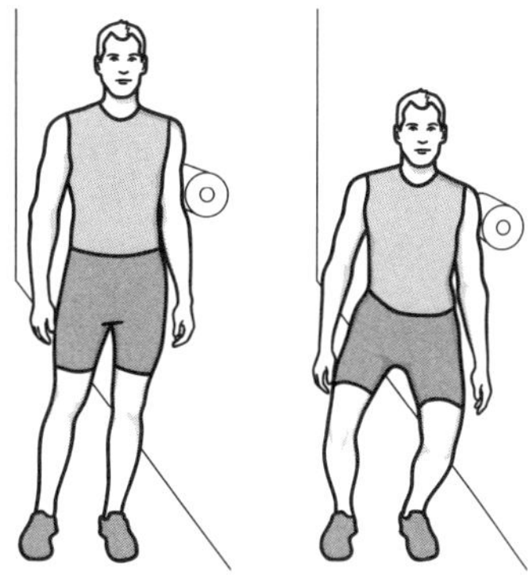

2 Schulterrollout

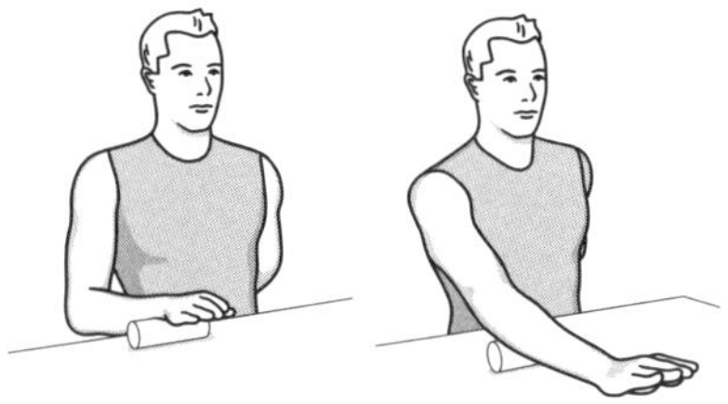

3 Rollout der Unterarme

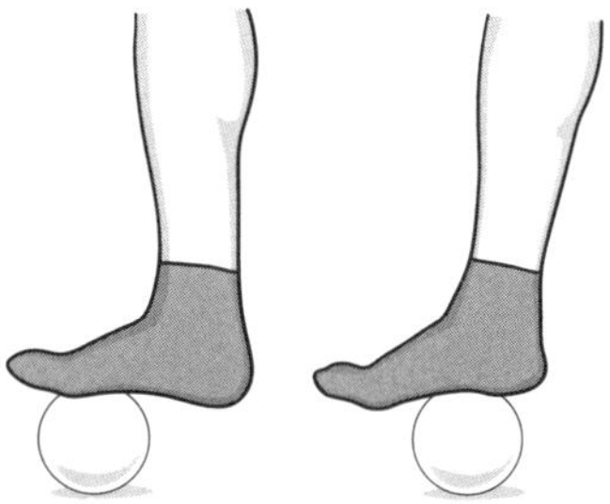

4 Rollout der Fußsohle

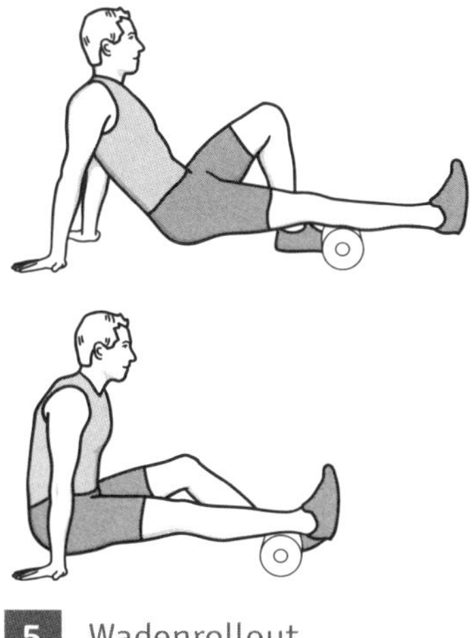

5 Wadenrollout

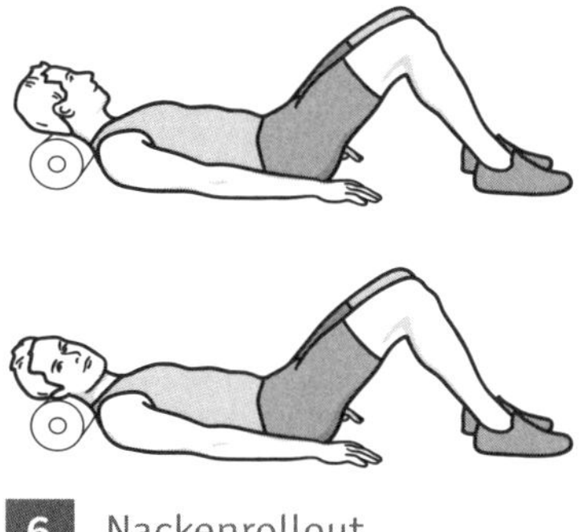

6 Nackenrollout

12 Faszienaktivierung für mehr Beweglichkeit

Trainingsdauer: 32 Minuten
Trainingsziel: Mobilitätssteigerung durch verbesserte Gleitfähigkeit und Flüssigkeitseinlagerung im Gewebe
Equipment: Matte, Hocker, Seil oder Handtuch

1 2 3

	Übung	Sätze	Wdh.	Pause	Zu beachten	Seite
1	Einrollen	3	20	60 Sek.	dynamische Bewegungen	139
2	Herabschauender Hund	3	20	60 Sek.	dynamische Bewegungen	143
3	Auf der Stelle hüpfen	3	20	60 Sek.	dynamische Bewegungen	129
4	Rückneigung	3	20	60 Sek.	dynamische Bewegungen	142
5	Rückenrubbeln	3	20	60 Sek.	dynamische Bewegungen	133
6	Hüftbeugung	3	20	60 Sek.	dynamische Bewegungen	138
7	Beinmobilisation	3	20	60 Sek.	dynamische Bewegungen	138
8	Hüfte abspreizen	3	20	60 Sek.	dynamische Bewegungen	138

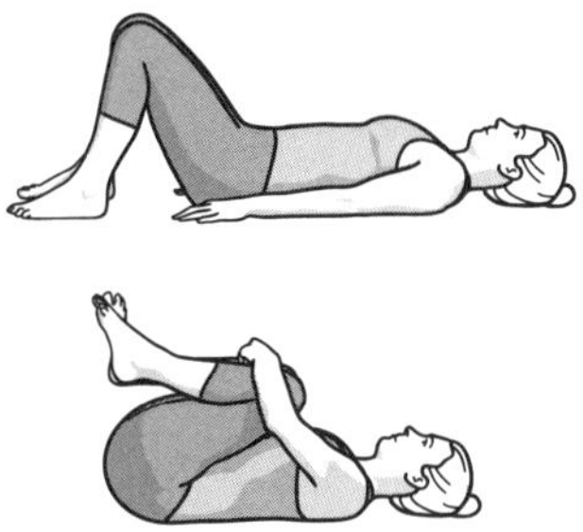

1 Einrollen

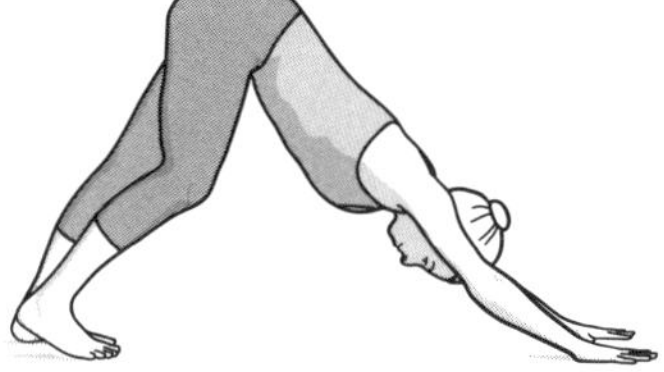

2 Herabschauender Hund

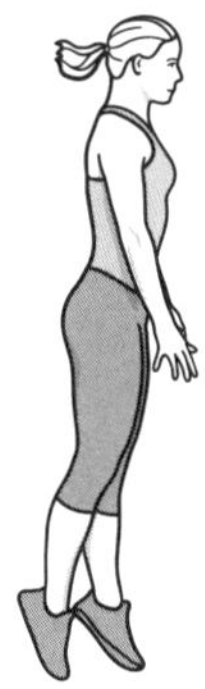

3 Auf der Stelle hüpfen

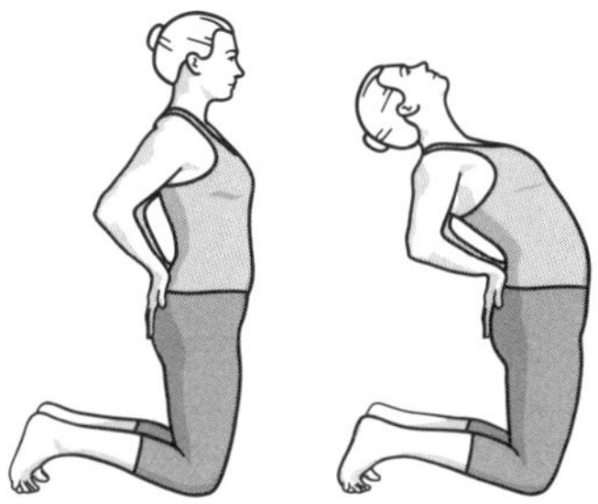

4 Rückneigung

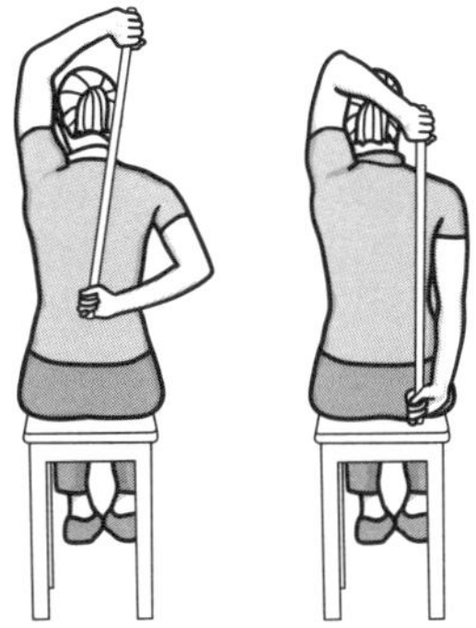

5 Rückenrubbeln

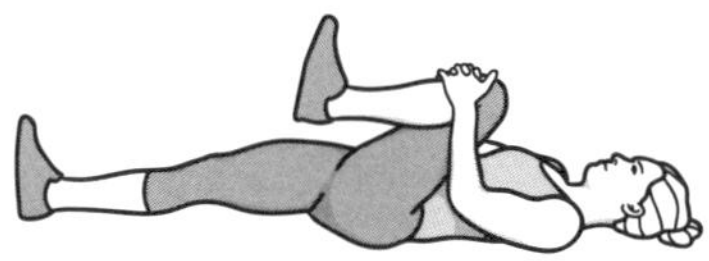

6 Hüftbeugung

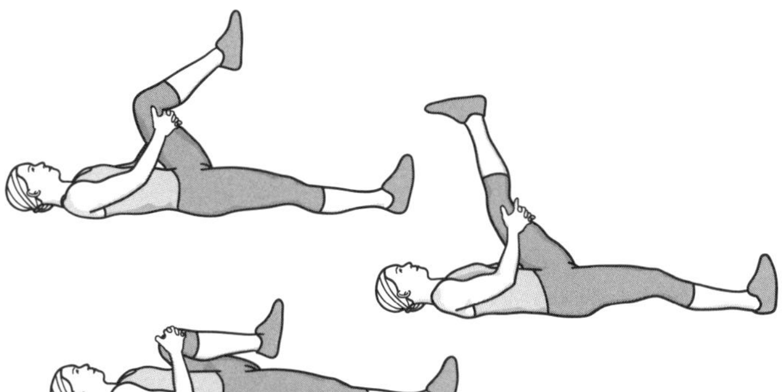

7 Beinmobilisation

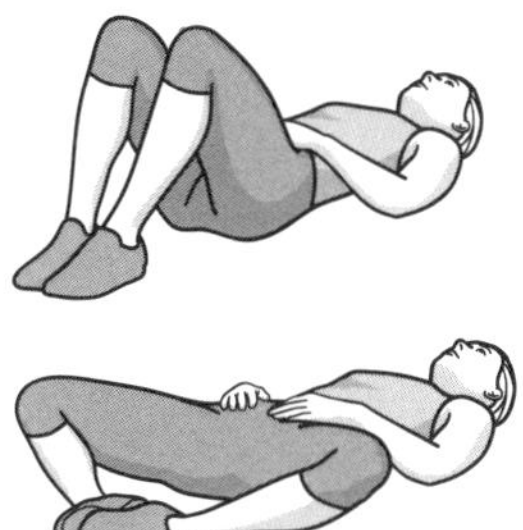

8 Hüfte abspreizen

13 Verschollene Bewegungen für wiederentdeckte Mobilität

1 2 3

Trainingsdauer: 24 Minuten
Trainingsziel: Bewegungsvariabilität verbessern
Equipment: Matte

	Übung	Sätze	Wdh.	Pause	Zu beachten	Seite
1	Rückneigen und vorbeugen	3	20	60 Sek.	dynamische Bewegungen	130
2	Kniebeugen in Bauchlage	3	20	60 Sek.	dynamische Bewegungen	140
3	Einrollen	3	20	60 Sek.	dynamische Bewegungen	139
4	Hüfte abspreizen	3	20	60 Sek.	dynamische Bewegungen	138
5	Auf der Stelle hüpfen	3	20	60 Sek.	dynamische Bewegungen	129
6	Hüftdrehung zum Seitsitz	3	20	60 Sek.	dynamische Bewegungen	137

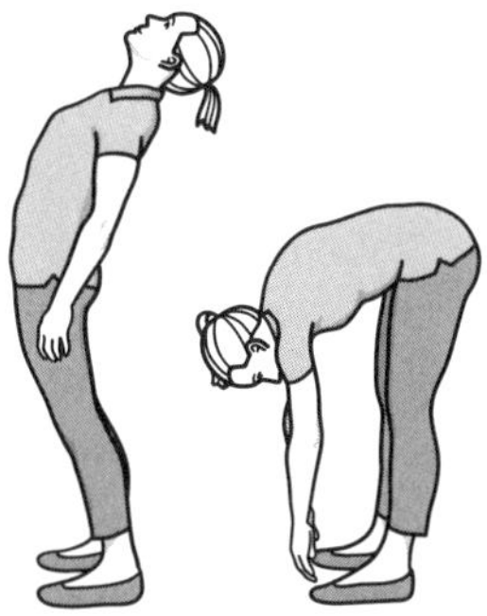

1 Rückneigen und vorbeugen

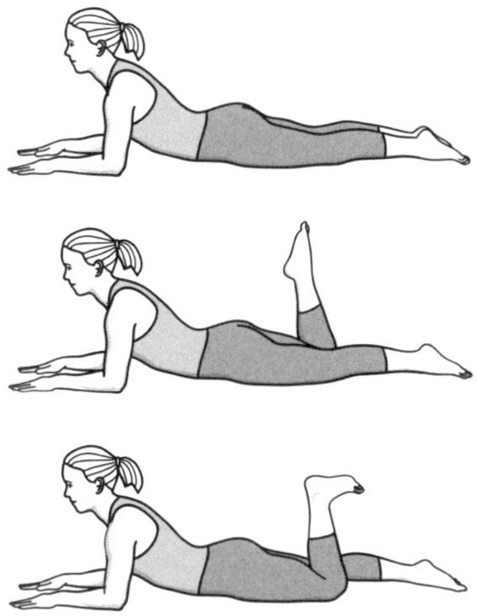

2 Kniebeugen in Bauchlage

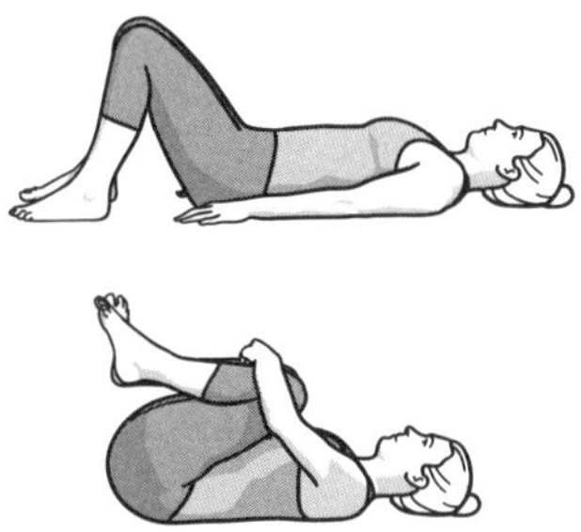

3 Einrollen

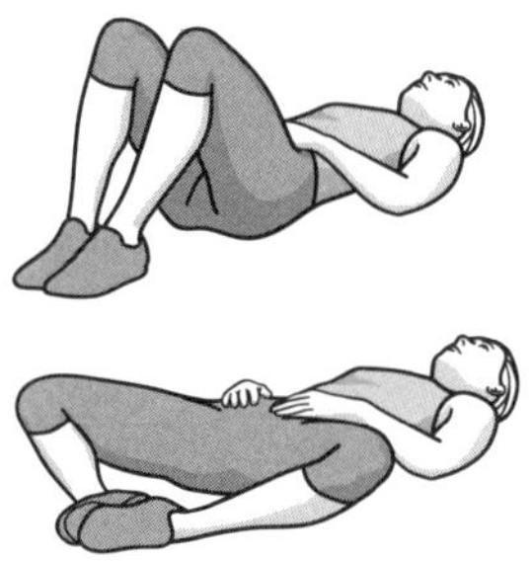

4 Hüfte abspreizen

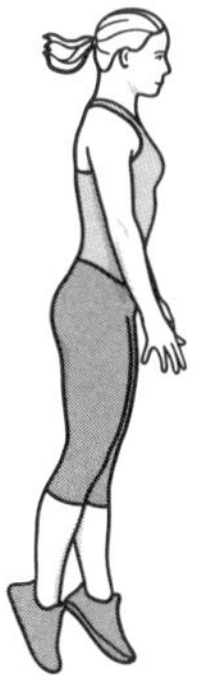

5 Auf der Stelle hüpfen

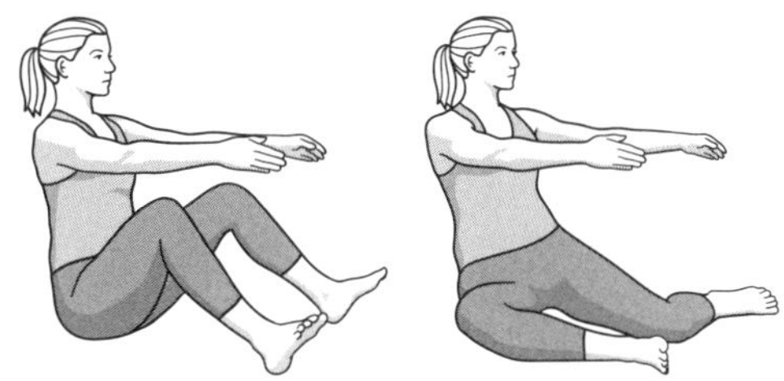

6 Hüftdrehung zum Seitsitz

14 Mobilisation der Hüftgelenke

Trainingsdauer: 41 Minuten
Trainingsziel: Beweglichkeit der Hüftgelenke verbessern
Equipment: Matte, Stuhl

1 2 3

	Übung	Sätze	Wdh.	Pause	Zu beachten	Seite
1	Hüfte heben	3	20	60 Sek.	dynamische Bewegungen	138
2	Gesäßdehnung im Sitzen	3	8	50 Sek.	Dehnung 15 Sek. halten	136
3	Beinheben im Vierfüßlerstand	3	20	60 Sek.	dynamische Bewegungen	141
4	Beine kreuzen	3	20	60 Sek.	dynamische Bewegungen	139
5	Päckchenlage	3	20	60 Sek.	dynamische Bewegungen	141
6	Rückneigung	3	20	60 Sek.	dynamische Bewegungen	142
7	Hüftrotation	3	20	60 Sek.	dynamische Bewegungen	133
8	Hüftadduktion	3	20	60 Sek.	dynamische Bewegungen	130
9	Knieheben	3	20	60 Sek.	dynamische Bewegungen	129

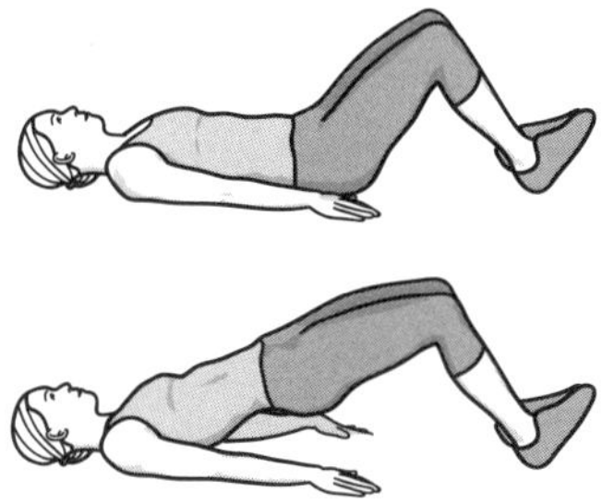

1 Hüfte heben

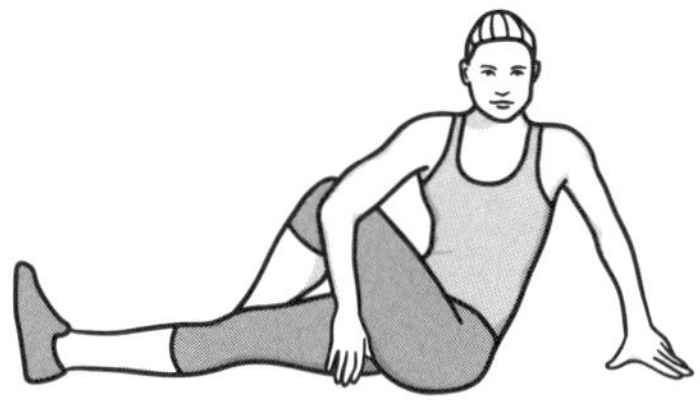

2 Gesäßdehnung im Sitzen

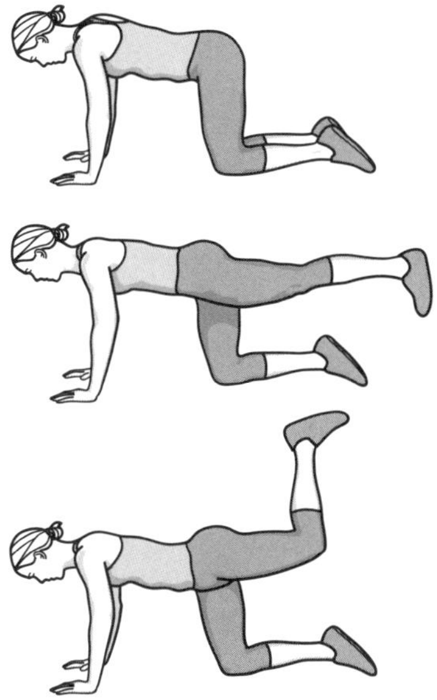

3 Beinheben im Vierfüßlerstand

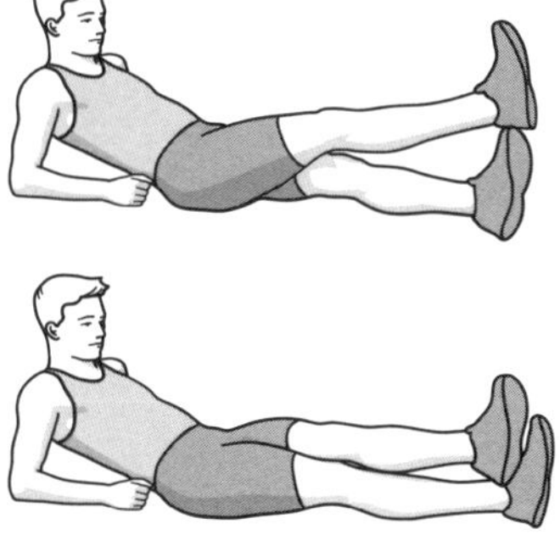

4 Beine kreuzen

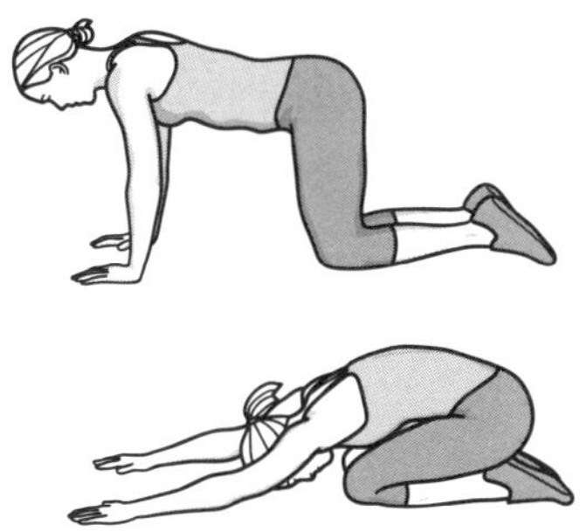

5 Päckchenlage

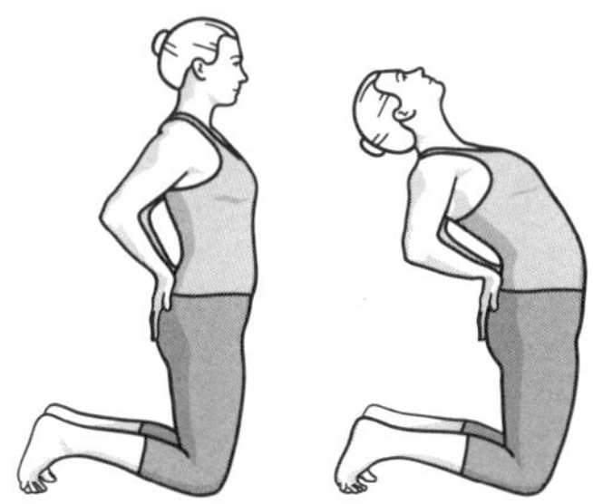

6 Rückneigung

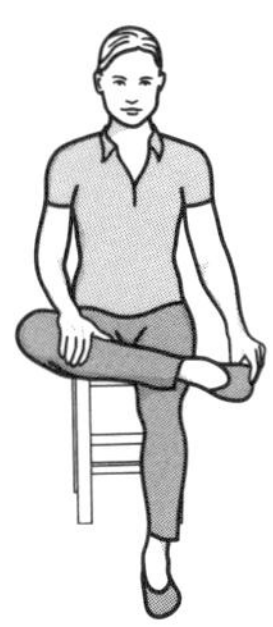

7 Hüftrotation

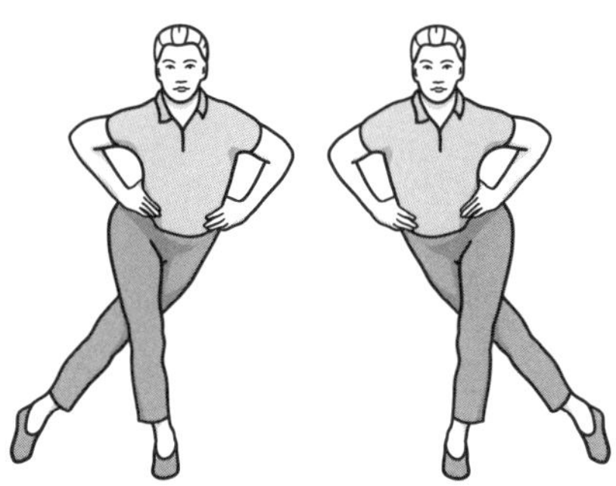

8 Hüftadduktion

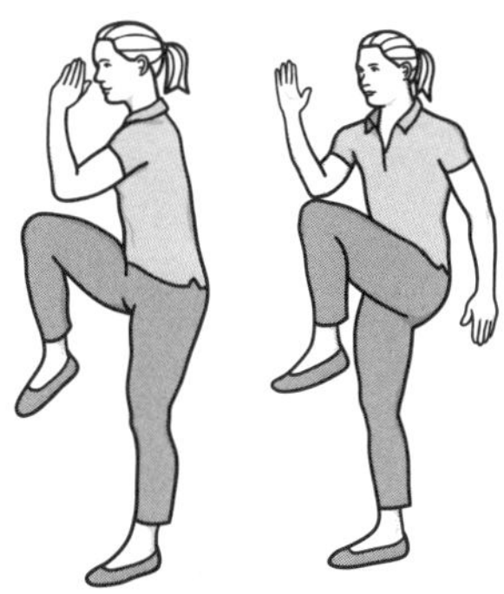

9 Knieheben

15 Mobilisation der Kniegelenke

Trainingsdauer: 24 Minuten
Trainingsziel: Beweglichkeit der Kniegelenke verbessern
Equipment: Matte, Stuhl, Handtuch, Kurzhantel

1 2 3

	Übung	Sätze	Wdh.	Pause	Zu beachten	Seite
1	Beinmobilisation	3	20	60 Sek.	dynamische Bewegungen	138
2	Knie heranziehen mit Handtuch	3	20	60 Sek.	dynamische Bewegungen	139
3	Beinstrecken	3	20	60 Sek.	dynamische Bewegungen	134
4	Einrollen	3	20	60 Sek.	dynamische Bewegungen	139
5	Kniebeugen mit Gewichten	3	20	60 Sek.	dynamische Bewegungen	127
6	Kniebeugen in Bauchlage	3	20	60 Sek.	dynamische Bewegungen	140

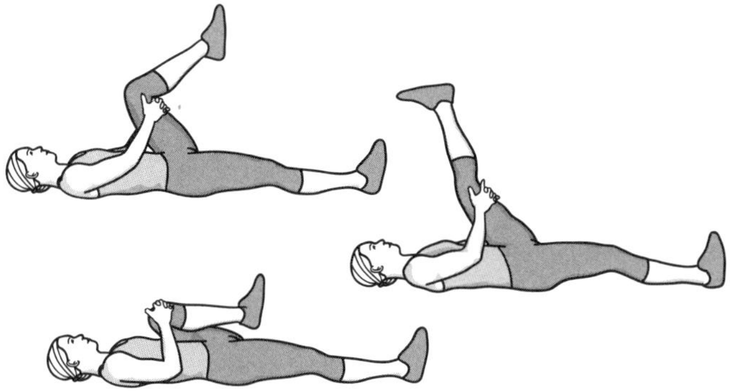

1 Beinmobilisation

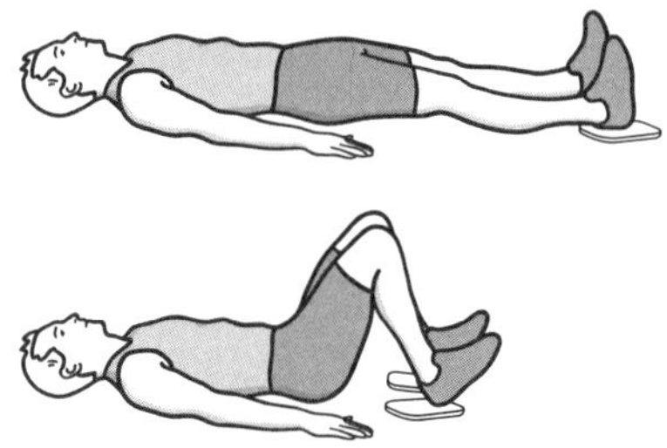

2 Knie heranziehen mit Handtuch

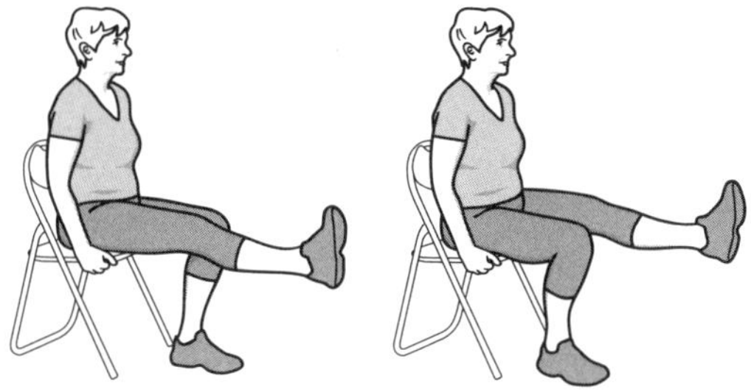

3 Beinstrecken

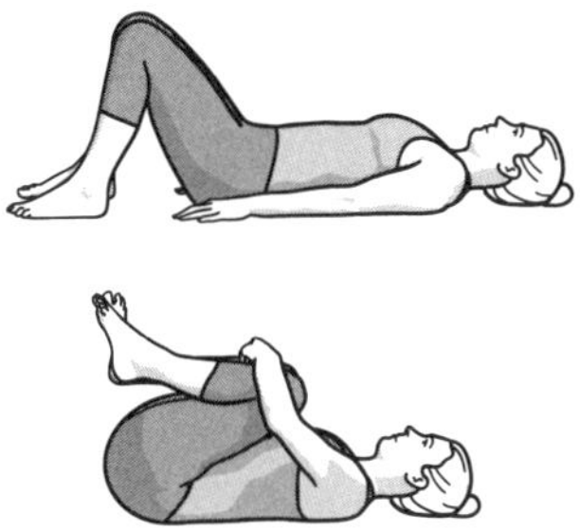

4 Einrollen

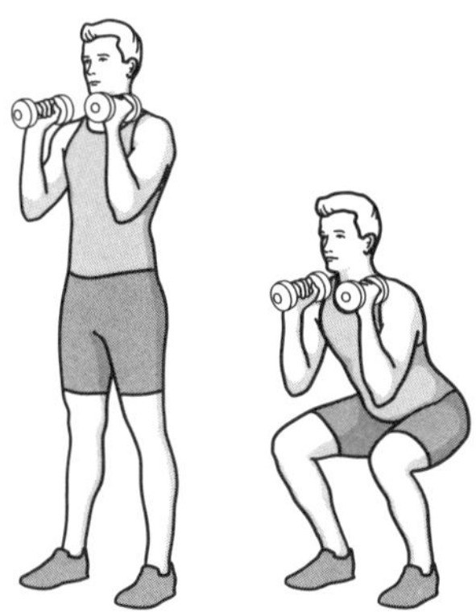

5 Kniebeugen mit Gewichten

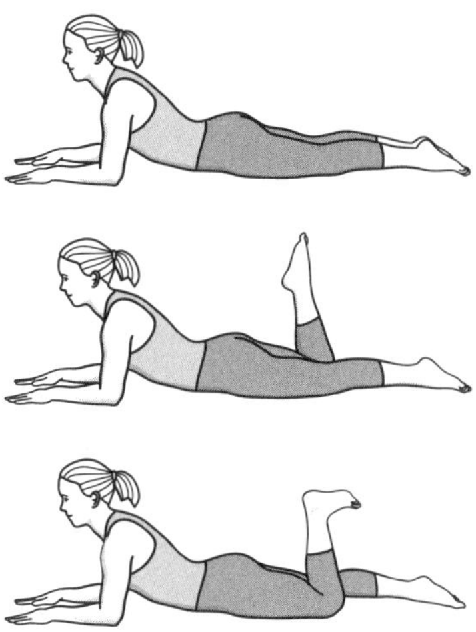

6 Kniebeugen in Bauchlage

16 Mobilisation der Schultergelenke

Trainingsdauer: 46 Minuten
Trainingsziel: Beweglichkeit der Schultergelenke verbessern
Equipment: Matte, Hocker, Seil oder Handtuch

1 2 3

	Übung	Sätze	Wdh.	Pause	Zu beachten	Seite
1	Armpendel	3	20	60 Sek.	dynamische Bewegungen	121
2	Rückenrubbeln	3	20	60 Sek.	dynamische Bewegungen	133
3	Schulterheben	3	20	60 Sek.	dynamische Bewegungen	120
4	Rumpfrotation mit Armeinsatz	3	20	60 Sek.	dynamische Bewegungen	142
5	Schulterdehnung hinten	3	8	50 Sek.	Dehnung 15 Sek. halten	123
6	Armdrehung	3	20	60 Sek.	dynamische Bewegungen	121
7	Schulterdehnung vorne	3	8	50 Sek.	Dehnung 15 Sek. halten	123
8	Schulterzug	3	20	60 Sek.	dynamische Bewegungen	121
9	Armstrecken mit Rumpfneigung	3	20	60 Sek.	dynamische Bewegungen	120

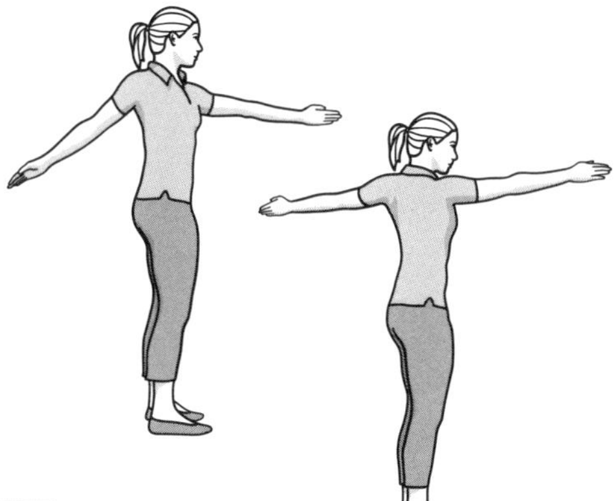

1 Armpendel

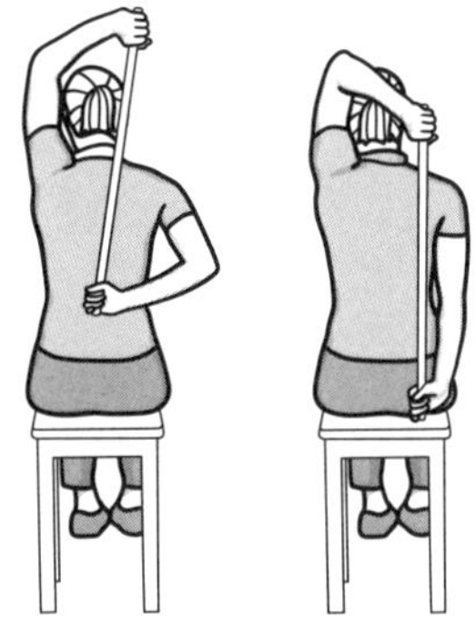

2 Rückenrubbeln

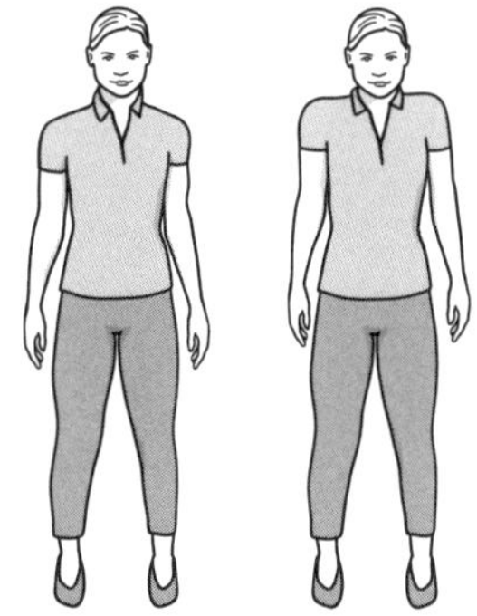

3 Schulterheben

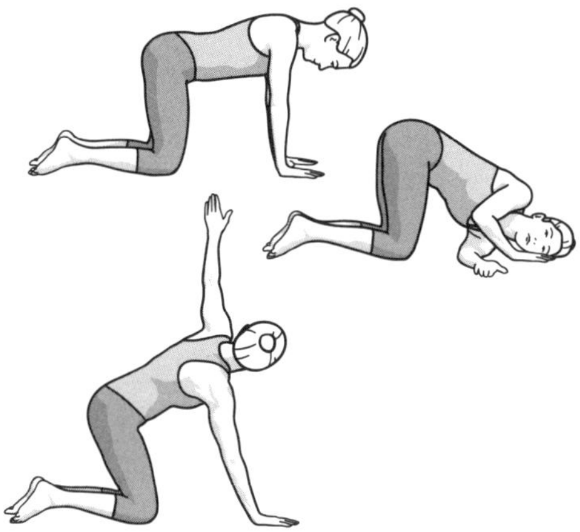

4 Rumpfrotation mit Armeinsatz

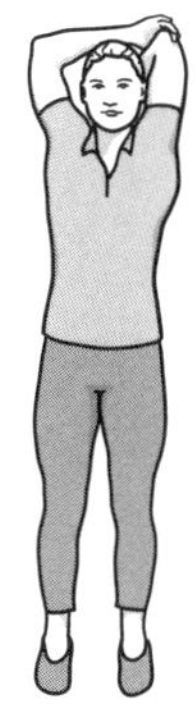

5 Schulterdehnung hinten

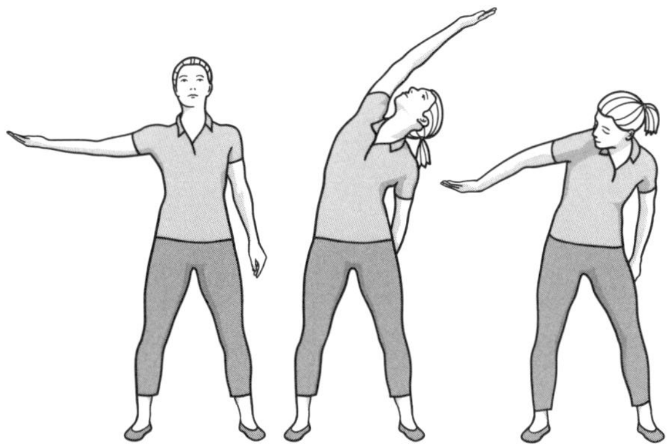

6 Armdrehung

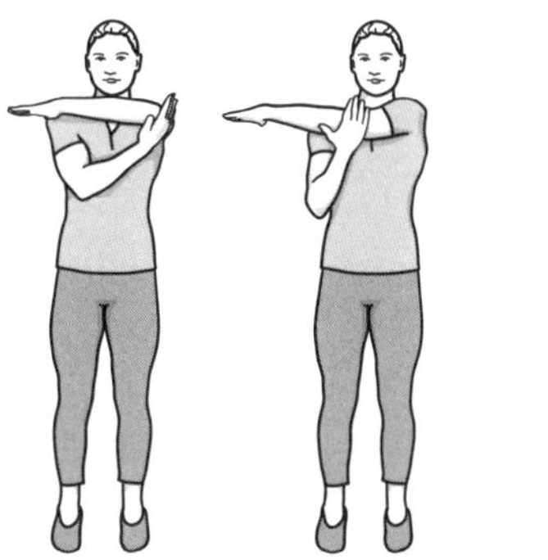

7 Schulterdehnung vorne

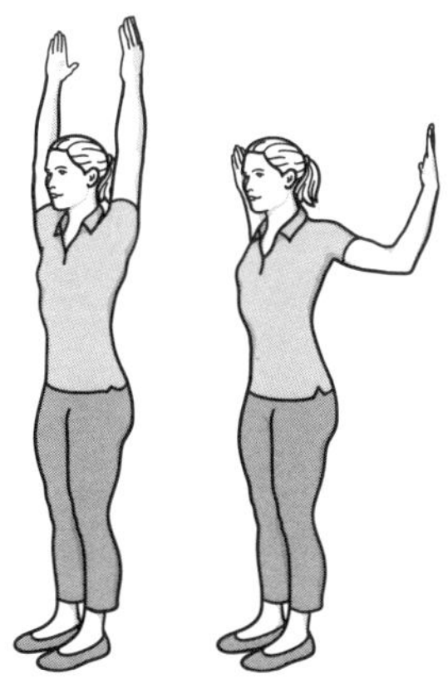

8 Schulterzug

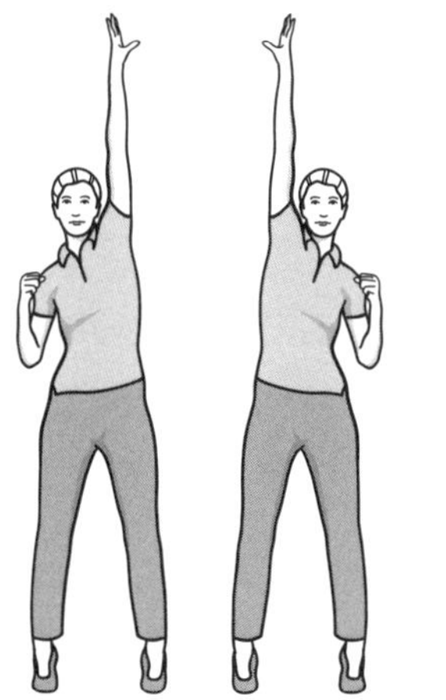

9 Armstrecken mit Rumpfneigung

17 Mobilisationstraining mit dem Handtuchtrick

Trainingsdauer: 16 Minuten
Trainingsziel: Bewegungskontrolle verbessern
Equipment: Matte, Handtuch, Stuhl oder Hocker, Tuch

1 2 3

	Übung	Sätze	Wdh.	Pause	Zu beachten	Seite
1	Hüftstrecken mit Handtuch	3	20	60 Sek.	Hin- und Rückweg gleichmäßig bewegen	142
2	Knie heranziehen mit Handtuch	3	20	60 Sek.	Hin- und Rückweg gleichmäßig bewegen	139
3	Beinschieben mit Handtuch	3	20	60 Sek.	Hin- und Rückweg gleichmäßig bewegen	132
4	Tuch anheben	3	20	60 Sek.	Hin- und Rückweg gleichmäßig bewegen	135

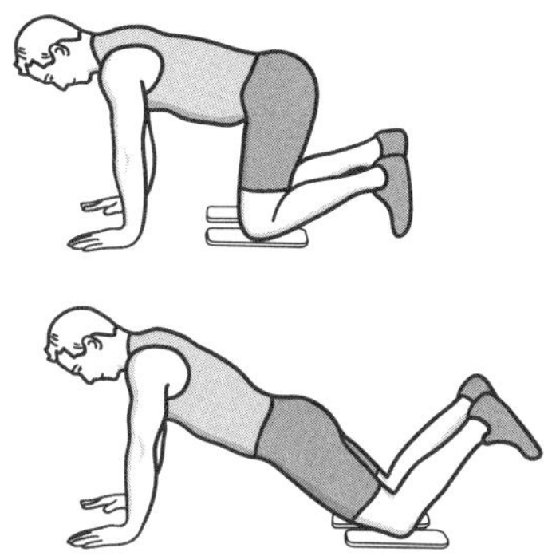

1 Hüftstrecken mit Handtuch

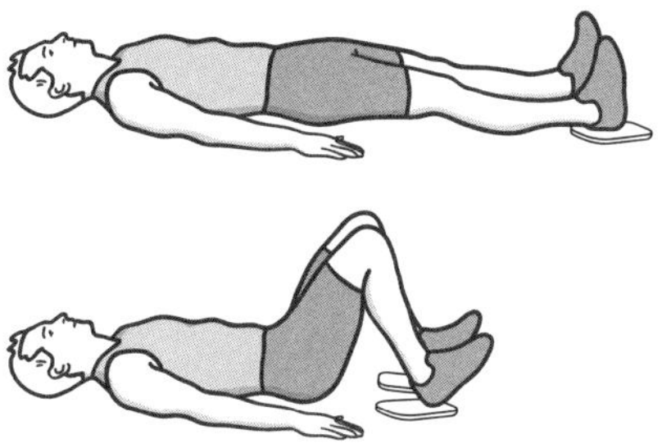

2 Knie heranziehen mit Handtuch

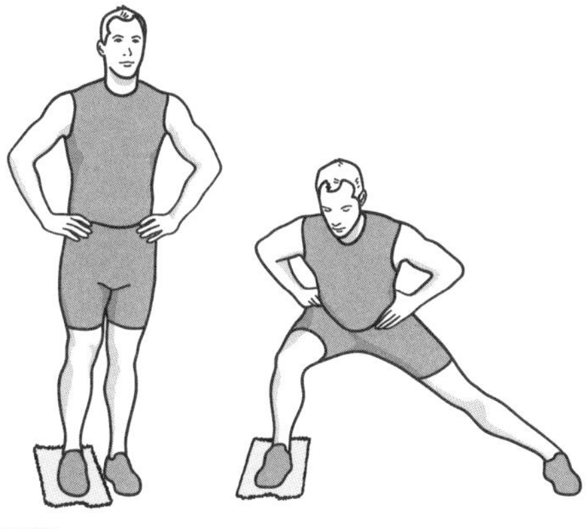

3 Beinschieben mit Handtuch

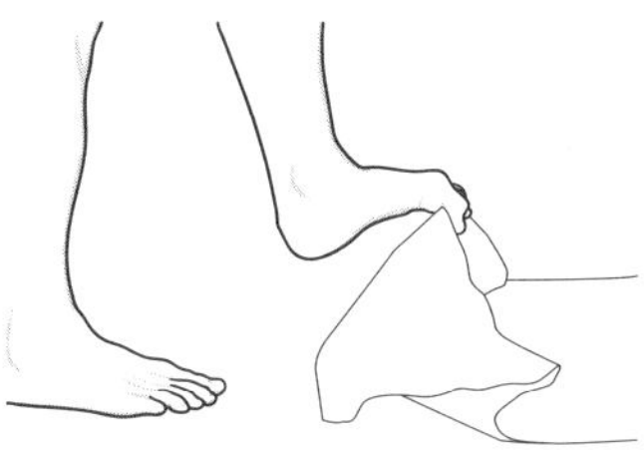

4 Tuch anheben

18 Sanfte Mobilisation der Wirbelsäule

Trainingsdauer: 44 Minuten
Trainingsziel: Beweglichkeit der Wirbelgelenke verbessern
Equipment: Matte, Handtuch

1 2 3

	Übung	Sätze	Wdh.	Pause	Zu beachten	Seite
1	Rumpfbeugen im Sitzen	3	25	70 Sek.	dynamische Bewegungen	136
2	Knie heranziehen mit Handtuch	3	25	70 Sek.	dynamische Bewegungen	139
3	Rumpfdrehung	3	25	70 Sek.	dynamische Bewegungen	139
4	Kniebeugen in Bauchlage	3	25	70 Sek.	dynamische Bewegungen	140
5	Rumpfrotation mit Armeinsatz	3	25	70 Sek.	dynamische Bewegungen	142
6	Hüftstrecken mit Handtuch	3	25	70 Sek.	dynamische Bewegungen	142
7	Rückendehnung im Stand	3	8	50 Sek.	Dehnung 15 Sek. halten	122
8	Ausfallschritt mit Oberkörperdrehung	3	25	70 Sek.	dynamische Bewegungen	129

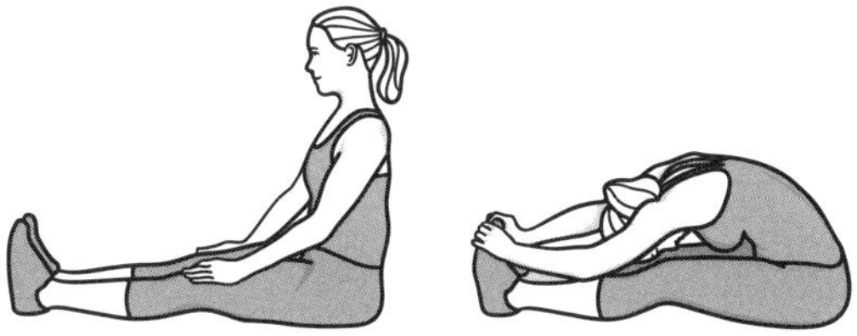

1 Rumpfbeugen im Sitzen

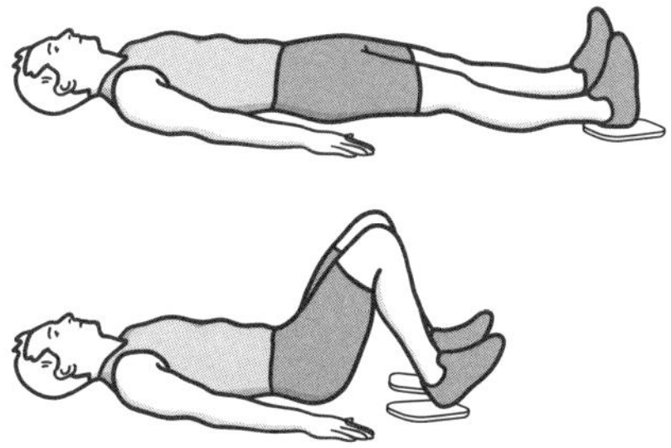

2 Knie heranziehen mit Handtuch

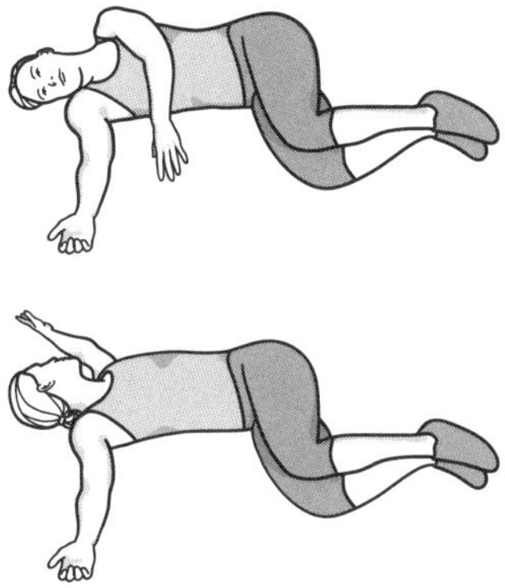

3 Rumpfdrehung

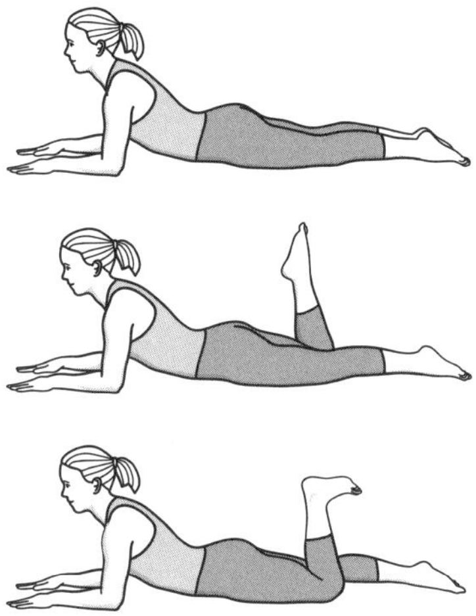

4 Kniebeugen in Bauchlage

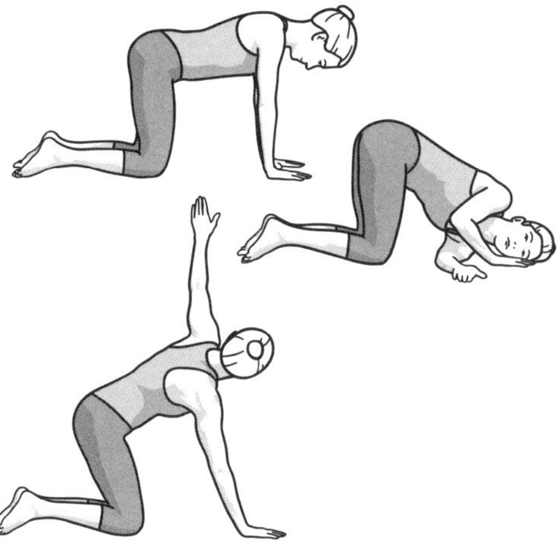

5 Rumpfrotation mit Armeinsatz

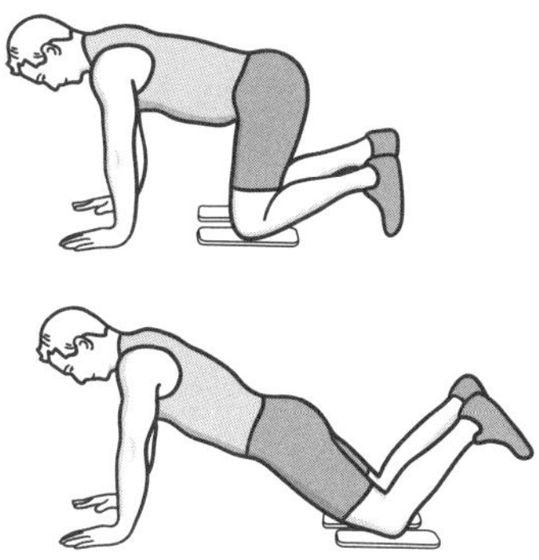

6 Hüftstrecken mit Handtuch

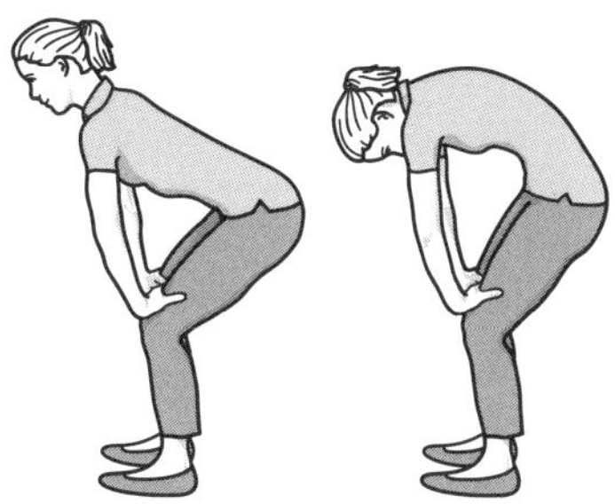

7 Rückendehnung im Stand

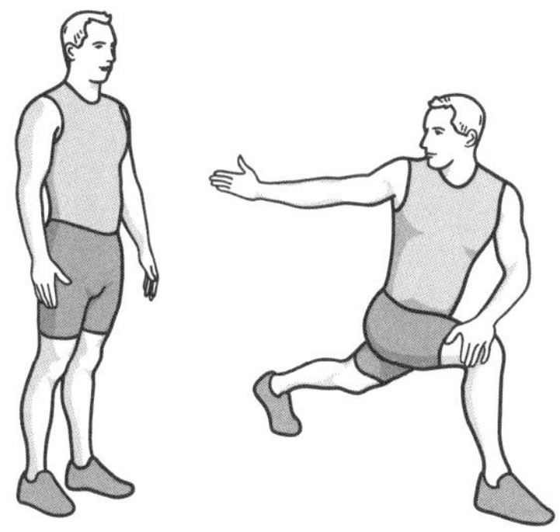

8 Ausfallschritt mit Oberkörperdrehung

19 Kleine Bewegungsroutine am Morgen

Trainingsdauer: 34 bis 38 Minuten
Trainingsziel: morgendliche Anlaufbeschwerden reduzieren
Equipment: Matte

1 2 3

	Übung	Sätze	Wdh.	Pause	Zu beachten	Seite
1	Beinmobilisation	4	15–20	60 Sek.	dynamische Bewegungen	138
2	Tiefer Ausfallschritt	4	15–20	60 Sek.	dynamische Bewegungen	141
3	Gesäßdehnung im Stand	3	8	50 Sek.	Dehnung 15 Sek. halten	124
4	Armstrecken mit Rumpfneigung	4	15–20	60 Sek.	dynamische Bewegungen	120
5	Schulterheben	4	15–20	60 Sek.	dynamische Bewegungen	120
6	Beinpendel	4	15–20	60 Sek.	dynamische Bewegungen	128

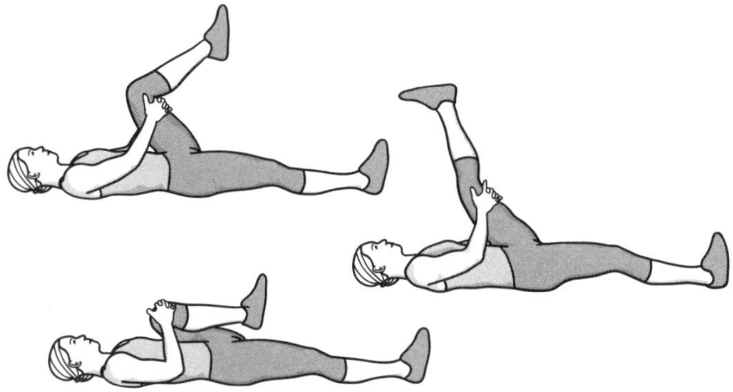

1 Beinmobilisation

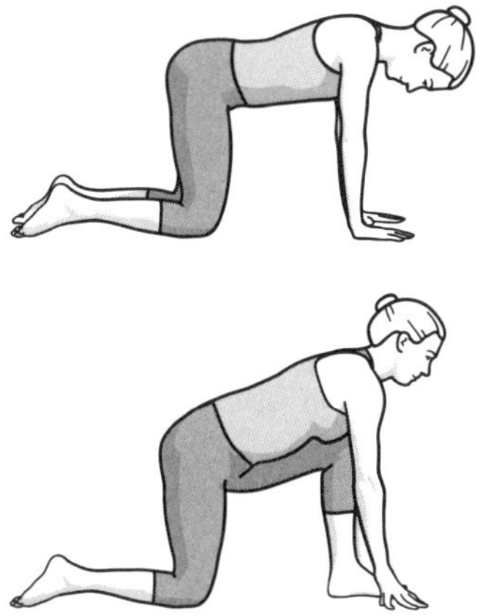

2 Tiefer Ausfallschritt

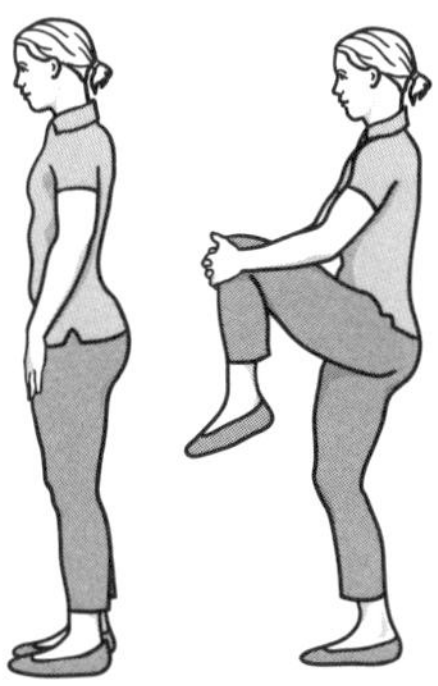

3 Gesäßdehnung im Stand

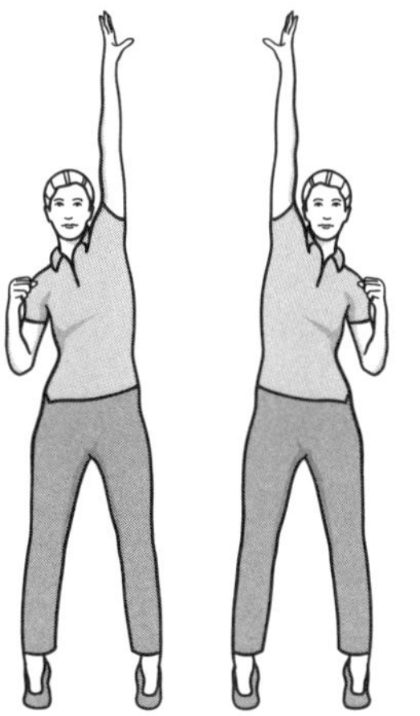

4 Armstrecken mit Rumpfneigung

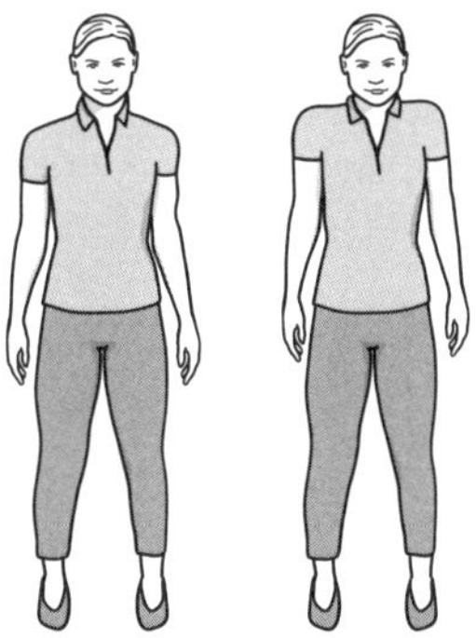

5 Schulterheben

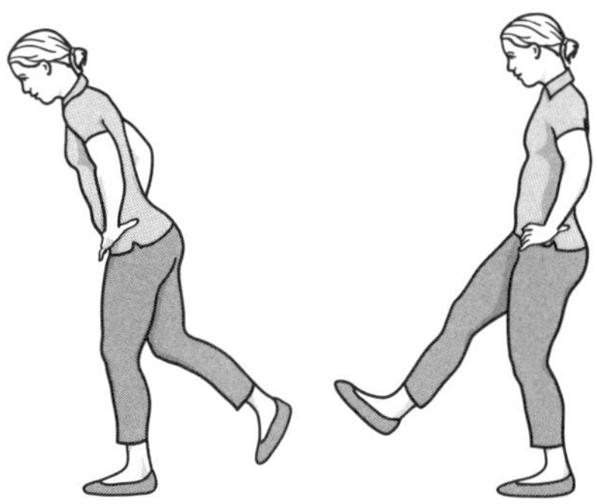

6 Beinpendel

20 Kräftigende Mobilität für den Oberkörper

Trainingsdauer: 35 bis 40 Minuten
Trainingsziel: Beweglichkeit des Oberkörpers verbessern
Equipment: Matte, Kurzhantel, Handtuch

1 2 3

	Übung	Sätze	Wdh.	Pause	Zu beachten	Seite
1	Rudern im Stand	4	15–20	60 Sek.	dynamische Bewegungen	125
2	Frontheben	4	15–20	60 Sek.	dynamische Bewegungen	126
3	Bizepscurl	4	15–20	60 Sek.	dynamische Bewegungen	126
4	Schulterdrücken mit Gewichten	4	15–20	60 Sek.	dynamische Bewegungen	127
5	Schulterdrehen	4	15–20	60 Sek.	dynamische Bewegungen	126
6	Hüftstrecken mit Handtuch	4	15–20	60 Sek.	dynamische Bewegungen	142
7	Herabschauender Hund	4	15–20	60 Sek.	dynamische Bewegungen	143

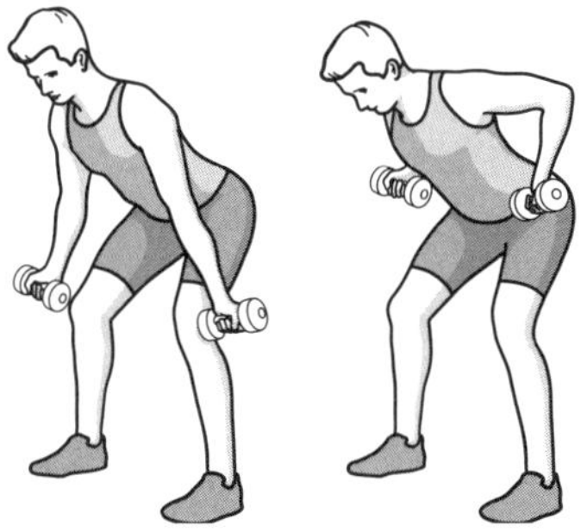

1 Rudern im Stand

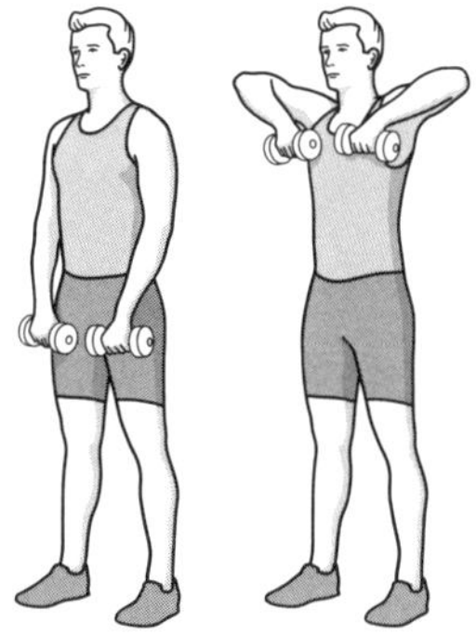

2 Frontheben

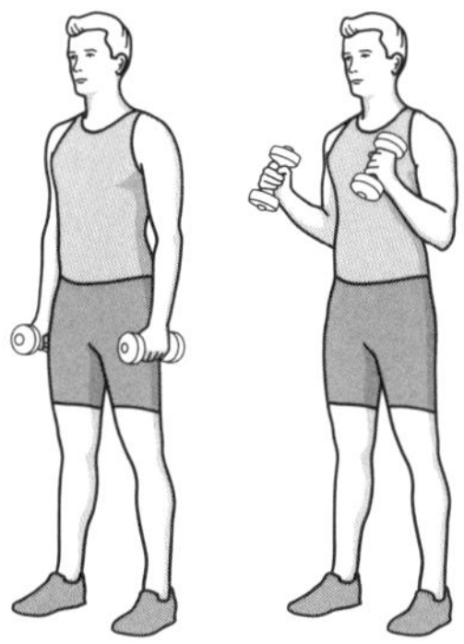

3 Bizepscurl

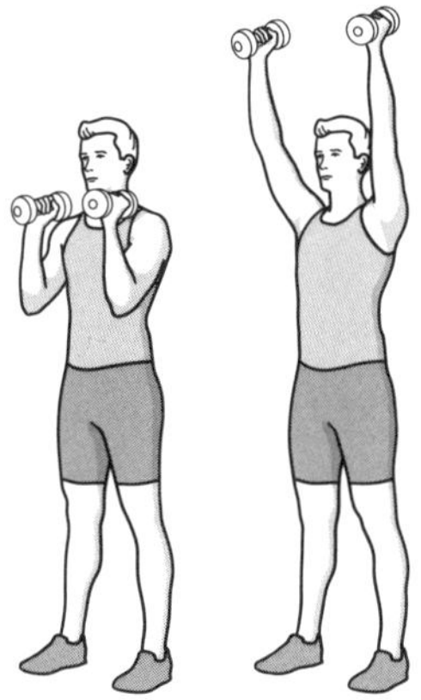

4 Schulterdrücken mit Gewichten

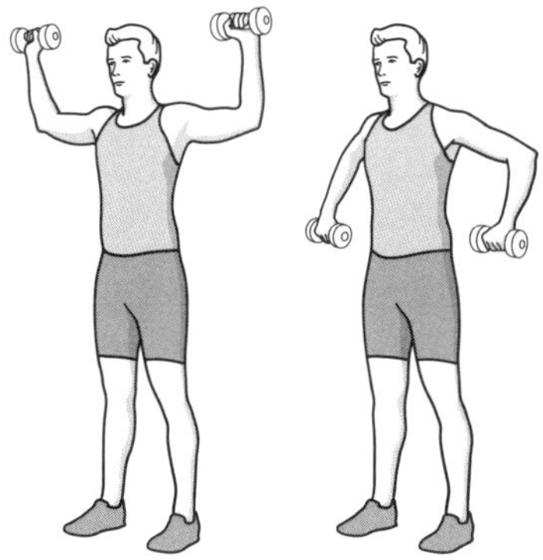

5 Schulterdrehen

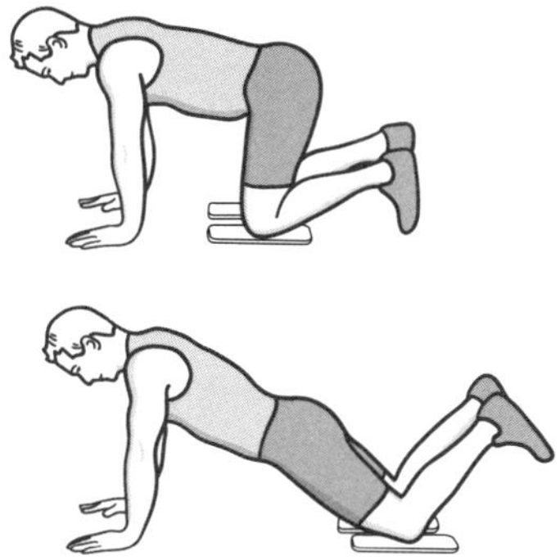

6 Hüftstrecken mit Handtuch

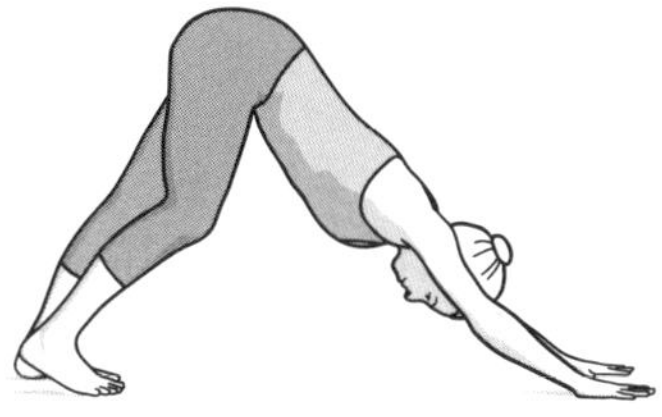

7 Herabschauender Hund

21 Kräftigende Mobilität für den Unterkörper

Trainingsdauer: 35 bis 40 Minuten
Trainingsziel: Beweglichkeit des Unterkörpers verbessern
Equipment: Matte, Faszienrolle, Kurzhantel

1 2 3

	Übung	Sätze	Wdh.	Pause	Zu beachten	Seite
1	Kniebeugen	4	15–20	60 Sek.	dynamische Bewegungen	128
2	Hüftabduktion	4	15–20	60 Sek.	dynamische Bewegungen	128
3	Ausfallschritt mit Gewichten	4	15–20	60 Sek.	dynamische Bewegungen	127
4	Zehenstand	4	15–20	60 Sek.	dynamische Bewegungen	131
5	Hüftadduktion	4	15–20	60 Sek.	dynamische Bewegungen	130
6	Rückenrollout an Wand	4	15–20	60 Sek.	gleichmäßige Rollbewegung	132
7	Hüfte heben	4	15–20	60 Sek.	dynamische Bewegungen	138

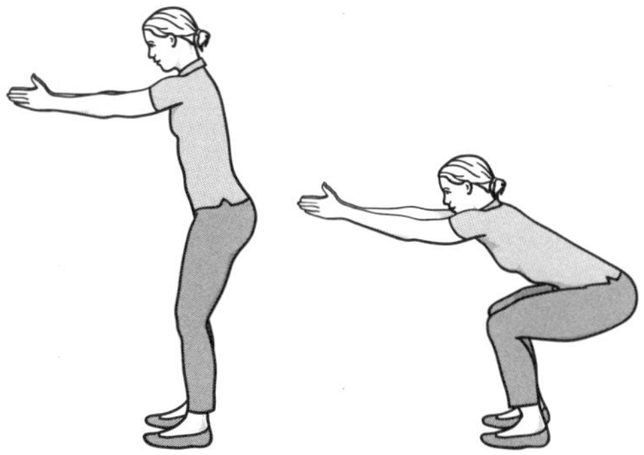

1 Kniebeugen

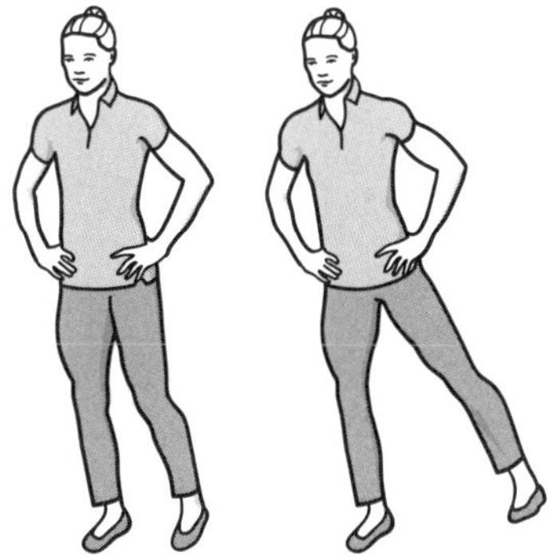

2 Hüftabduktion

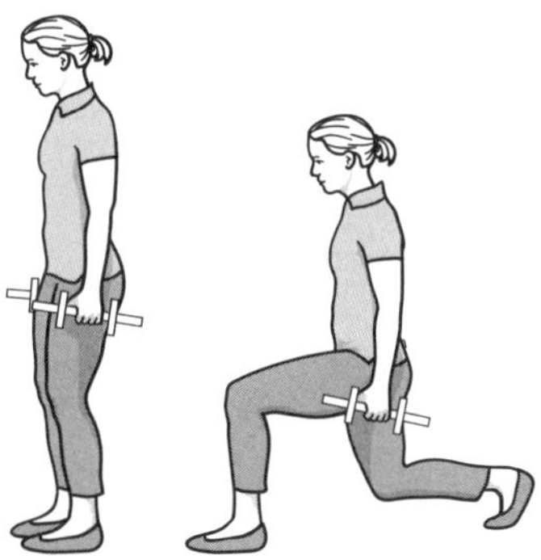

3 Ausfallschritt mit Gewichten

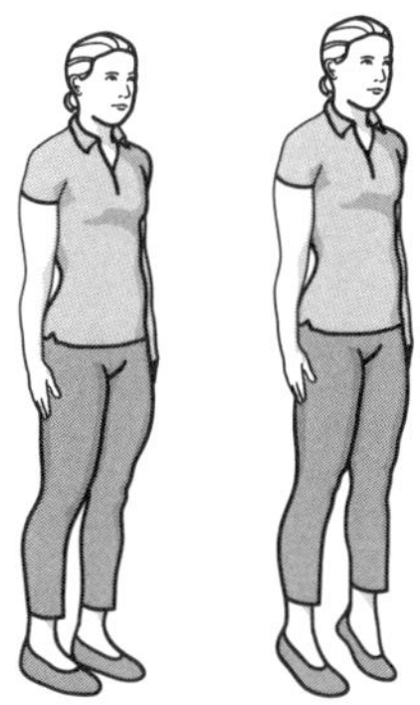

4 Zehenstand

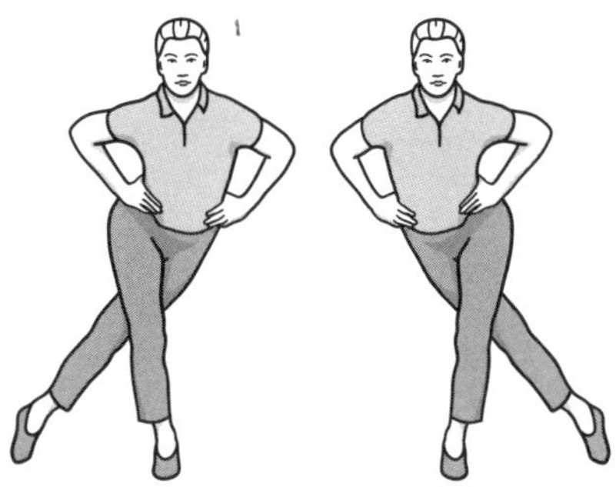

5 Hüftadduktion

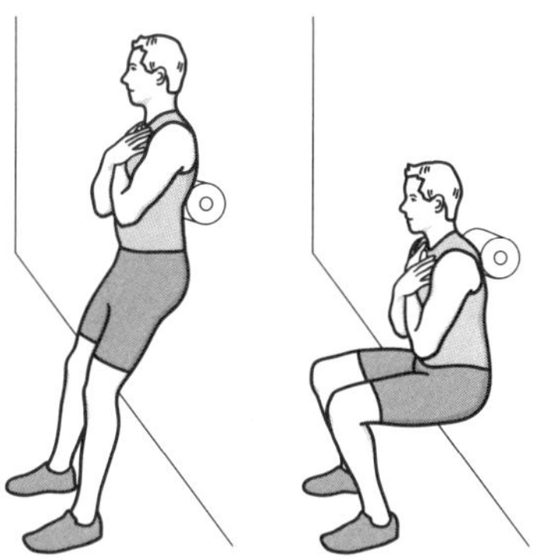

6 Rückenrollout an Wand

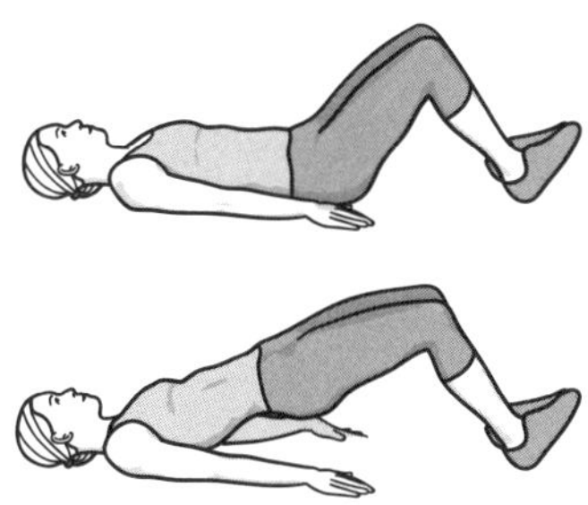

7 Hüfte heben

22 Lockerung und Mobilisation nach der Gartenarbeit

1 2 3

Trainingsdauer: 10 bis 12 Minuten
Trainingsziel: Lockerung der Muskulatur
Equipment: Matte, Tisch, Faszienrolle

	Übung	Sätze	Wdh.	Pause	Zu beachten	Seite
1	Schulterkreisen	1	12–15	60 Sek.	leichtes Bewegen	120
2	Kopfdrehen	1	12–15	60 Sek.	leichtes Bewegen	130
3	Einrollen	1	12–15	60 Sek.	leichtes Bewegen	139
4	Rumpfdrehung	1	12–15	60 Sek.	leichtes Bewegen	139
5	Kniebeugen in Bauchlage	1	12–15	60 Sek.	leichtes Bewegen	140
6	Armpendel	1	12–15	60 Sek.	leichtes Bewegen	121
7	Päckchenlage	1	12–15	60 Sek.	leichtes Bewegen	141
8	Rollout der Unterarme	1	12–15	60 Sek.	gleichmäßige Rollbewegung	136

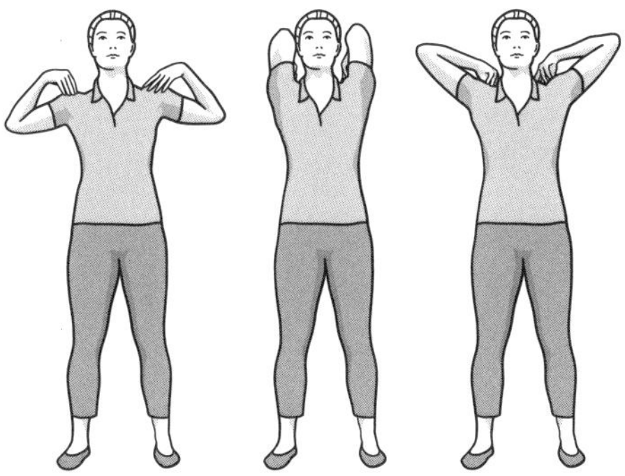

1 Schulterkreisen

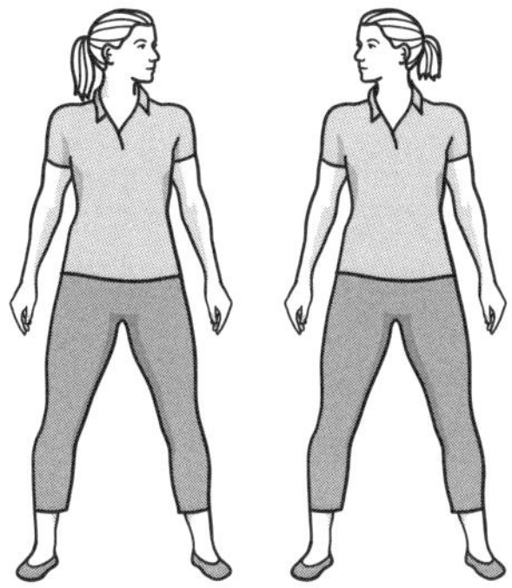

2 Kopfdrehen

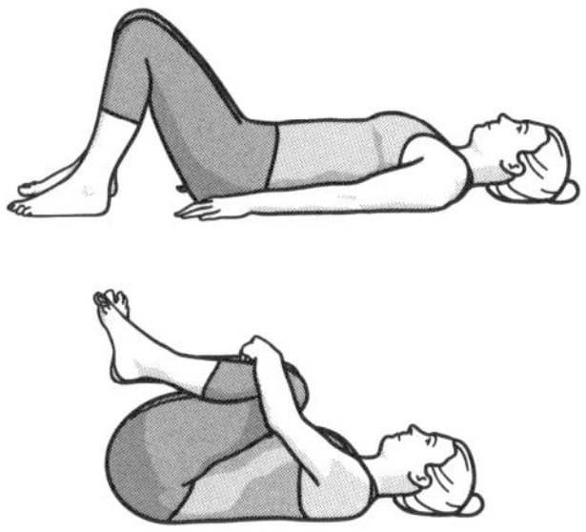

3 Einrollen

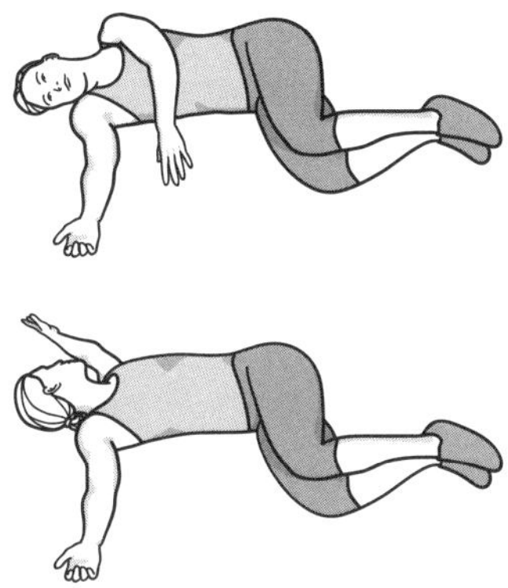

4 Rumpfdrehung

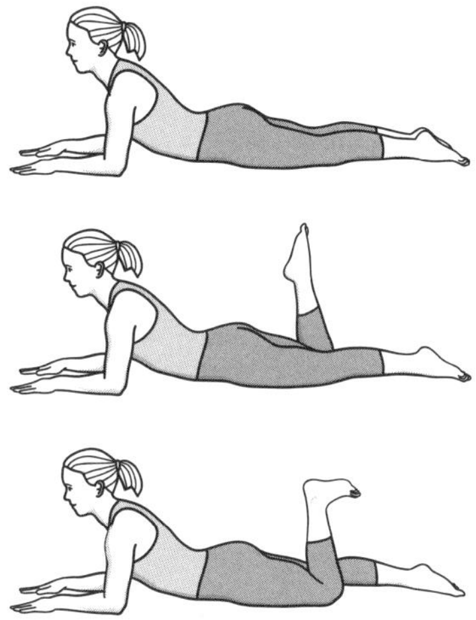

5 Kniebeugen in Bauchlage

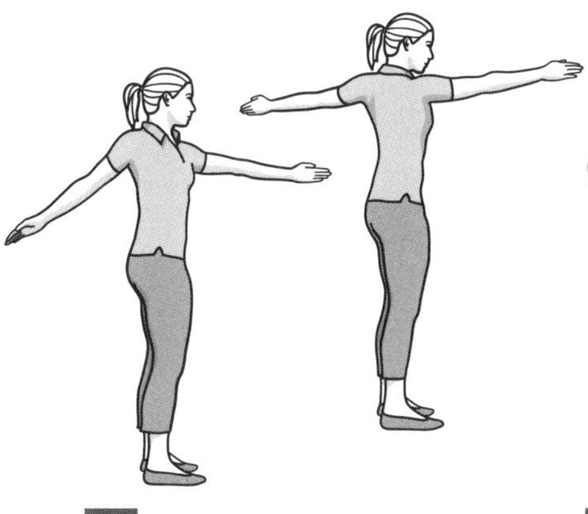

6 Armpendel

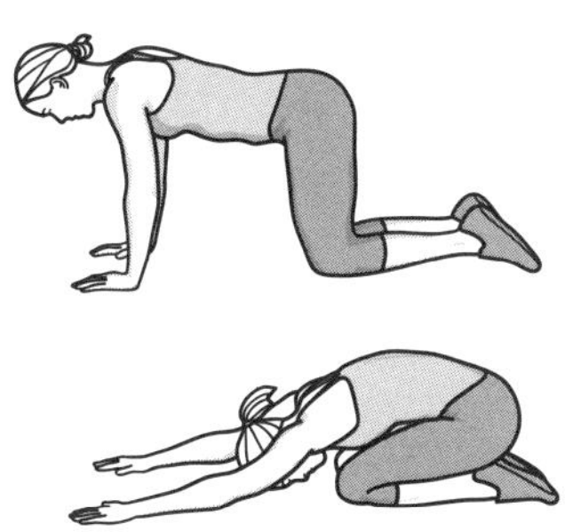

7 Päckchenlage

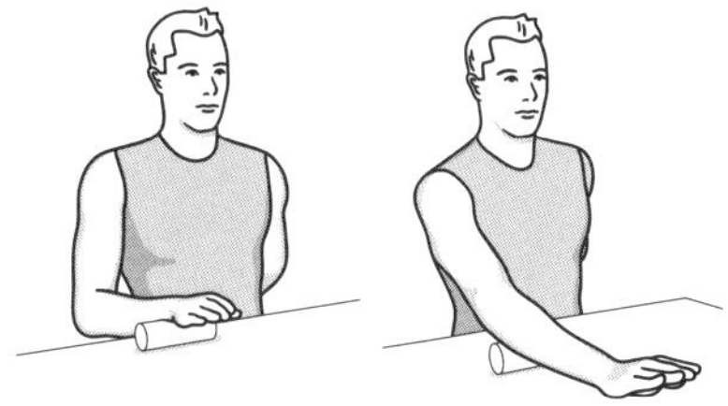

8 Rollout der Unterarme

23 Aktiv gegen Nackenverspannungen

Trainingsdauer: 40 bis 44 Minuten
Trainingsziel: Verspannungen im Nacken aktiv lösen, beweglicher werden
Equipment: Matte, Faszienrolle, Kurzhantel, Hocker

1 2 3

	Übung	Sätze	Wdh.	Pause	Zu beachten	Seite
1	Frontheben	4	15–20	60 Sek.	dynamische Bewegungen	126
2	Schulterdrücken mit Gewichten	4	15–20	60 Sek.	dynamische Bewegungen	127
3	Kopfdrehen	4	15–20	60 Sek.	dynamische Bewegungen	130
4	Rumpfrotation	4	15–20	60 Sek.	dynamische Bewegungen	137
5	Nacken beugen und strecken	4	15–20	60 Sek.	dynamische Bewegungen	133
6	Nackenrollout	4	15–20	60 Sek.	gleichmäßige Rollbewegung	140
7	Rudern im Stand	4	15–20	60 Sek.	dynamische Bewegungen	125
8	Schulterheben	4	15–20	60 Sek.	dynamische Bewegungen	120

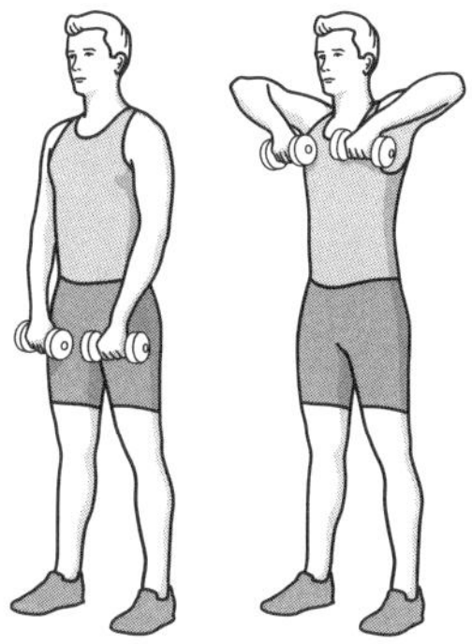

1 Frontheben

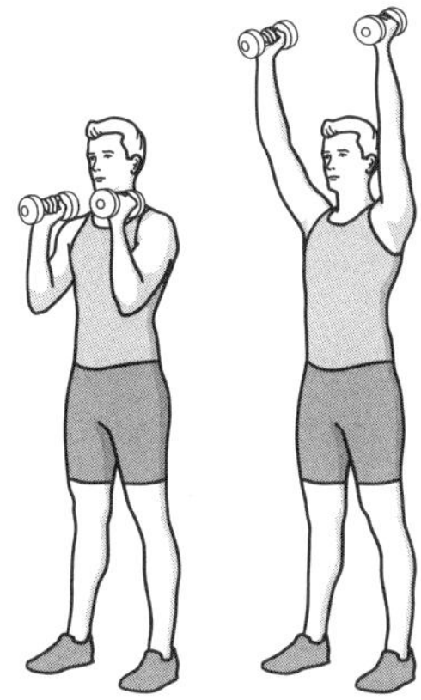

2 Schulterdrücken mit Gewichten

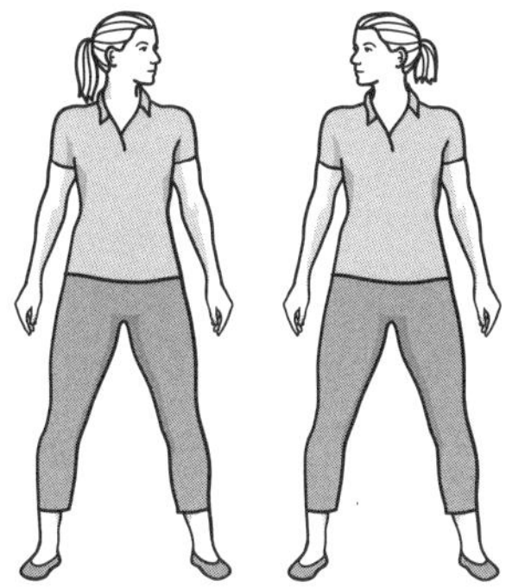

3 Kopfdrehen

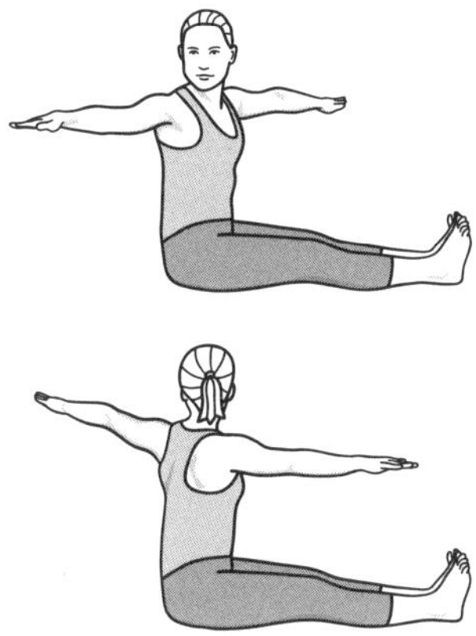

4 Rumpfrotation

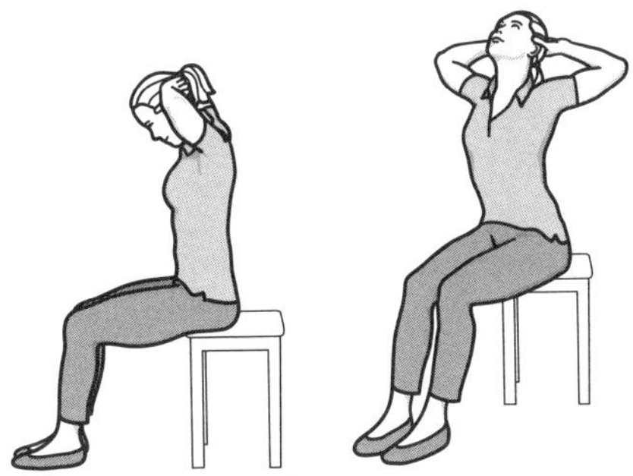

5 Nacken beugen und strecken

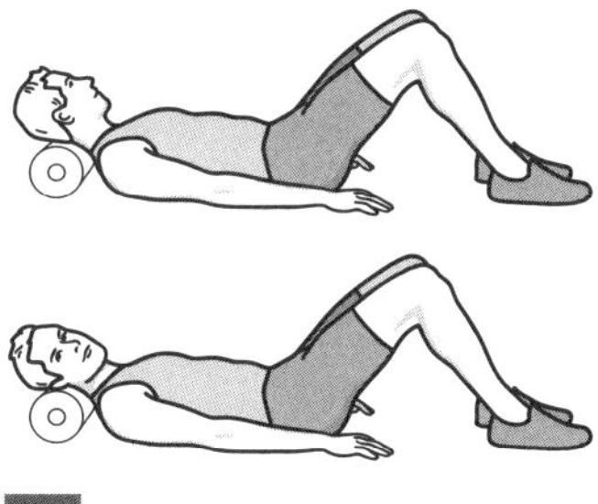

6 Nackenrollout

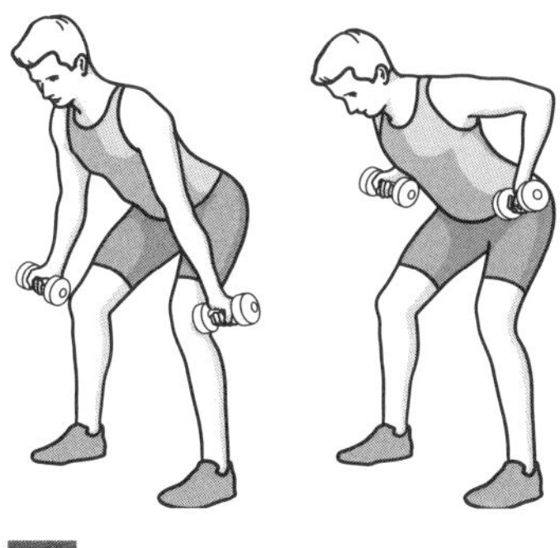

7 Rudern im Stand

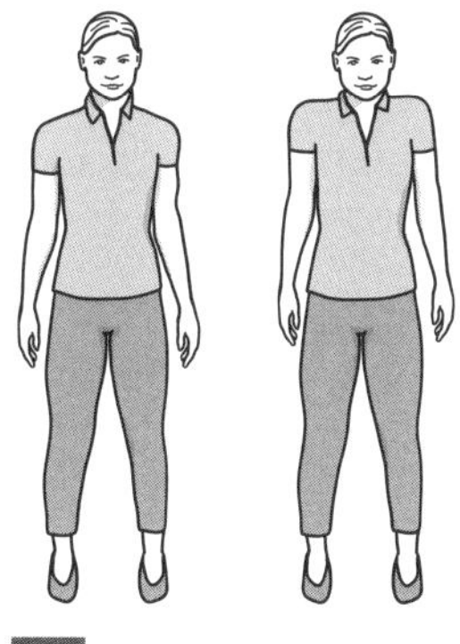

8 Schulterheben

24 Aktiv gegen Rückenverspannungen

Trainingsdauer: 53 bis 57 Minuten
Trainingsziel: Verspannungen im Rücken aktiv lösen, beweglicher werden
Equipment: Matte, Kurzhantel, Faszienrolle, Stuhl

1 2 3

	Übung	Sätze	Wdh.	Pause	Zu beachten	Seite
1	Kreuzheben	4	15–20	60 Sek.	dynamische Bewegungen	125
2	Gesäßdehnung im Stand	3	8	50 Sek.	Dehnung 15 Sek. halten	124
3	Rudern im Stand	4	15–20	60 Sek.	dynamische Bewegungen	125
4	Hüftdehnung im Stand	3	8	50 Sek.	Dehnung 15 Sek. halten	124
5	Kniebeugen	4	15–20	60 Sek.	dynamische Bewegungen	128
6	Bizepscurl	4	15–20	60 Sek.	dynamische Bewegungen	126
7	Rückneigen und vorbeugen	4	15–20	60 Sek.	dynamische Bewegungen	130
8	Rückenrollout an Wand	4	15–20	60 Sek.	gleichmäßige Rollbewegung	132
9	Hüftrotation	4	15–20	60 Sek.	dynamische Bewegungen	133

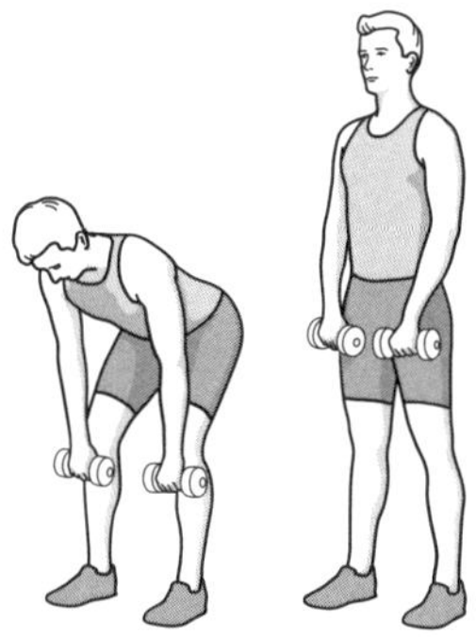

1 Kreuzheben

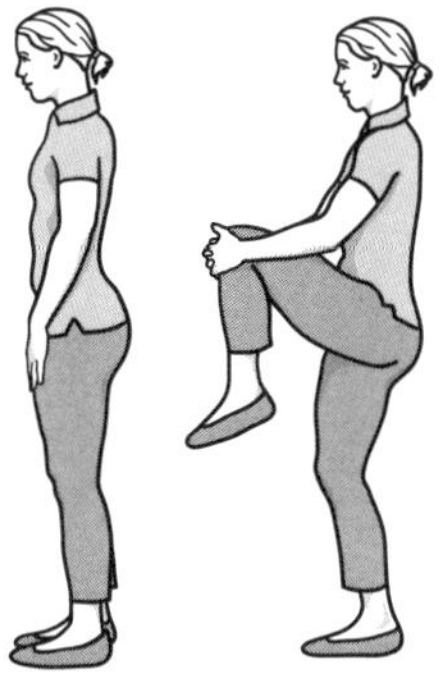

2 Gesäßdehnung im Stand

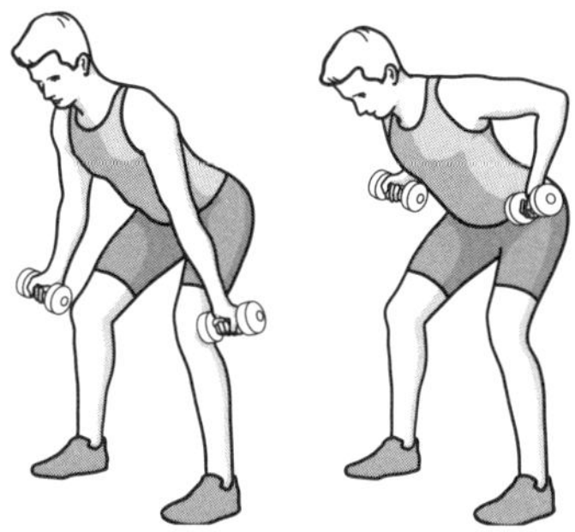

3 Rudern im Stand

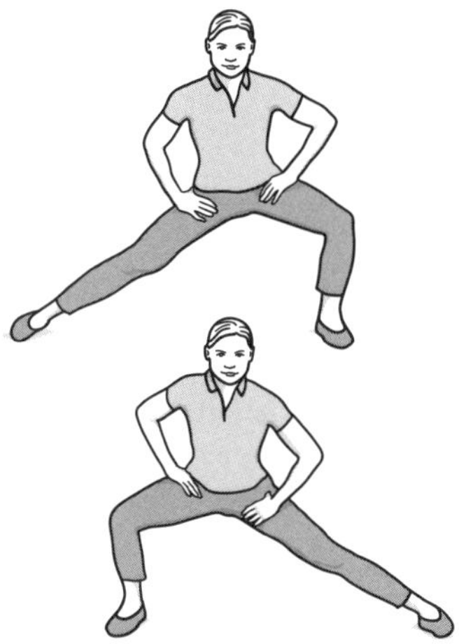

4 Hüftdehnung im Stand

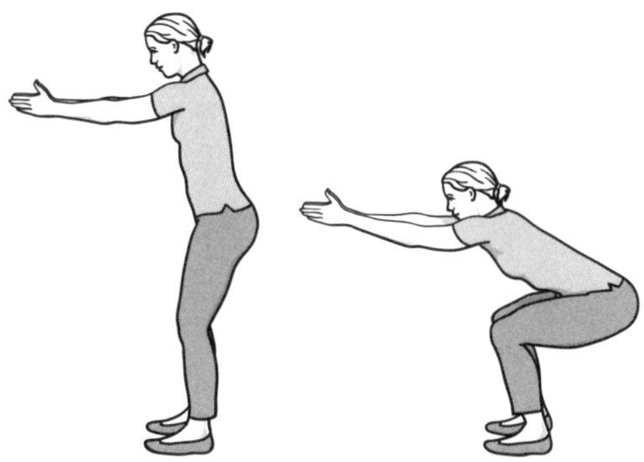

5 Kniebeugen

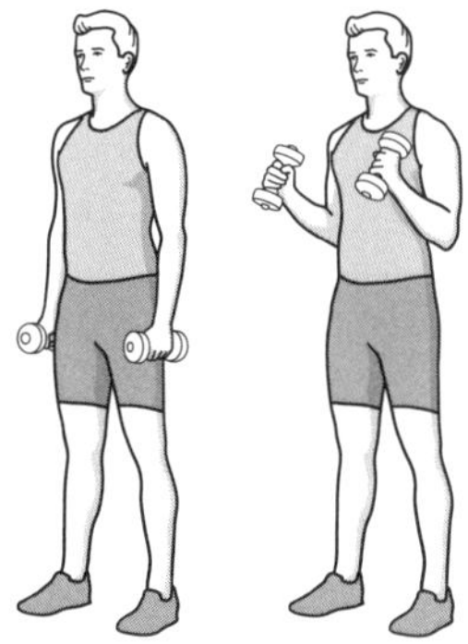

6 Bizepscurl

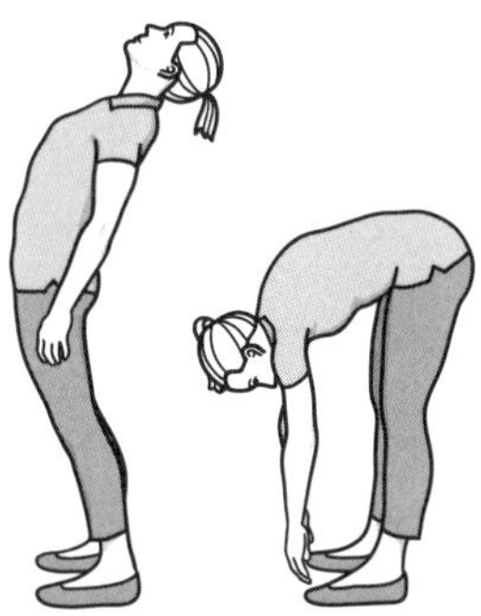

7 Rückneigen und vorbeugen

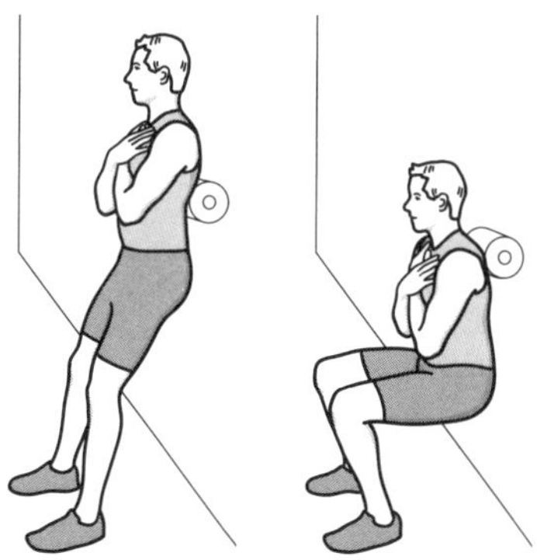

8 Rückenrollout an Wand

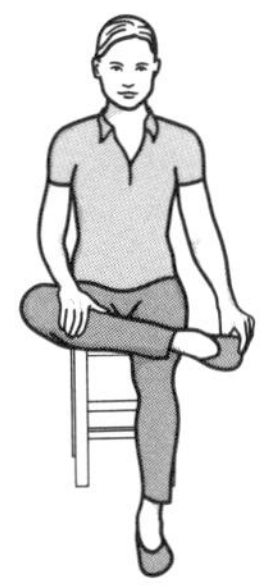

9 Hüftrotation

25 Mobilisationsübungen nach dem Wandern

Trainingsdauer: 20 bis 24 Minuten
Trainingsziel: Muskulatur lockern, geschmeidiger bewegen können
Equipment: Matte, Faszienball oder Tennisball, Stuhl oder Hocker, Tisch, Faszienrolle

1 2 3

	Übung	Sätze	Wdh.	Pause	Zu beachten	Seite
1	Rollout der Fußsohle	2	15–20	60 Sek.	gleichmäßige Rollbewegung	134
2	Ferse heben	2	15–20	60 Sek.	dynamische Bewegungen	135
3	Wadenrollout	2	15–20	60 Sek.	gleichmäßige Rollbewegung	137
4	Zehen heben	2	15–20	60 Sek.	dynamische Bewegungen	135
5	Rollout der Unterarme	2	15–20	60 Sek.	gleichmäßige Rollbewegung	136
6	Schulterzug	2	15–20	60 Sek.	dynamische Bewegungen	121
7	Päckchenlage	2	15–20	60 Sek.	dynamische Bewegungen	141
8	Schulterkreisen	2	15–20	60 Sek.	dynamische Bewegungen	120

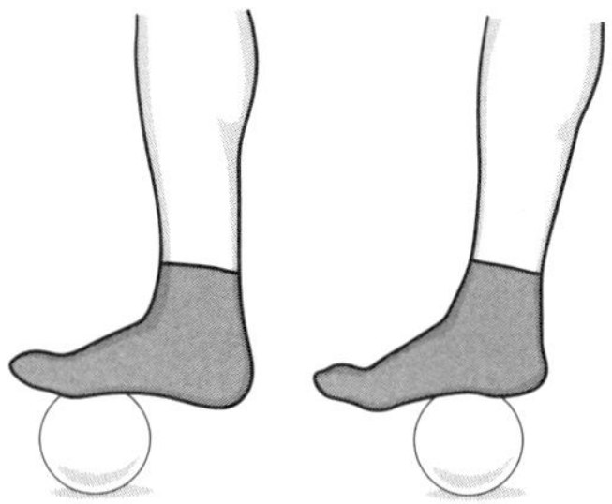

1 Rollout der Fußsohle

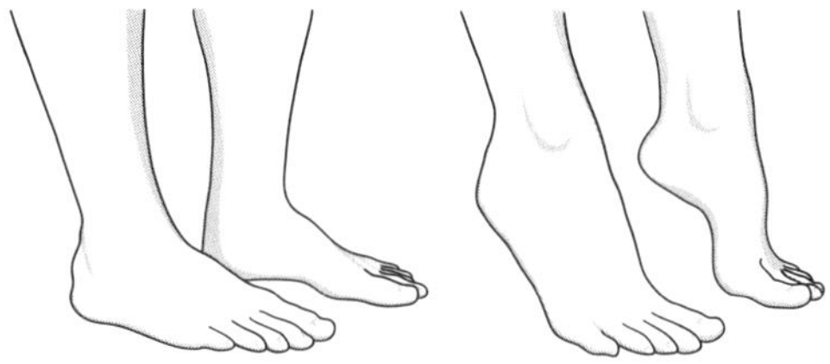

2 Ferse heben

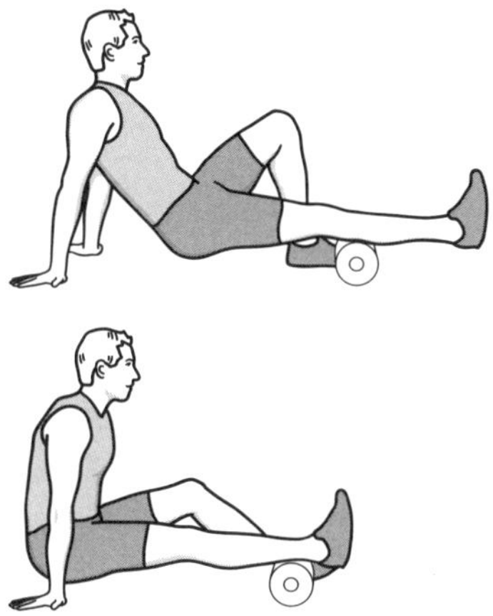

3 Wadenrollout

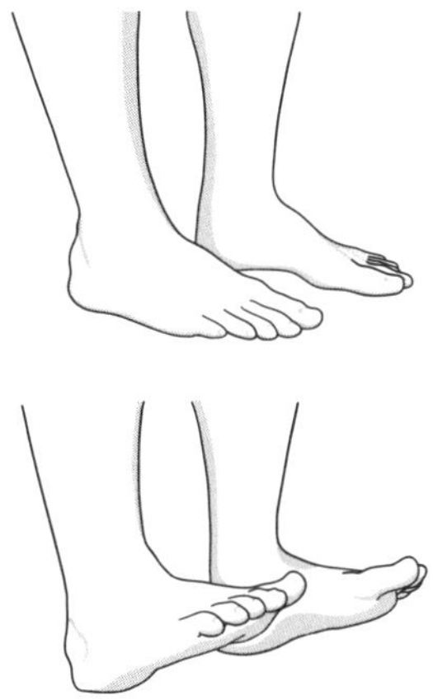

4 Zehen heben

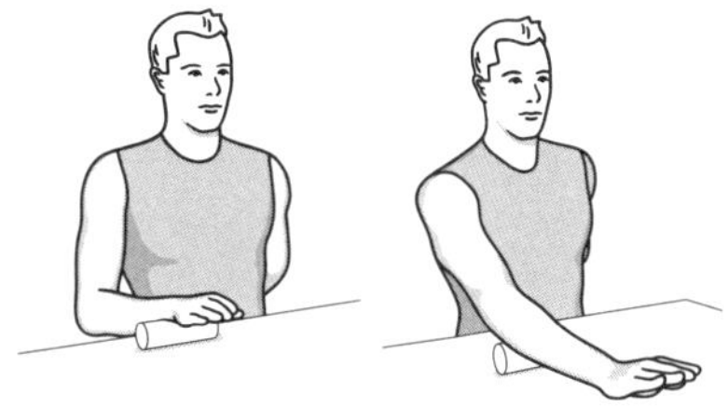

5 Rollout der Unterarme

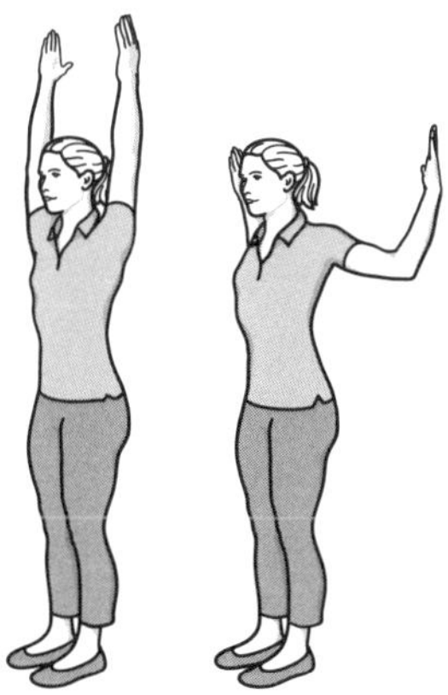

6 Schulterzug

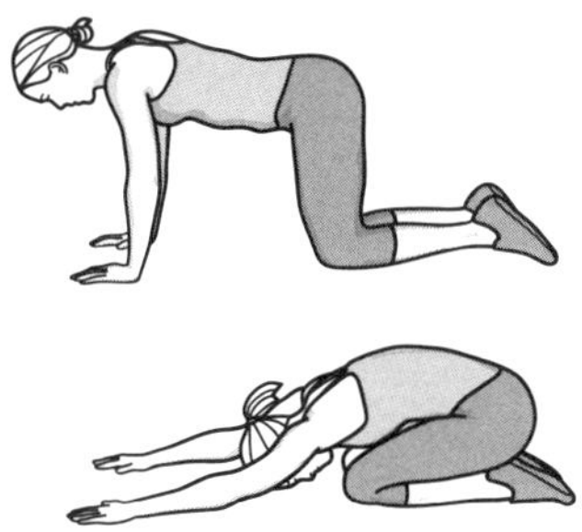

7 Päckchenlage

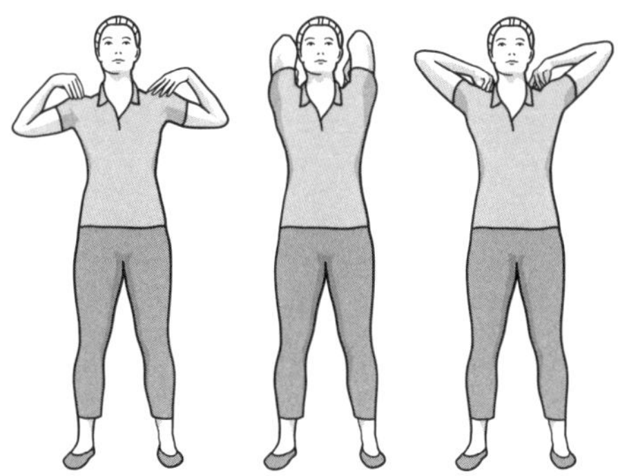

8 Schulterkreisen

26 Bewegungsroutine am Abend

Trainingsdauer: 27 bis 56 Minuten
Trainingsziel: Entspannung und Lockerung der Muskulatur
Equipment: Matte, Stuhl oder Hocker, Tuch, Kissen

1 **2** 3

	Übung	Sätze	Wdh.	Pause	Zu beachten	Seite
1	Beinheben im Vierfüßlerstand	2–4	20–25	80 Sek.	dynamische Bewegungen	141
2	Tuch anheben	2–4	20–25	80 Sek.	dynamische Bewegungen	135
3	Hüfte abspreizen	2–4	20–25	80 Sek.	dynamische Bewegungen	138
4	Hohl- und Rundrücken	2–4	20–25	80 Sek.	dynamische Bewegungen	143
5	Rumpfrotation	2–4	20–25	80 Sek.	dynamische Bewegungen	137
6	Zehen krallen	2–4	20–25	80 Sek.	dynamische Bewegungen	136
7	Hüfte heben	2–4	20–25	80 Sek.	dynamische Bewegungen	138
8	Armdrehung	2–4	20–25	80 Sek.	dynamische Bewegungen	121

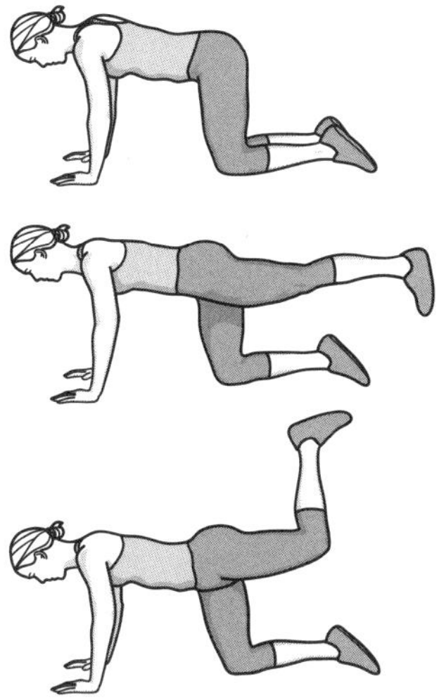

1 Beinheben im Vierfüßlerstand

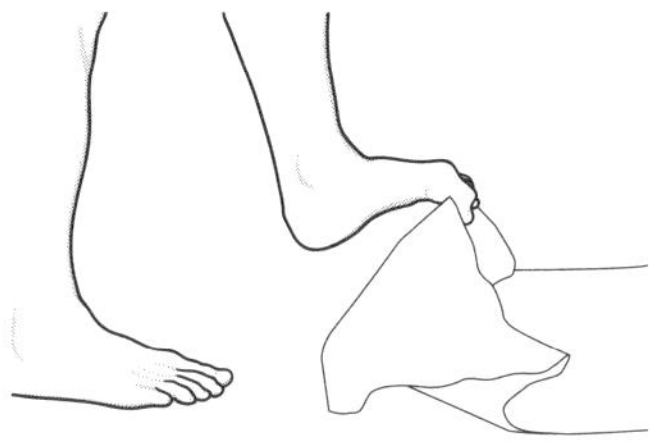

2 Tuch anheben

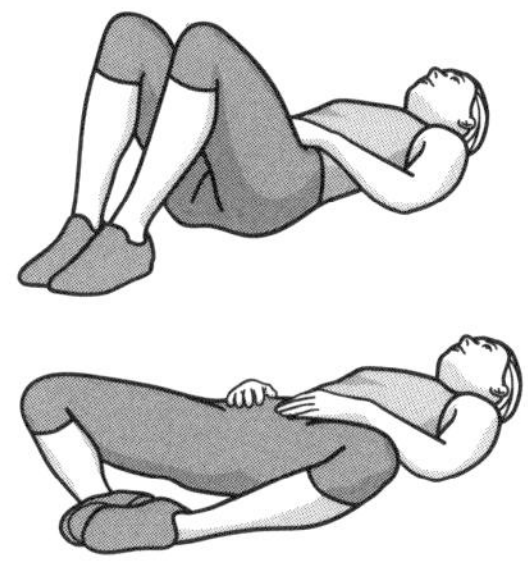

3 Hüfte abspreizen

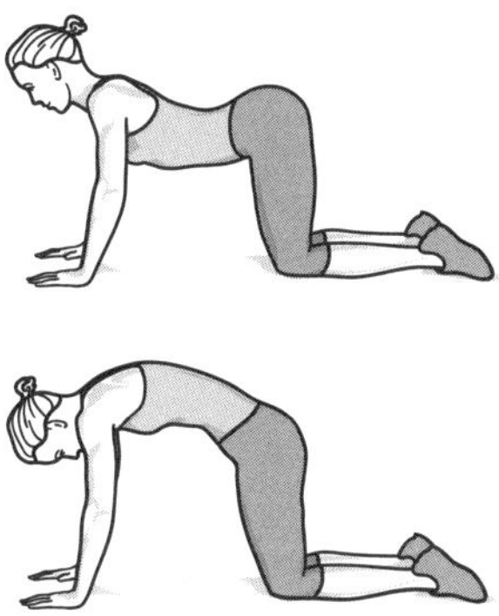

4 Hohl- und Rundrücken

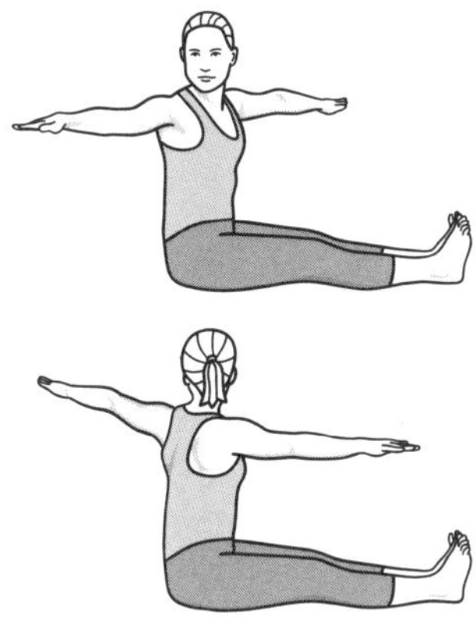

5 Rumpfrotation

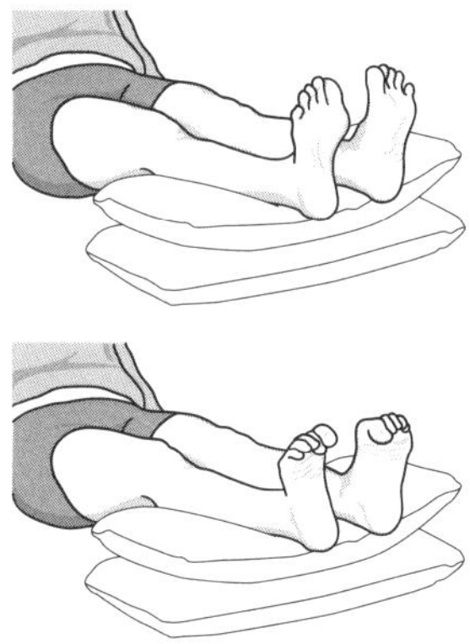

6 Zehen krallen

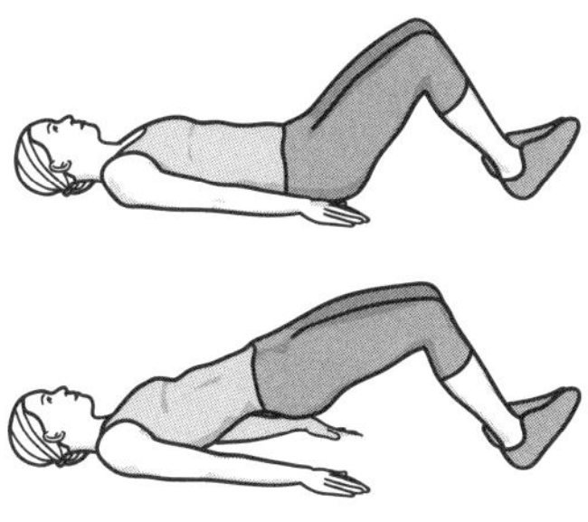

7 Hüfte heben

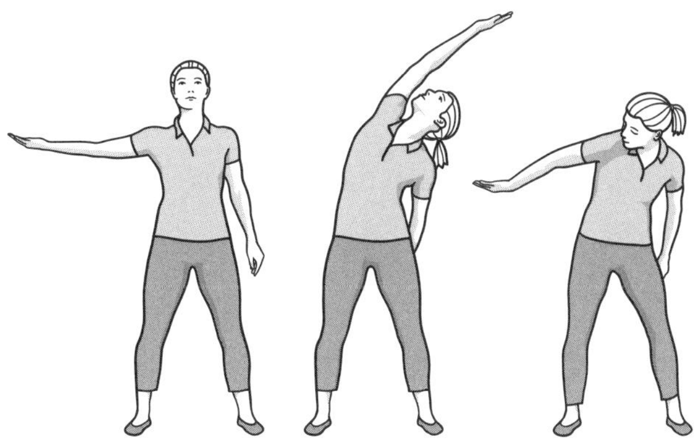

8 Armdrehung

27 Mobilisationsprogramm vor dem Sport

Trainingsdauer: 10 Minuten
Trainingsziel: Warm-up und Vorbereitung auf die sportliche Aktivität
Equipment: Matte

1 **2** 3

	Übung	Sätze	Wdh.	Pause	Zu beachten	Seite
1	Rumpfdehnung seitlich	1	25	30 Sek.	25 federnde Bewegungen in der Dehnung	123
2	Rumpfrotation mit Armeinsatz	1	25	30 Sek.	dynamische Bewegungen	142
3	Hüfte heben	1	25	30 Sek.	dynamische Bewegungen	138
4	Herabschauender Hund	1	25	30 Sek.	dynamische Bewegungen	143
5	Rückenstrecken	1	25	30 Sek.	dynamische Bewegungen	140
6	Hüftdehnung	1	25	30 Sek.	25 federnde Bewegungen in der Dehnung	125
7	Tiefer Ausfallschritt	1	25	30 Sek.	dynamische Bewegungen	141
8	Armpendel	1	25	30 Sek.	dynamische Bewegungen	121
9	Hüftdehnung im Stand	1	25	30 Sek.	25 federnde Bewegungen in der Dehnung	124
10	Kniebeugen	1	25	30 Sek.	dynamische Bewegungen	128

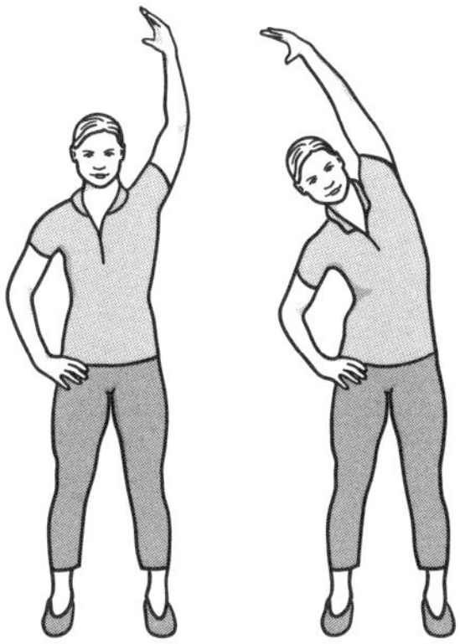

1 Rumpfdehnung seitlich

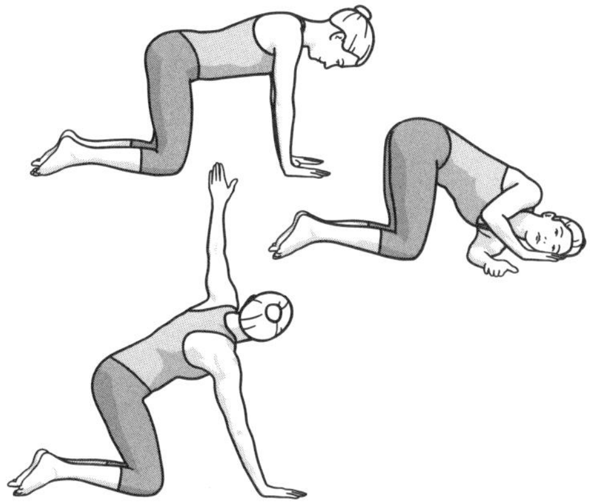

2 Rumpfrotation mit Armeinsatz

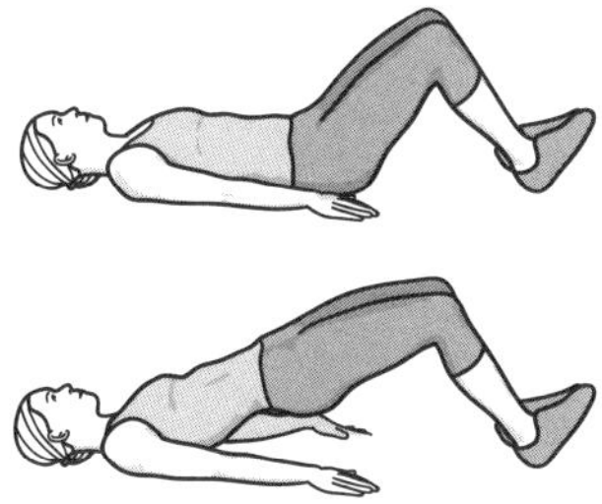

3 Hüfte heben

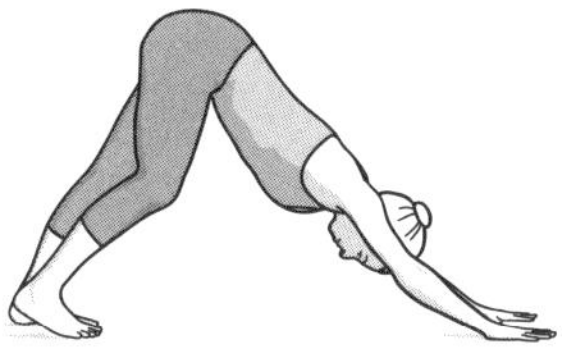

4 Herabschauender Hund

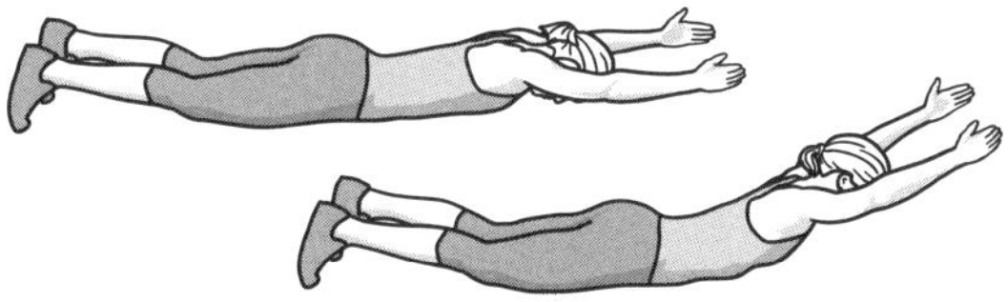

5 Rückenstrecken

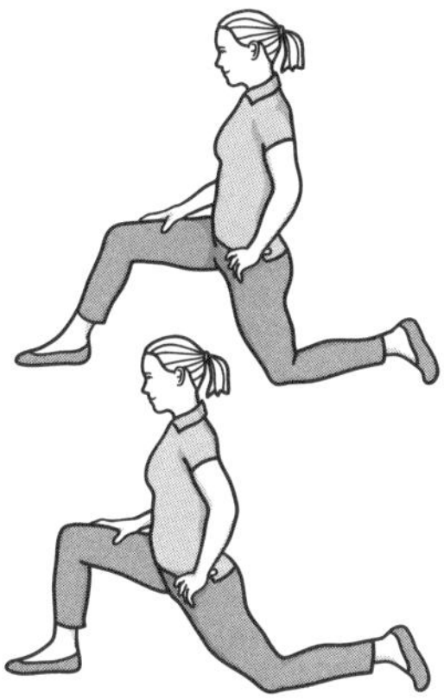

6 Hüftdehnung

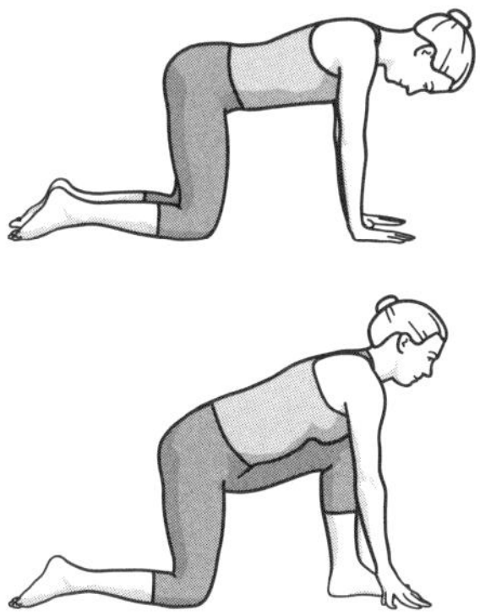

7 Tiefer Ausfallschritt

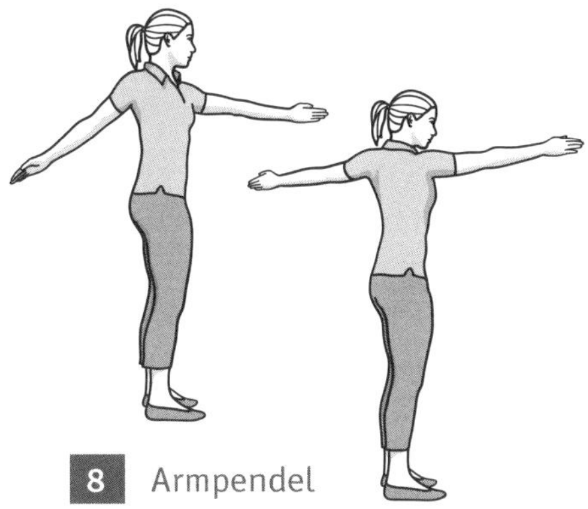

8 Armpendel

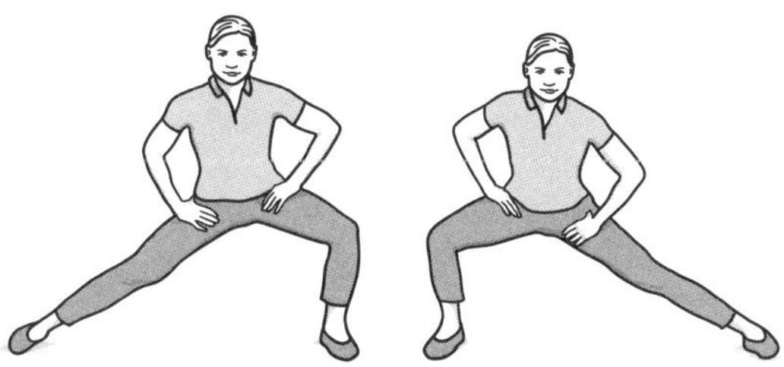

9 Hüftdehnung im Stand

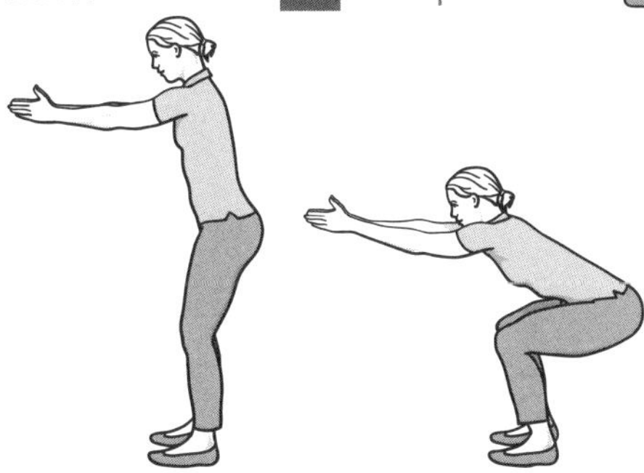

10 Kniebeugen

28 Mobilisationsprogramm nach dem Sport

Trainingsdauer: 12 Minuten

Trainingsziel: Regeneration beschleunigen, Spannung reduzieren, Durchblutung verbessern

Equipment: Matte, Faszienball oder Tennisball, Stuhl oder Hocker, Faszienrolle

1 **2** 3

	Übung	Sätze	Wdh.	Pause	Zu beachten	Seite
1	Rollout der Fußsohle	2	20	40 Sek.	gleichmäßige Rollbewegung	134
2	Hüftrotation	2	20	40 Sek.	dynamische Bewegungen	133
3	Päckchenlage	2	20	40 Sek.	dynamische Bewegungen	141
4	Rückneigung	2	20	40 Sek.	dynamische Bewegungen	142
5	Wadenrollout	2	20	40 Sek.	gleichmäßige Rollbewegung	137
6	Kniebeugen in Bauchlage	2	20	40 Sek.	dynamische Bewegungen	140

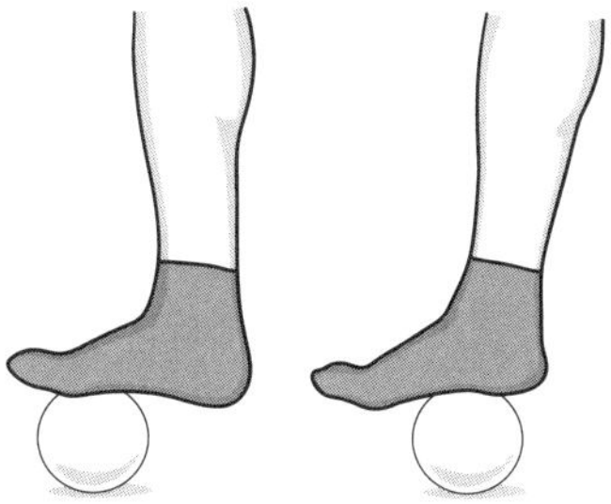

1 Rollout der Fußsohle

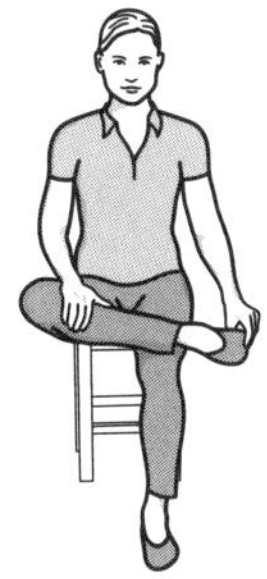

2 Hüftrotation

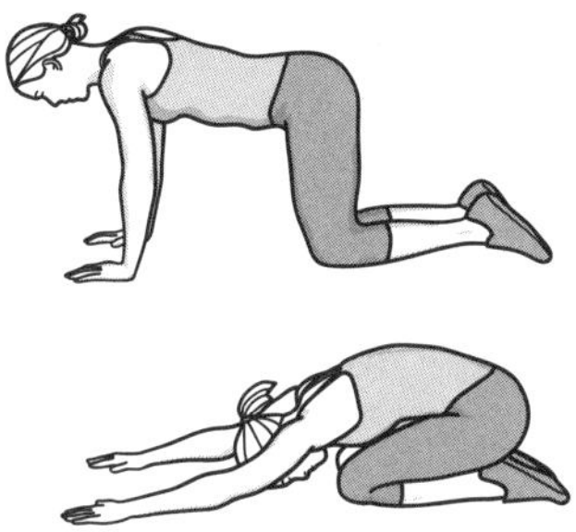

3 Päckchenlage

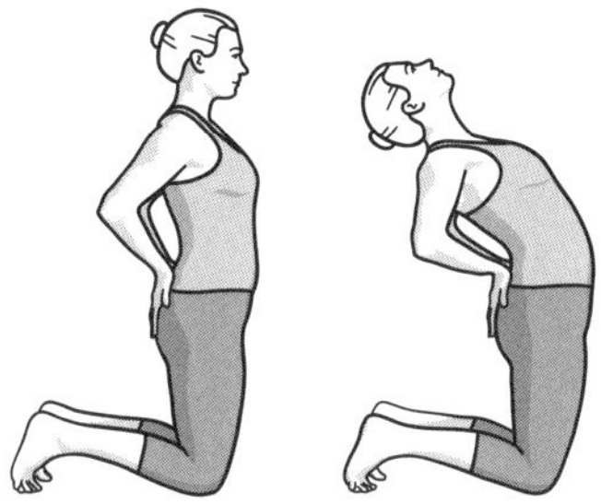

4 Rückneigung

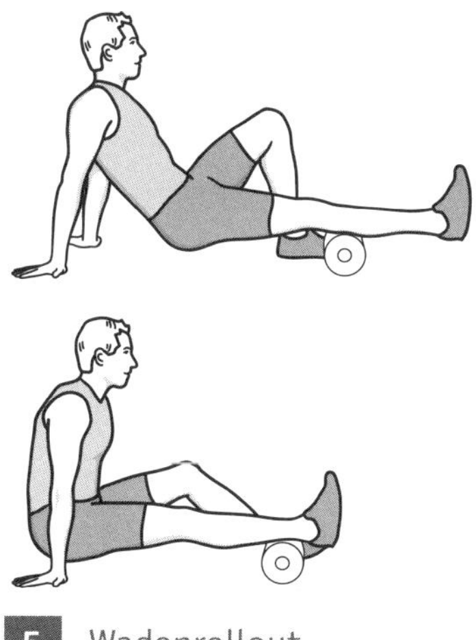

5 Wadenrollout

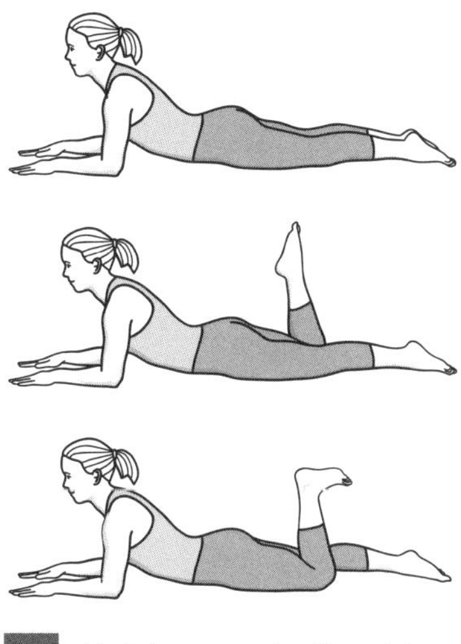

6 Kniebeugen in Bauchlage

29 Mobilisationsprogramm nach langem Stehen

Trainingsdauer: 14 Minuten
Trainingsziel: Muskeln lockern
Equipment: Matte

1 **2** 3

	Übung	Sätze	Wdh.	Pause	Zu beachten	Seite
1	Rückendehnung im Stand	2	20	40 Sek.	dynamische Bewegungen	122
2	Kniebeugen	2	20	40 Sek.	dynamische Bewegungen	128
3	Armpendel	2	20	40 Sek.	dynamische Bewegungen	121
4	Tiefe Hocke mit Oberkörperdrehung	2	20	40 Sek.	dynamische Bewegungen	131
5	Kniebeugen in Bauchlage	2	20	40 Sek.	dynamische Bewegungen	140
6	Rumpfdrehung	2	20	40 Sek.	dynamische Bewegungen	139
7	Einrollen	2	20	40 Sek.	dynamische Bewegungen	139

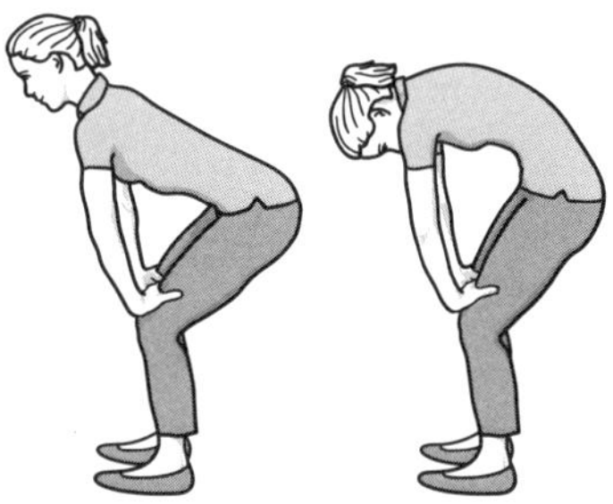

1 Rückendehnung im Stand

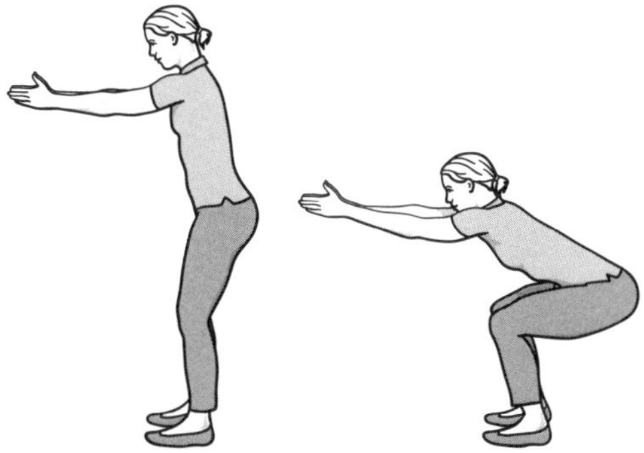

2 Kniebeugen

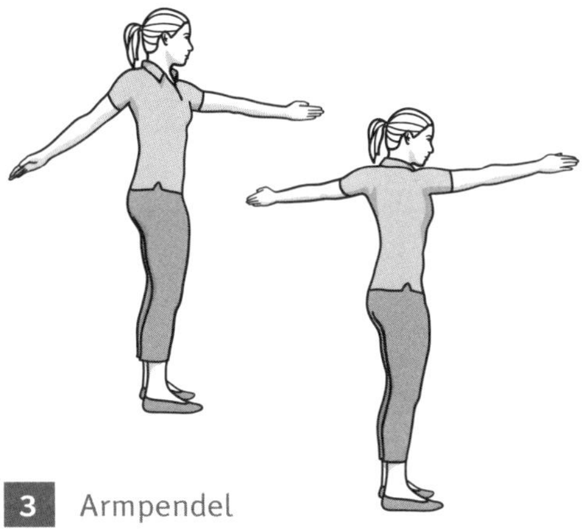

3 Armpendel

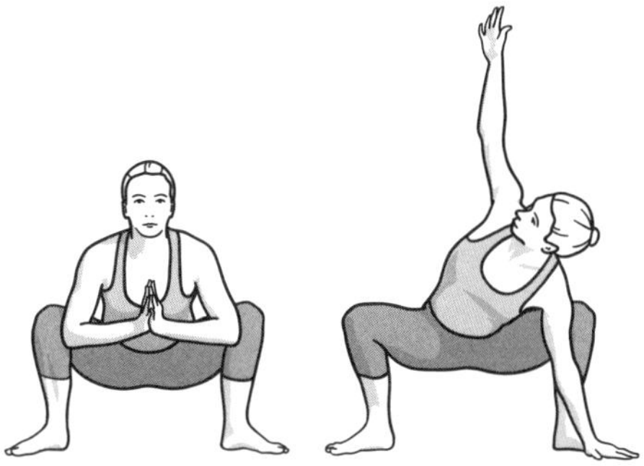

4 Tiefe Hocke mit Oberkörperdrehung

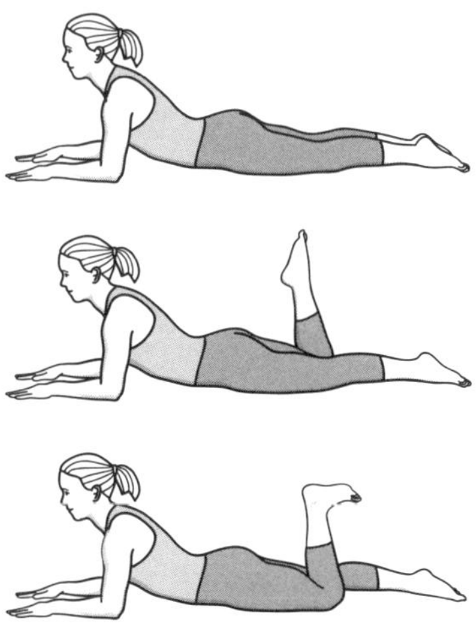

5 Kniebeugen in Bauchlage

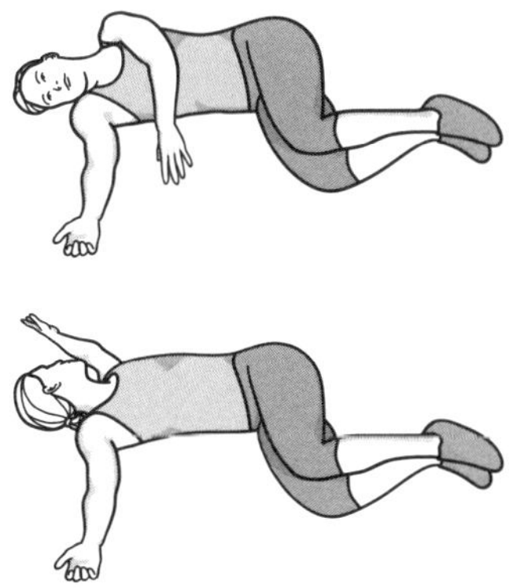

6 Rumpfdrehung

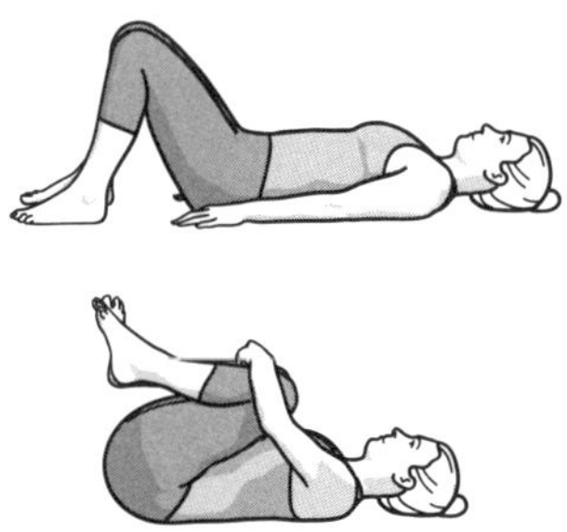

7 Einrollen

30 Dehnungen für mehr Bewegungstoleranz – Schultern und Arme

1 **2** 3

Trainingsdauer: 24 Minuten
Trainingsziel: Mobilitätsverbesserung von Armen und Schultern
Equipment: Matte

	Übung	Sätze	Wdh.	Pause	Zu beachten	Seite
1	Brustdehnung	2	2	50 Sek.	Dehnung 20 Sek. halten	122
2	Schulterdehnung vorne	2	2	50 Sek.	Dehnung 20 Sek. halten	123
3	Schulterdehnung hinten	2	2	50 Sek.	Dehnung 20 Sek. halten	123
4	Rumpfdehnung seitlich	2	2	50 Sek.	Dehnung 20 Sek. halten	123
5	Rückendehnung im Stand	2	2	50 Sek.	Dehnung 20 Sek. halten	122

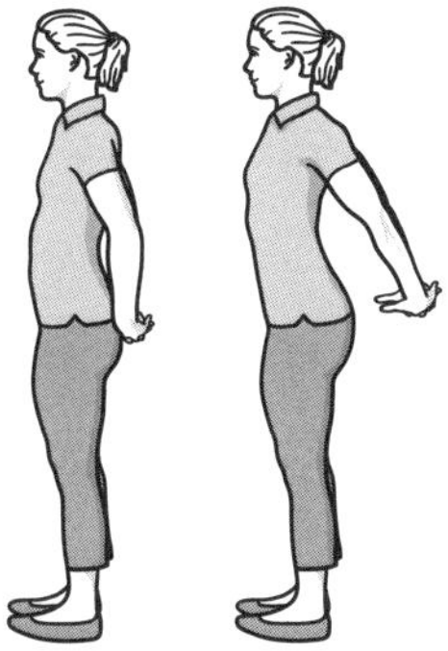

1 Brustdehnung

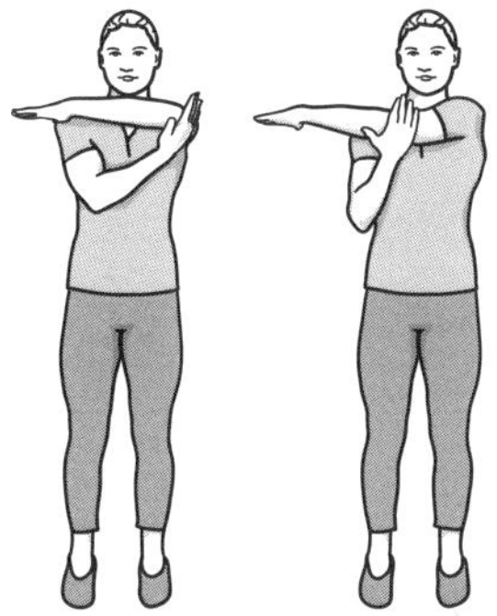

2 Schulterdehnung vorne

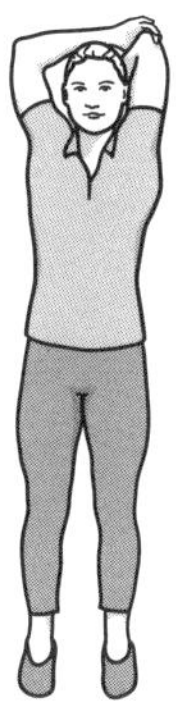

3 Schulterdehnung hinten

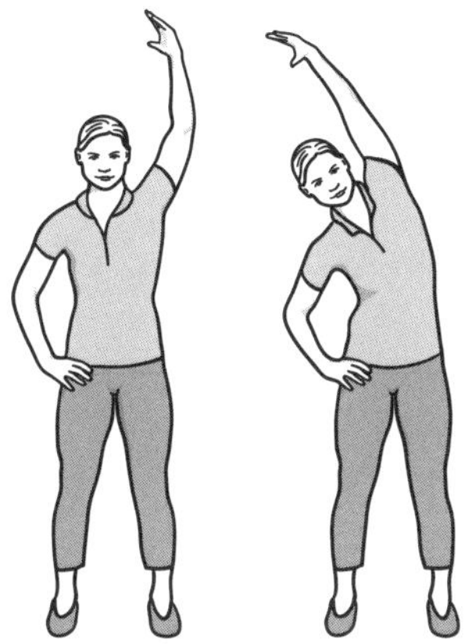

4 Rumpfdehnung seitlich

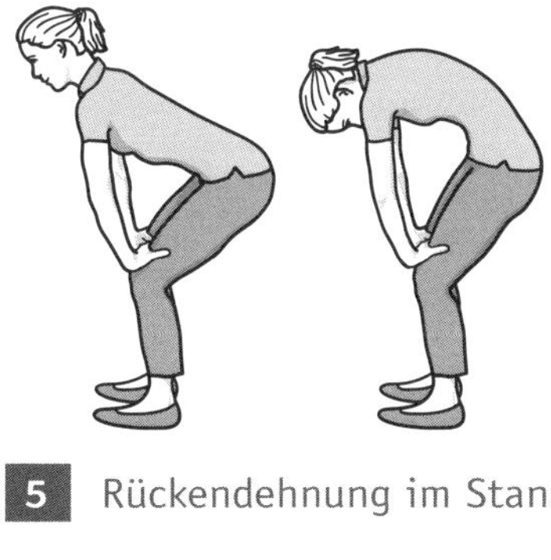

5 Rückendehnung im Stand

31 Dehnungen für mehr Bewegungstoleranz – Hüfte und Beine

1 **2** 3

Trainingsdauer: 28 Minuten
Trainingsziel: Mobilitätsverbesserung von Hüften und Beinen
Equipment: Matte

	Übung	Sätze	Wdh.	Pause	Zu beachten	Seite
1	Hüftdehnung im Stand	2	2	50 Sek.	Dehnung 20 Sek. halten	124
2	Gesäßdehnung im Stand	2	2	50 Sek.	Dehnung 20 Sek. halten	124
3	Waden- und Oberschenkeldehnung	2	2	50 Sek.	Dehnung 20 Sek. halten	124
4	Hüftdehnung	2	2	50 Sek.	Dehnung 20 Sek. halten	125
5	Hüfte abspreizen	2	2	50 Sek.	Dehnung 20 Sek. halten	138
6	Rückneigung	2	2	50 Sek.	Dehnung 20 Sek. halten	142

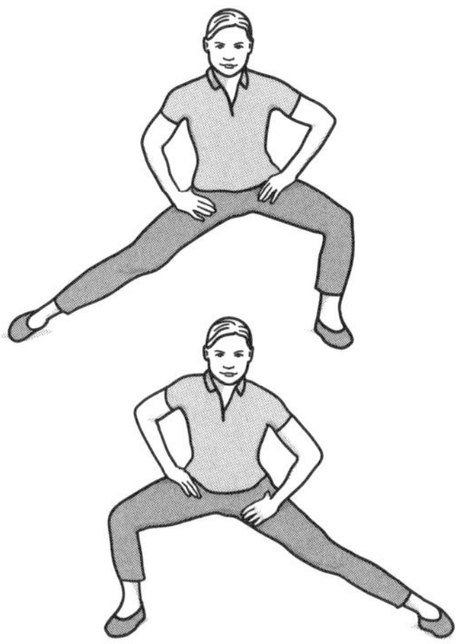

1 Hüftdehnung im Stand

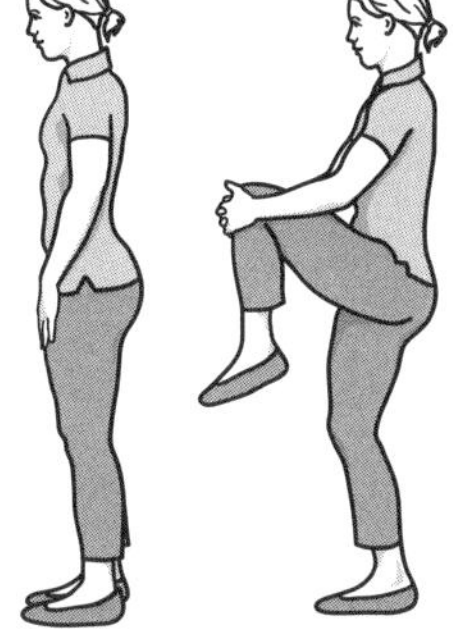

2 Gesäßdehnung im Stand

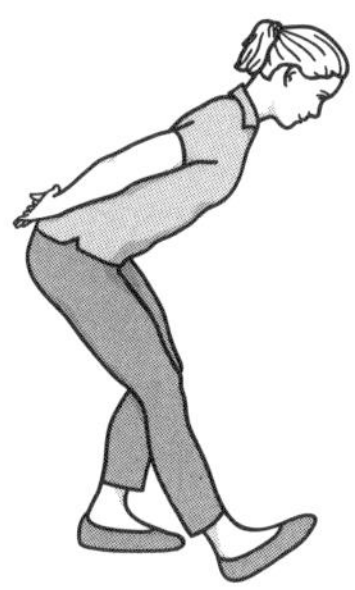

3 Waden- und Oberschenkeldehnung

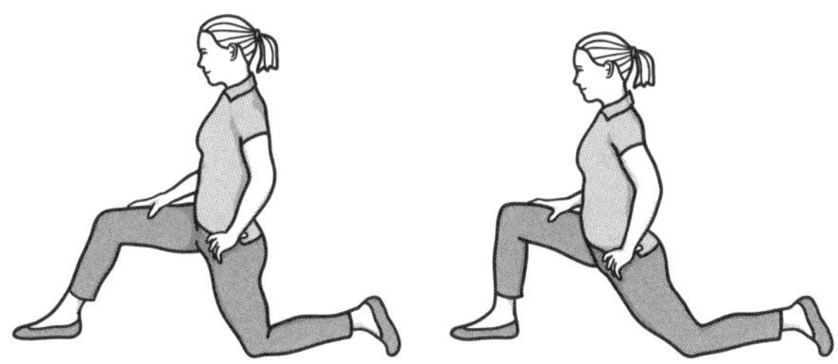

4 Hüftdehnung

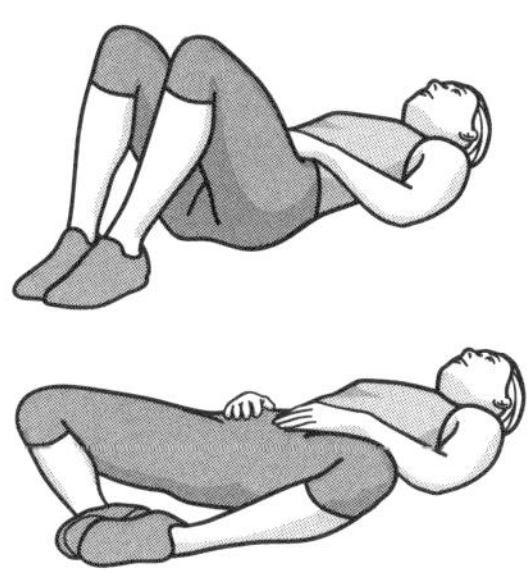

5 Hüfte abspreizen

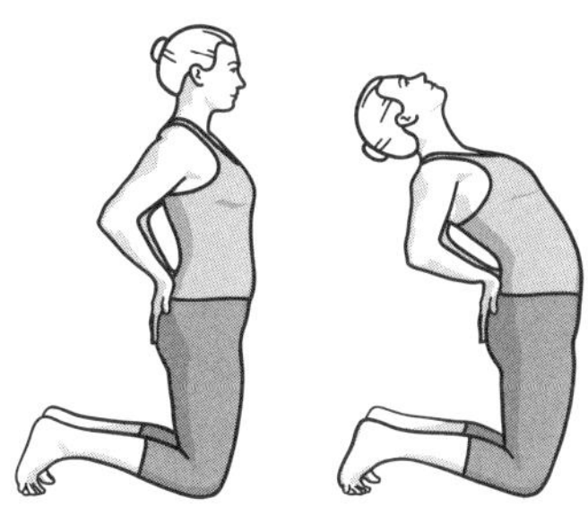

6 Rückneigung

32 Dehnungen für mehr Bewegungstoleranz – Rumpf

1 **2** 3

Trainingsdauer: 38 Minuten
Trainingsziel: Mobilitätsverbesserung von Rumpf und Wirbelsäule
Equipment: Matte

	Übung	Sätze	Wdh.	Pause	Zu beachten	Seite
1	Rückendehnung im Stand	2	2	50 Sek.	Dehnung 20 Sek. halten	122
2	Rückneigung	2	2	50 Sek.	Dehnung 20 Sek. halten	142
3	Päckchenlage	2	2	50 Sek.	Dehnung 20 Sek. halten	141
4	Herabschauender Hund	2	2	50 Sek.	Dehnung 20 Sek. halten	143
5	Rumpfdrehung	2	2	50 Sek.	Dehnung 20 Sek. halten	139
6	Einrollen	2	2	50 Sek.	Dehnung 20 Sek. halten	139
7	Gesäßdehnung im Sitzen	2	2	50 Sek.	Dehnung 20 Sek. halten	136
8	Rumpfdehnung seitlich	2	2	50 Sek.	Dehnung 20 Sek. halten	123

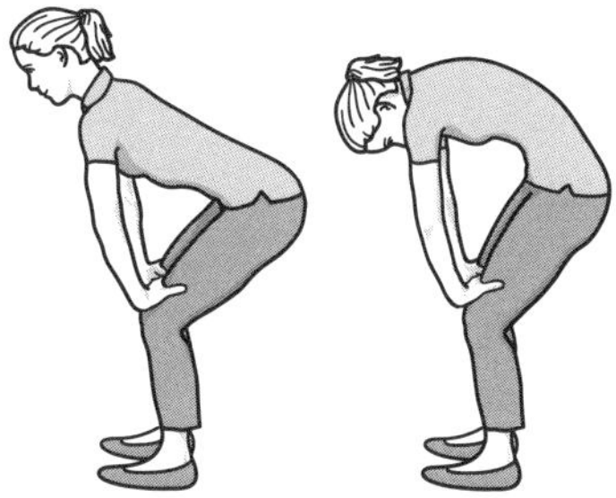

1 Rückendehnung im Stand

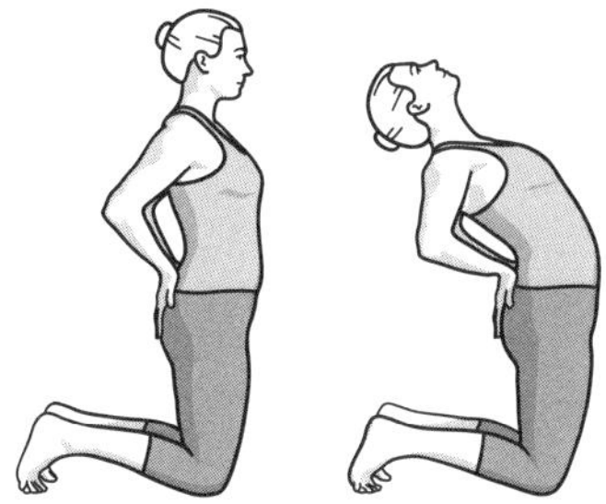

2 Rückneigung

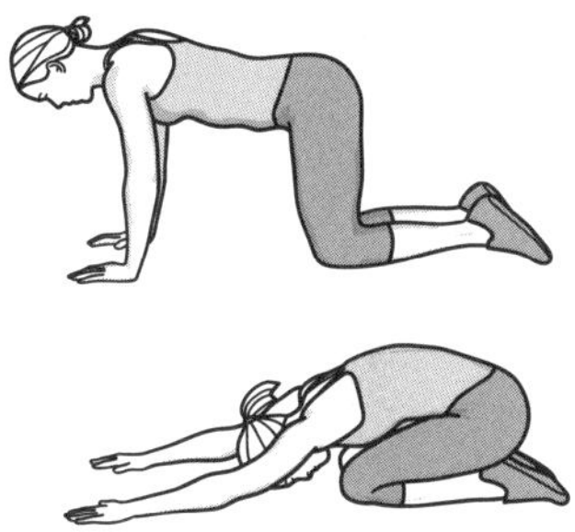

3 Päckchenlage

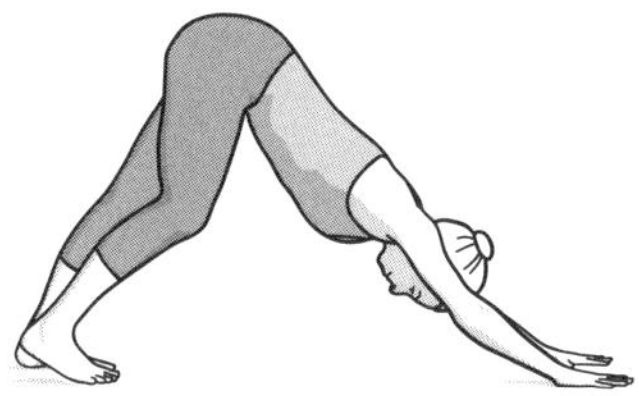

4 Herabschauender Hund

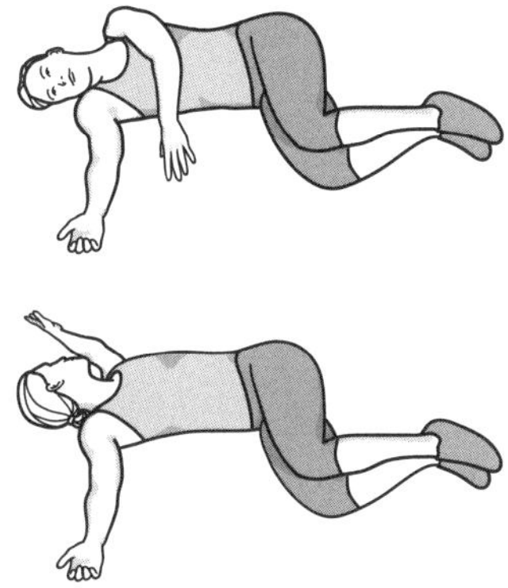

5 Rumpfdrehung

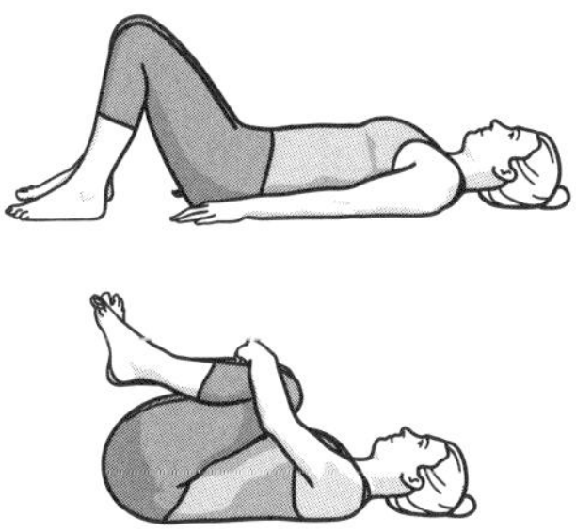

6 Einrollen

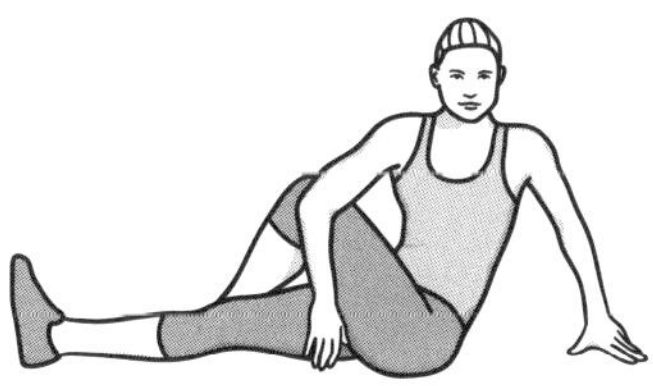

7 Gesäßdehnung im Sitzen

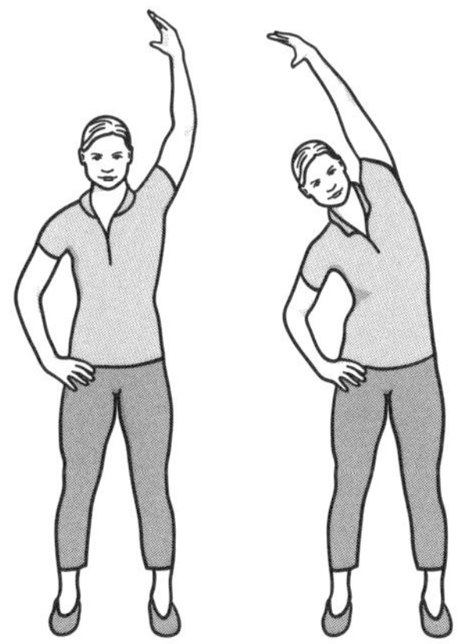

8 Rumpfdehnung seitlich

33 Beweglichkeitsübungen nach einer langen Autofahrt

1 **2** 3

Trainingsdauer: 9 bis 18 Minuten
Trainingsziel: Mobilitätsverbesserung
Equipment: Matte, Hocker

	Übung	Sätze	Wdh.	Pause	Zu beachten	Seite
1	Ausfallschritt mit Oberkörperdrehung	1–2	20	40 Sek.	dynamische Bewegungen	129
2	Kopfdrehen	1–2	20	40 Sek.	dynamische Bewegungen	130
3	Zehenstand	1–2	20	40 Sek.	dynamische Bewegungen	131
4	Nacken beugen und strecken	1–2	20	40 Sek.	dynamische Bewegungen	133
5	Hüfte heben	1–2	20	40 Sek.	dynamische Bewegungen	138
6	Rückenstrecken	1–2	20	40 Sek.	dynamische Bewegungen	140
7	Beinheben im Vierfüßlerstand	1–2	20	40 Sek.	dynamische Bewegungen	141
8	Rückneigung	1–2	20	40 Sek.	dynamische Bewegungen	142
9	Rumpfrotation mit Armeinsatz	1–2	20	40 Sek.	dynamische Bewegungen	142

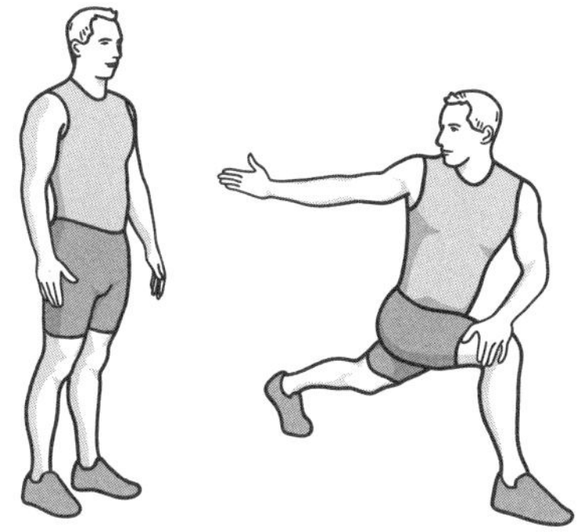

1 Ausfallschritt mit Oberkörperdrehung

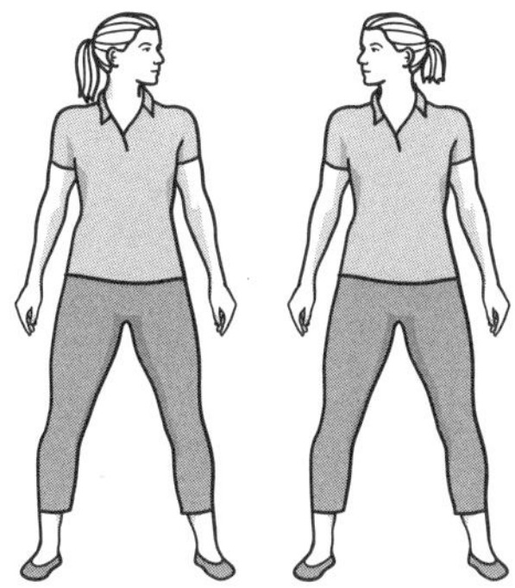

2 Kopfdrehen

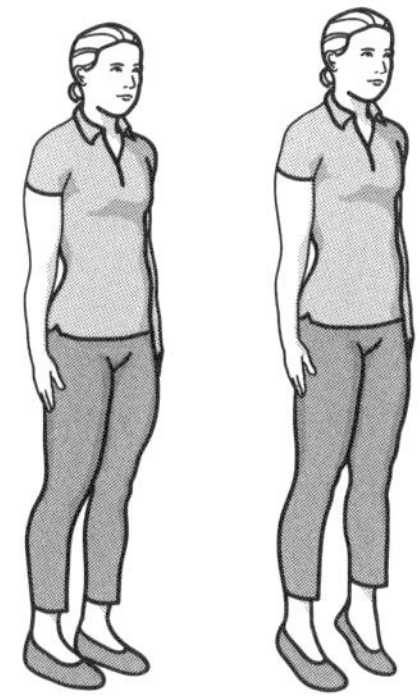

3 Zehenstand

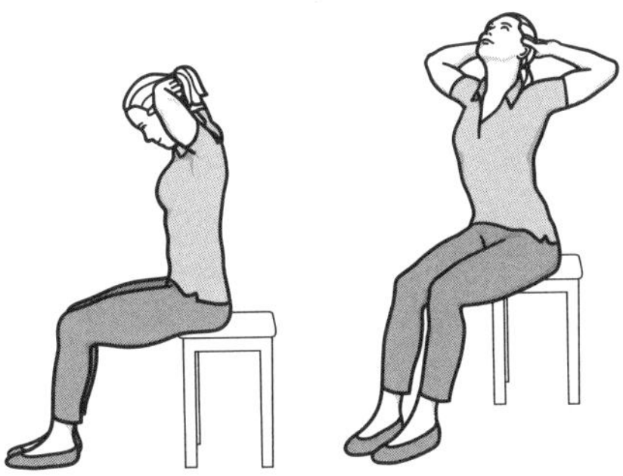

4 Nacken beugen und strecken

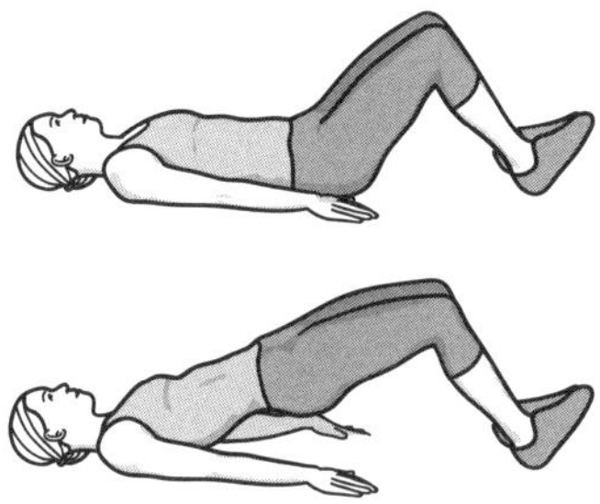

5 Hüfte heben

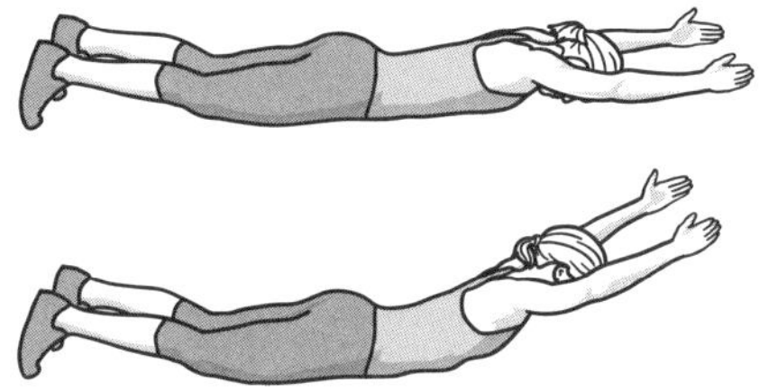

6 Rückenstrecken

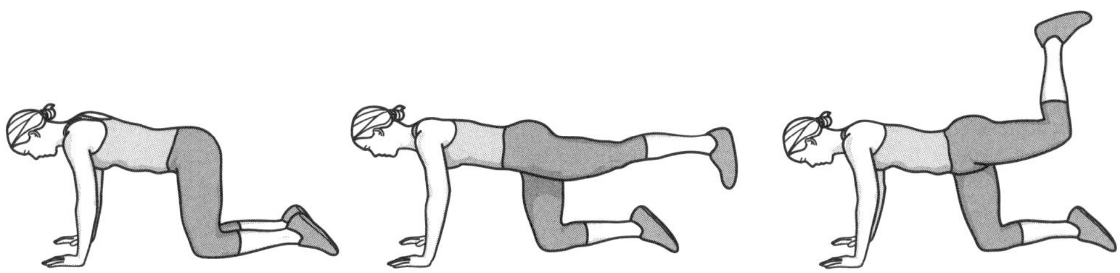

7 Beinheben im Vierfüßlerstand

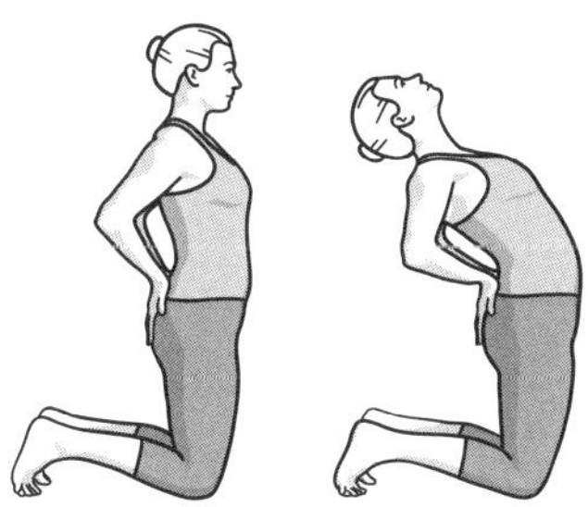

8 Rückneigung

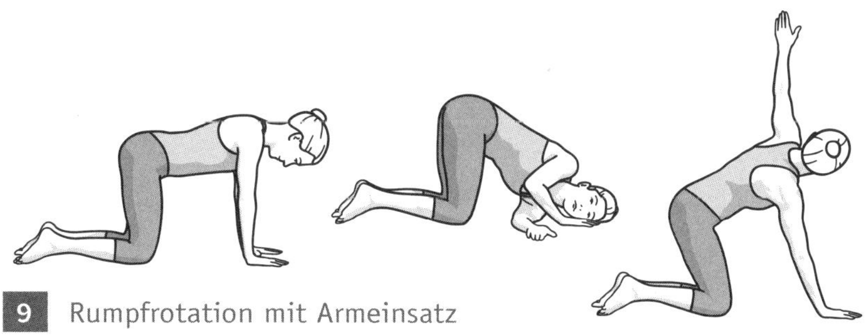

9 Rumpfrotation mit Armeinsatz

34 Bewegungsquickies – Schultern

Trainingsdauer: 10 Minuten
Trainingsziel: mehr Beweglichkeit für die Schultern
Equipment: Matte, Faszienrolle, Kurzhantel

1 **2** 3

	Übung	Sätze	Wdh.	Pause	Zu beachten	Seite
1	Armdrehung	2	20	40 Sek.	dynamische Bewegungen	121
2	Frontheben	2	20	40 Sek.	dynamische Bewegungen	126
3	Schulterdehnung vorne	2	20	40 Sek.	dynamische Bewegungen	123
4	Schulterdrücken mit Gewichten	2	20	40 Sek.	dynamische Bewegungen	127
5	Schulterrollout	2	20	40 Sek.	gleichmäßige Rollbewegung	122

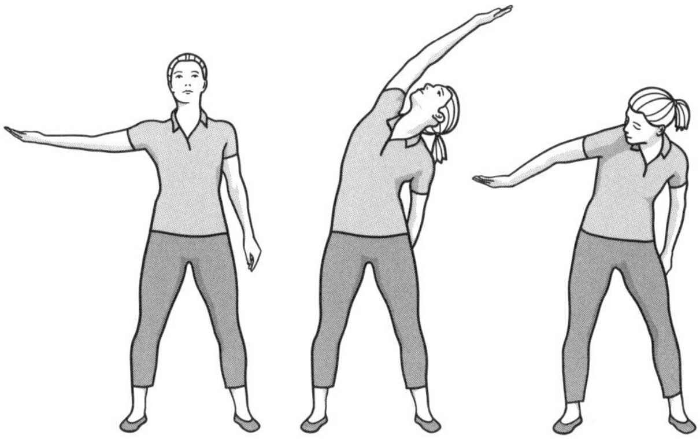

1 Armdrehung

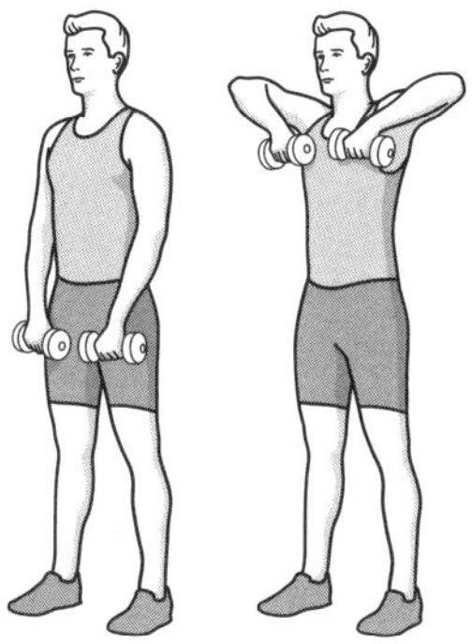

2 Frontheben

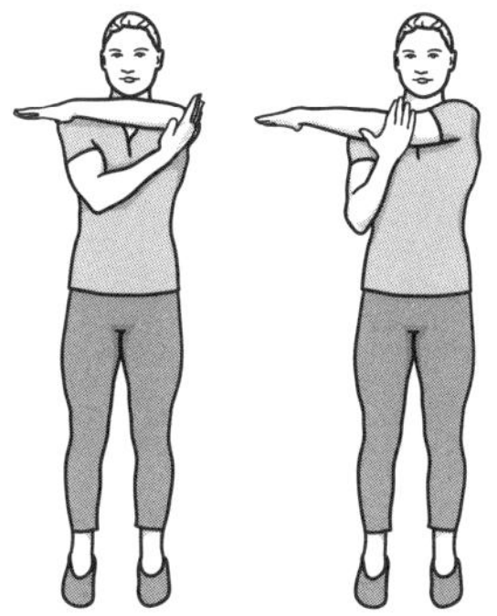

3 Schulterdehnung vorne

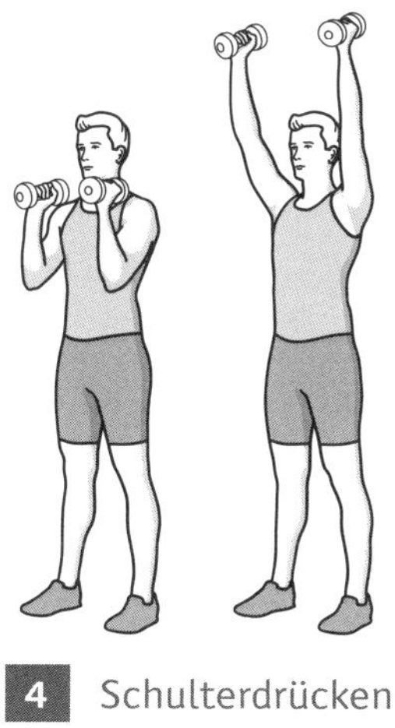

4 Schulterdrücken mit Gewichten

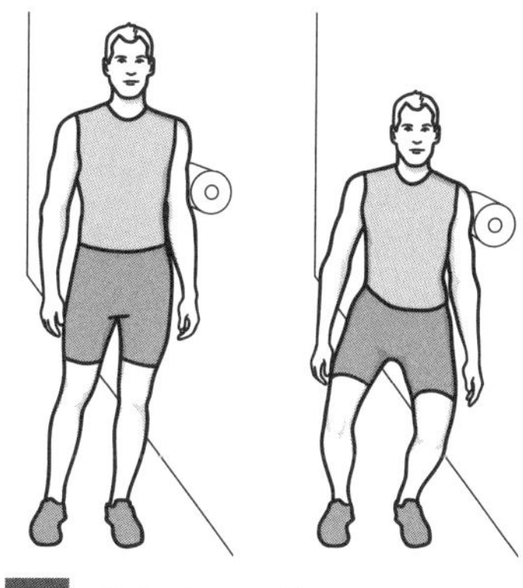

5 Schulterrollout

35 Bewegungsquickies – Nacken

Trainingsdauer: 10 Minuten
Trainingsziel: mehr Beweglichkeit für den Nacken
Equipment: Matte, Faszienrolle, Kurzhantel

1 **2** 3

	Übung	Sätze	Wdh.	Pause	Zu beachten	Seite
1	Schulterkreisen	2	20	40 Sek.	dynamische Bewegungen	120
2	Kopfdrehen	2	20	40 Sek.	dynamische Bewegungen	130
3	Einarmiges Rudern	2	20	40 Sek.	dynamische Bewegungen	126
4	Nackenrollout	2	20	40 Sek.	gleichmäßige Rollbewegung	140
5	Schulterheben	2	20	40 Sek.	dynamische Bewegungen	120

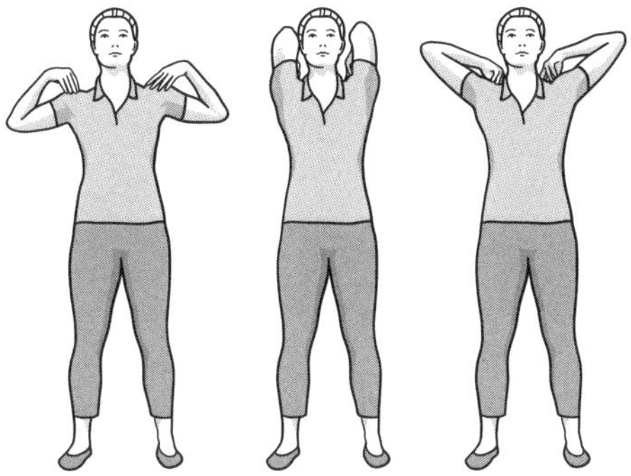

1 Schulterkreisen

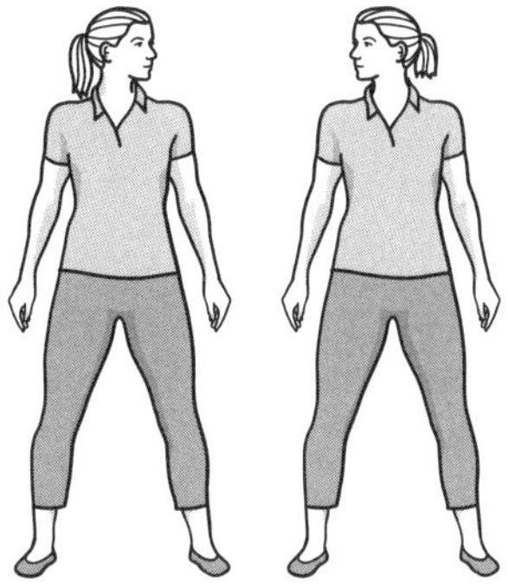

2 Kopfdrehen

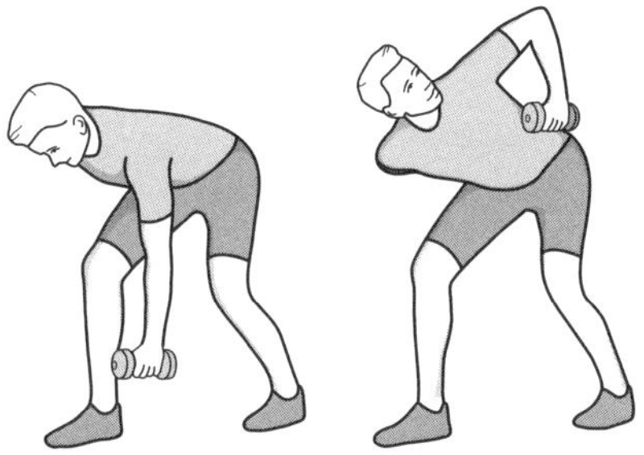

3 Einarmiges Rudern

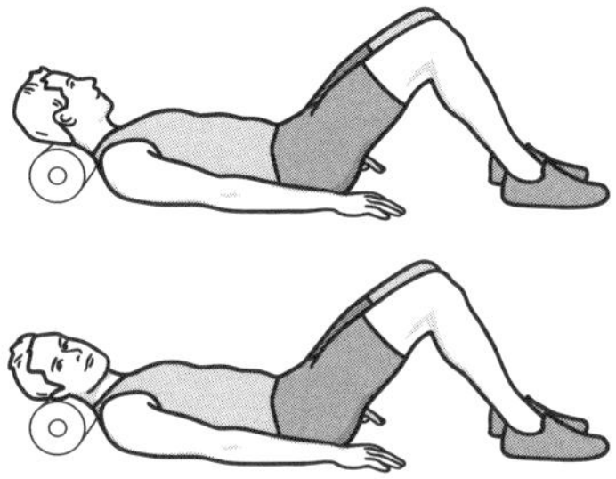

4 Nackenrollout

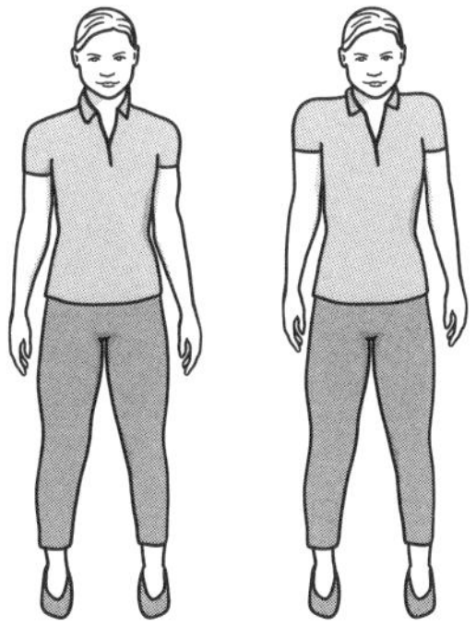

5 Schulterheben

36 Bewegungsquickies – Hüfte und Becken

Trainingsdauer: 10 Minuten
Trainingsziel: mehr Beweglichkeit für Hüfte und Becken
Equipment: Matte

1 **2** 3

	Übung	Sätze	Wdh.	Pause	Zu beachten	Seite
1	Beinmobilisation	2	20	40 Sek.	dynamische Bewegungen	138
2	Hüfte heben	2	20	40 Sek.	dynamische Bewegungen	138
3	Beine kreuzen	2	20	40 Sek.	dynamische Bewegungen	139
4	Beinheben im Vierfüßlerstand	2	20	40 Sek.	dynamische Bewegungen	141
5	Hüfte abspreizen	2	20	40 Sek.	dynamische Bewegungen	138

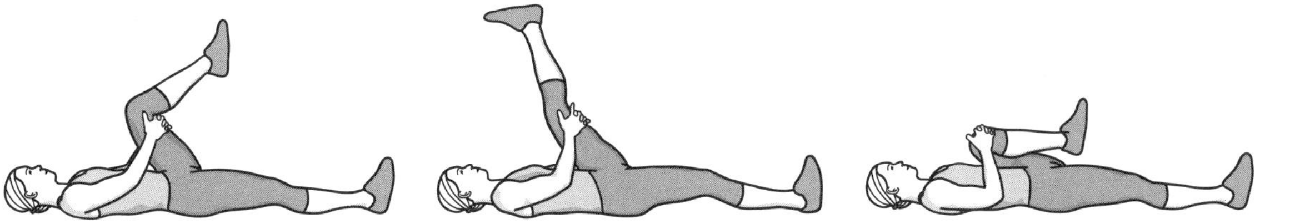

1 Beinmobilisation

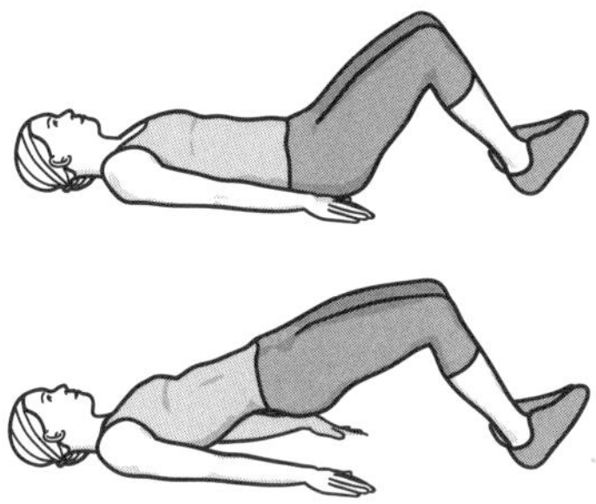

2 Hüfte heben

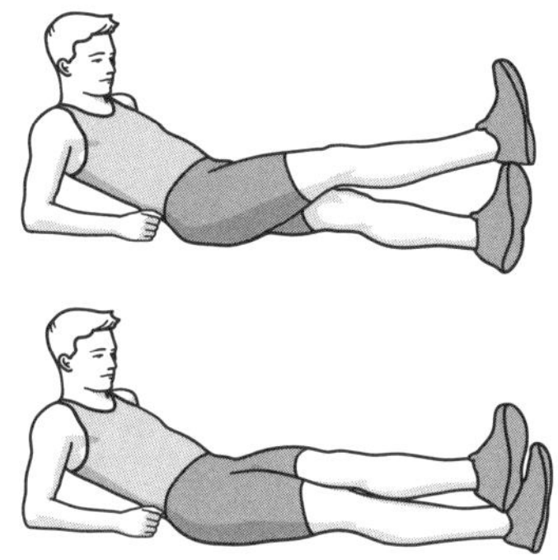

3 Beine kreuzen

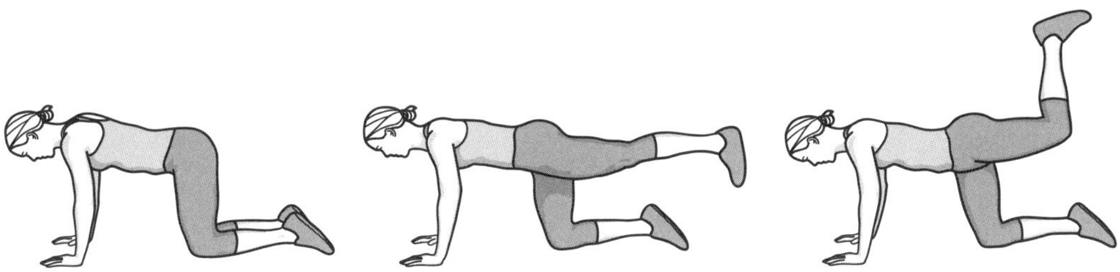

4 Beinheben im Vierfüßlerstand

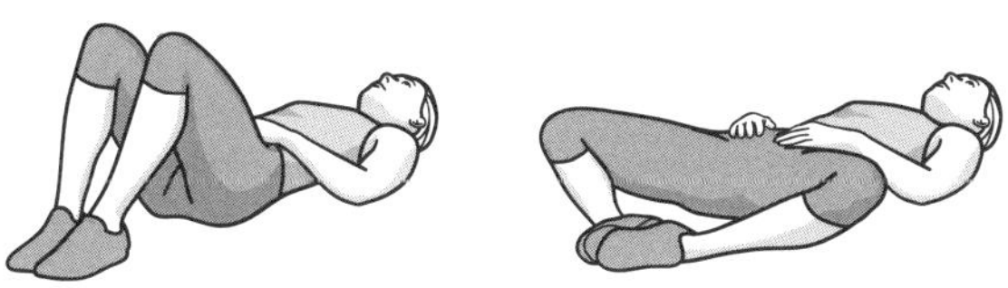

5 Hüfte abspreizen

37 Bewegungsquickies – unterer Rücken

Trainingsdauer: 10 Minuten
Trainingsziel: mehr Beweglichkeit für den Rücken
Equipment: Matte, Kurzhantel

1 **2** 3

	Übung	Sätze	Wdh.	Pause	Zu beachten	Seite
1	Rückneigung	2	20	40 Sek.	dynamische Bewegungen	142
2	Kreuzheben	2	20	40 Sek.	dynamische Bewegungen	125
3	Rumpfbeugen im Sitzen	2	20	40 Sek.	dynamische Bewegungen	136
4	Bizepscurl	2	20	40 Sek.	dynamische Bewegungen	126
5	Rückneigen und vorbeugen	2	20	40 Sek.	dynamische Bewegungen	130

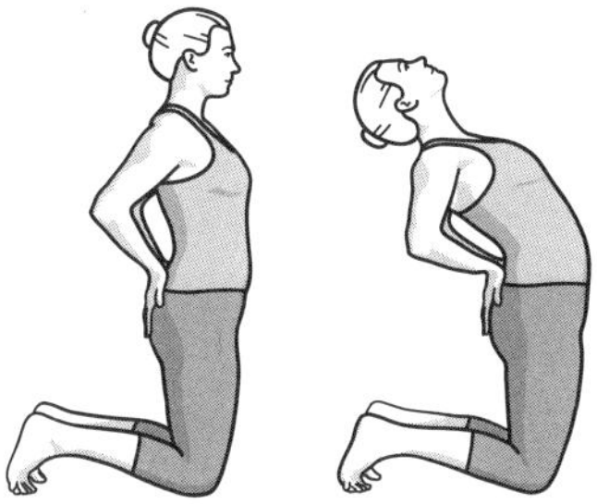

1 Rückneigung

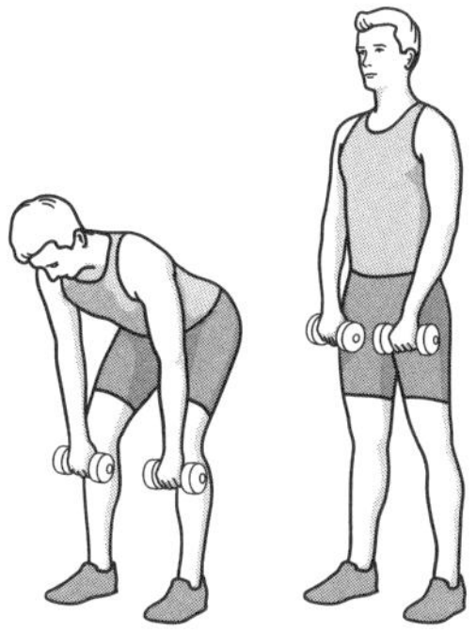

2 Kreuzheben

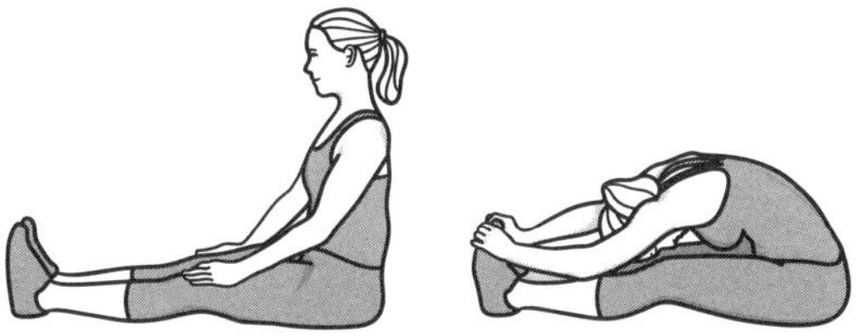

3 Rumpfbeugen im Sitzen

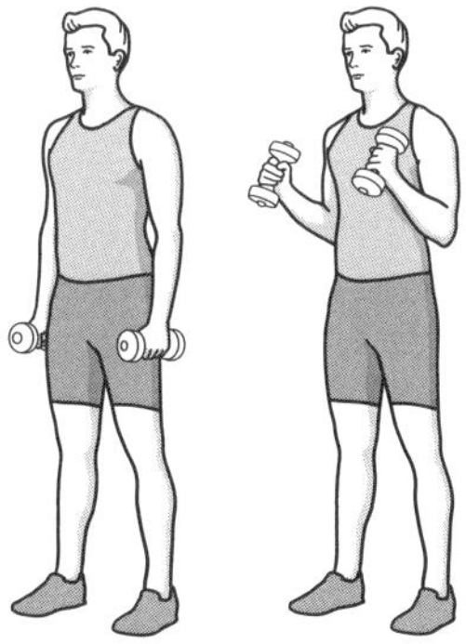

4 Bizepscurl

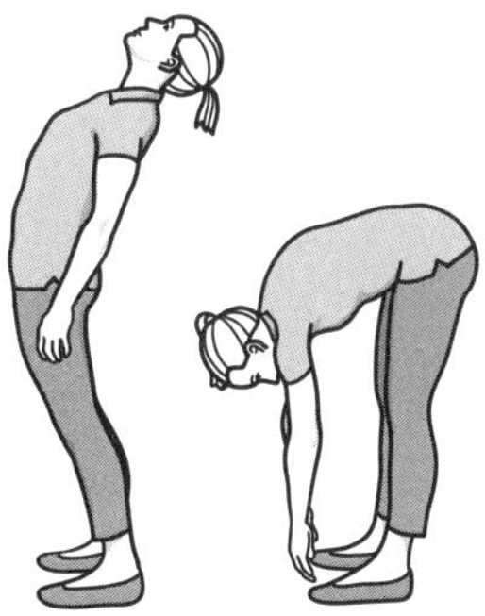

5 Rückneigen und vorbeugen

38 Bewegungsquickies – Brustkorb

Trainingsdauer: 10 Minuten
Trainingsziel: mehr Beweglichkeit für den Brustkorb
Equipment: Matte, Faszienrolle, Hocker, Kurzhantel

1 **2** 3

	Übung	Sätze	Wdh.	Pause	Zu beachten	Seite
1	Rumpfrotation mit Armeinsatz	2	20	40 Sek.	dynamische Bewegungen	142
2	Nacken beugen und strecken	2	20	40 Sek.	dynamische Bewegungen	133
3	Hohl- und Rundrücken	2	20	40 Sek.	dynamische Bewegungen	143
4	Rückenrollout an Wand	2	20	40 Sek.	gleichmäßige Rollbewegung	132
5	Einarmiges Rudern	2	20	40 Sek.	dynamische Bewegungen	126

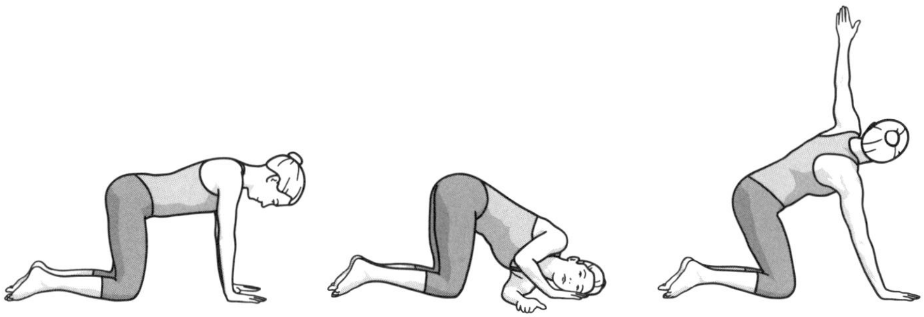

1 Rumpfrotation mit Armeinsatz

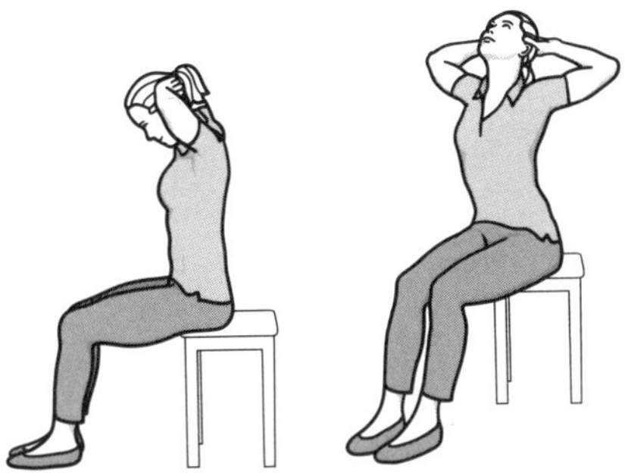

2 Nacken beugen und strecken

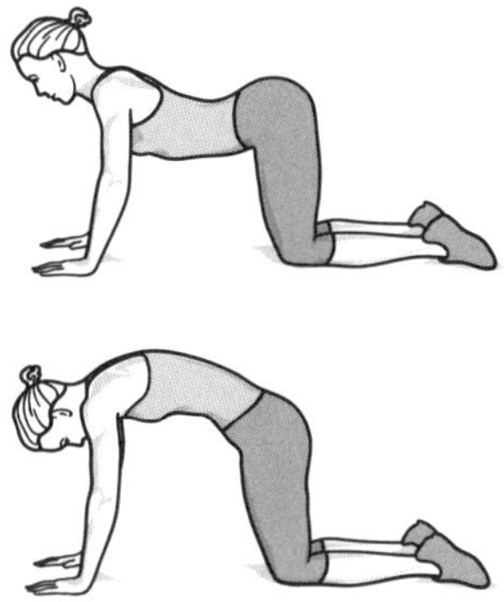

3 Hohl- und Rundrücken

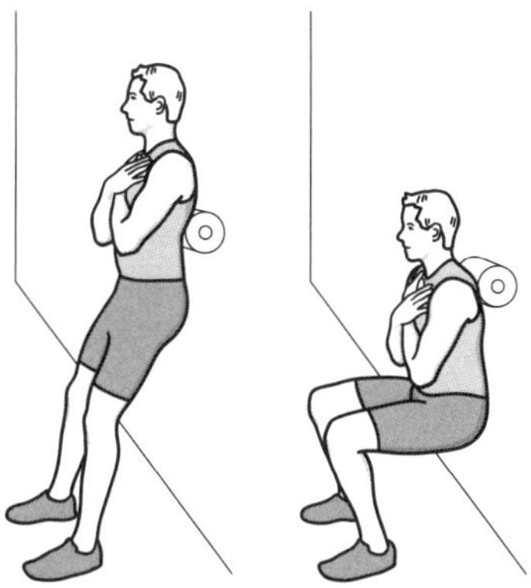

4 Rückenrollout an Wand

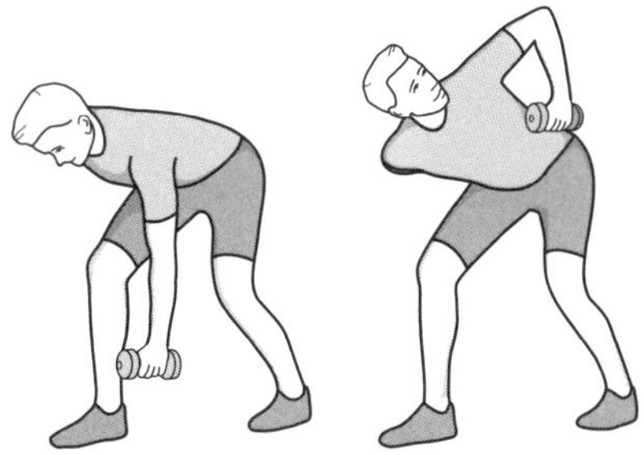

5 Einarmiges Rudern

39 Bewegungsquickies – Knie

Trainingsdauer: 10 Minuten
Trainingsziel: mehr Beweglichkeit für die Knie
Equipment: Matte, Stuhl, Kurzhantel, Faszienrolle

1 **2** 3

	Übung	Sätze	Wdh.	Pause	Zu beachten	Seite
1	Kniebeugen mit Stuhl	2	20	40 Sek.	dynamische Bewegungen	131
2	Beinstrecken	2	20	40 Sek.	dynamische Bewegungen	134
3	Ausfallschritt mit Gewichten	2	20	40 Sek.	dynamische Bewegungen	129
4	Wadenrollout	2	20	40 Sek.	gleichmäßige Rollbewegung	137
5	Kniebeugen in Bauchlage	2	20	40 Sek.	dynamische Bewegungen	140

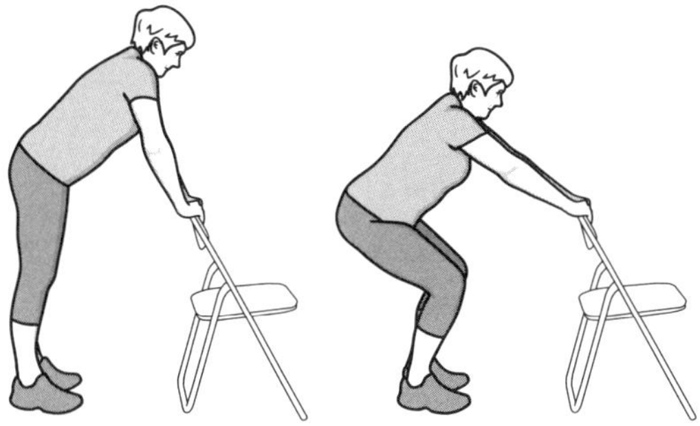

1 Kniebeugen mit Stuhl

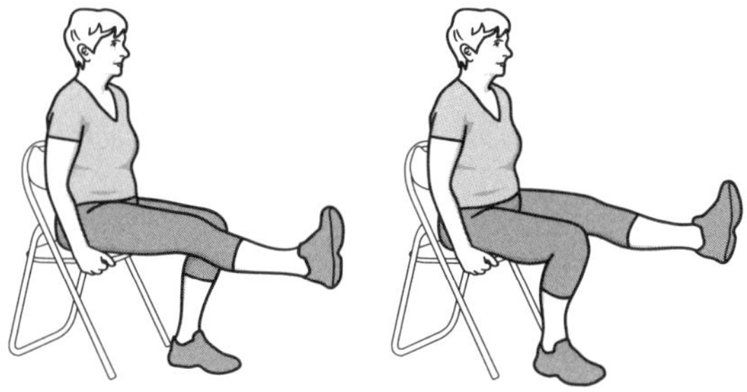

2 Beinstrecken

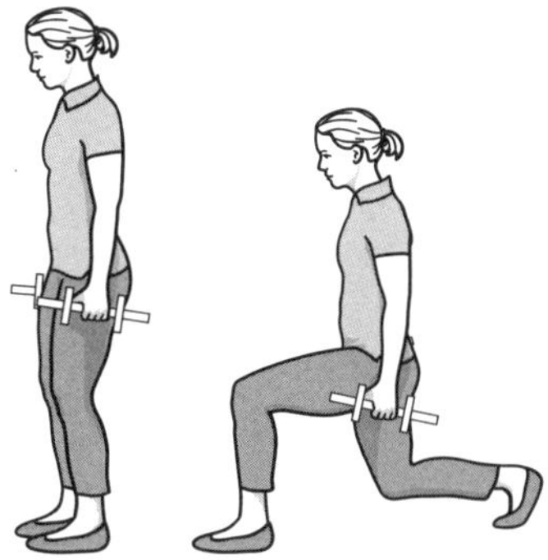

3 Ausfallschritt mit Gewichten

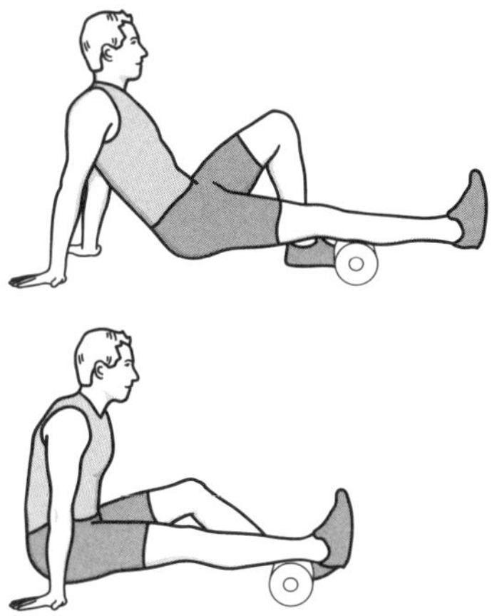

4 Wadenrollout

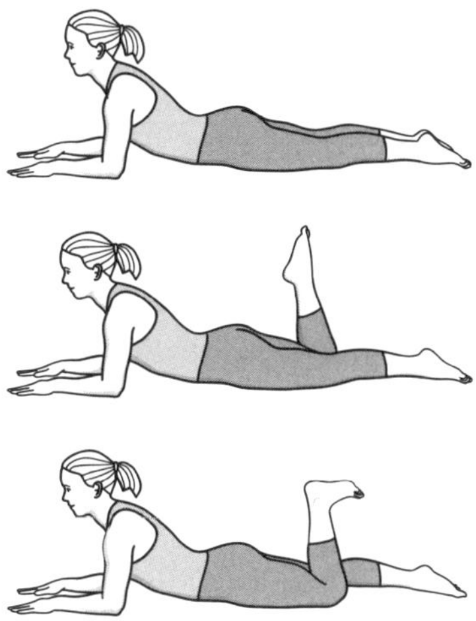

5 Kniebeugen in Bauchlage

40 Bewegungsquickies – Füße

Trainingsdauer: 7 Minuten
Trainingsziel: mehr Beweglichkeit für die Füße
Equipment: Matte, Faszienball oder Tennisball, Stuhl oder Hocker, Tuch

1 **2** 3

	Übung	Sätze	Wdh.	Pause	Zu beachten	Seite
1	Auf der Stelle hüpfen	2	20	40 Sek.	dynamische Bewegungen	129
2	Rollout der Fußsohle	2	20	40 Sek.	gleichmäßige Rollbewegung	134
3	Waden- und Oberschenkeldehnung	2	20	40 Sek.	dynamische Bewegungen	124
4	Zehenstand	2	20	40 Sek.	dynamische Bewegungen	131
5	Tuch anheben	2	20	40 Sek.	dynamische Bewegungen	135

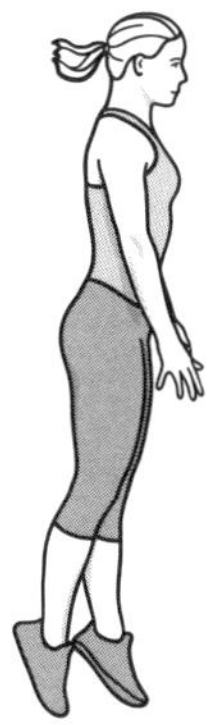

1 Auf der Stelle hüpfen

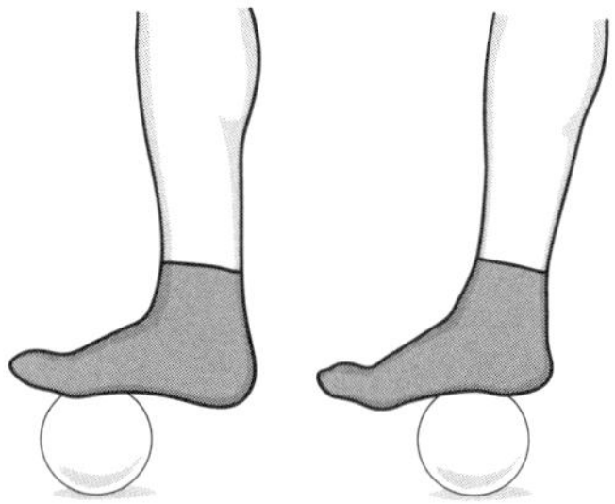

2 Rollout der Fußsohle

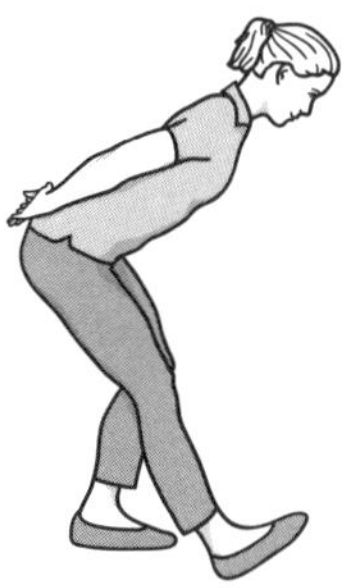

3 Waden- und Oberschenkeldehnung

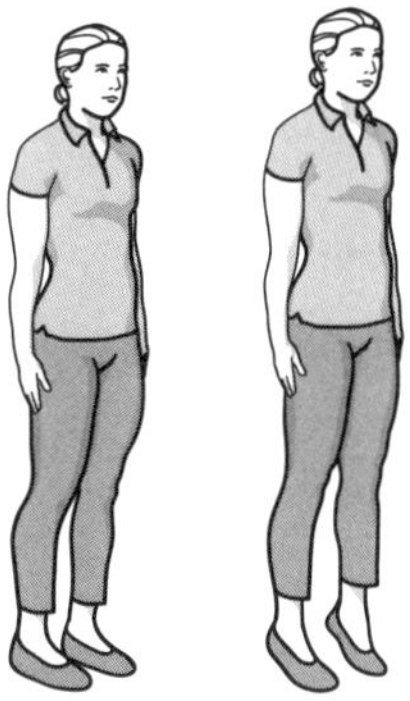

4 Zehenstand

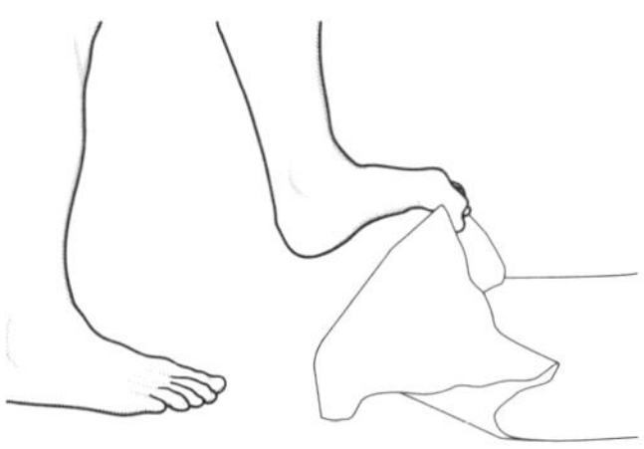

5 Tuch anheben

41 Ganzkörper-Hanteltraining für mehr Beweglichkeit

1 2 **3**

Trainingsdauer: 30 bis 63 Minuten
Trainingsziel: Steigerung von Bewegungskraft und Beweglichkeit
Equipment: Kurzhantel

	Übung	Sätze	Wdh.	Pause	Zu beachten	Seite
1	Frontheben	2–4	20–25	80 Sek.	dynamische Bewegungen	126
2	Ausfallschritt mit Gewichten	2–4	20–25	80 Sek.	dynamische Bewegungen	127
3	Rudern im Stand	2–4	20–25	80 Sek.	dynamische Bewegungen	125
4	Kniebeugen mit Gewichten	2–4	20–25	80 Sek.	dynamische Bewegungen	127
5	Einarmiges Rudern	2–4	20–25	80 Sek.	dynamische Bewegungen	126
6	Kreuzheben	2–4	20–25	80 Sek.	dynamische Bewegungen	125
7	Schulterdrehen	2–4	20–25	80 Sek.	dynamische Bewegungen	126
8	Bizepscurl	2–4	20–25	80 Sek.	dynamische Bewegungen	126
9	Schulterdrücken mit Gewichten	2–4	20–25	80 Sek.	dynamische Bewegungen	127

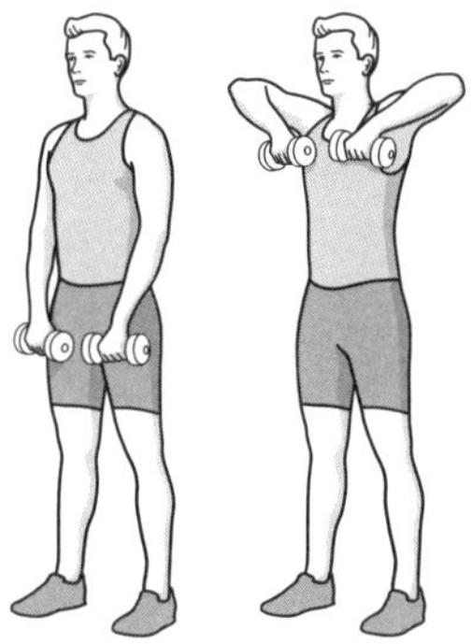

1 Frontheben

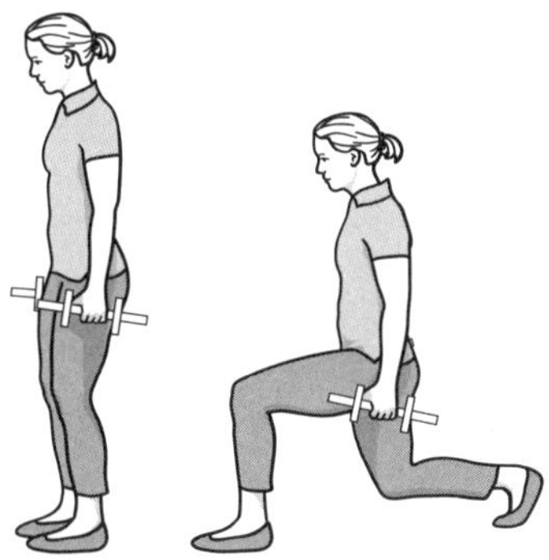

2 Ausfallschritt mit Gewichten

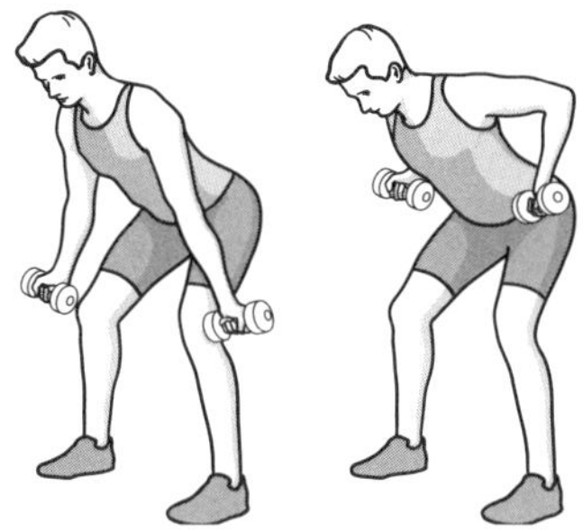

3 Rudern im Stand

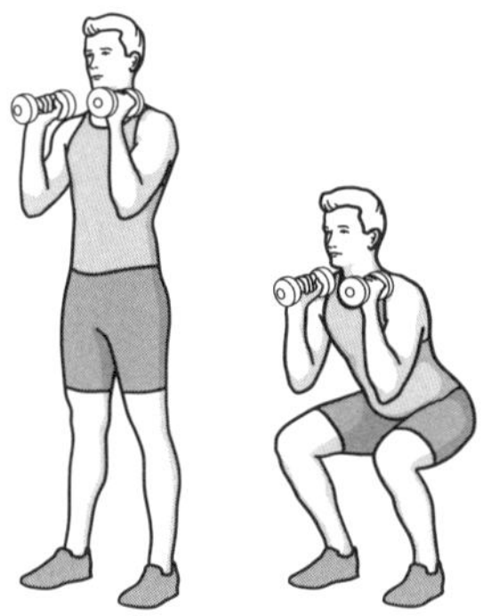

4 Kniebeugen mit Gewichten

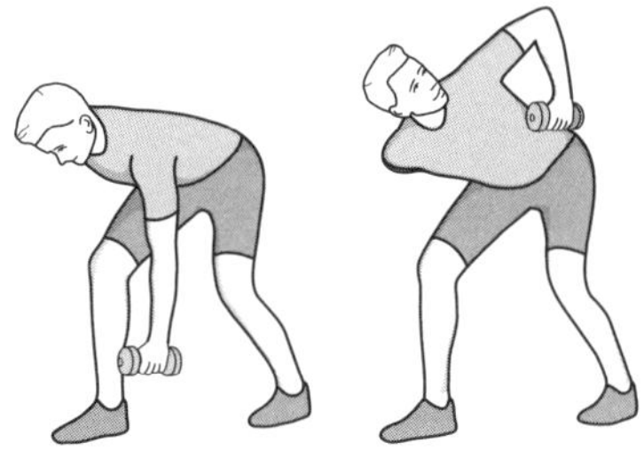

5 Einarmiges Rudern

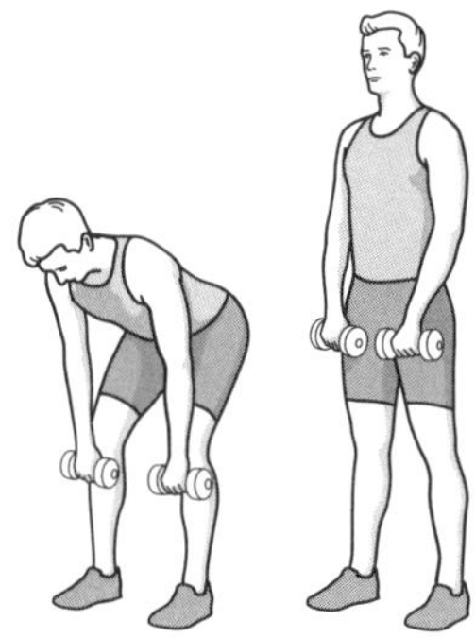

6 Kreuzheben

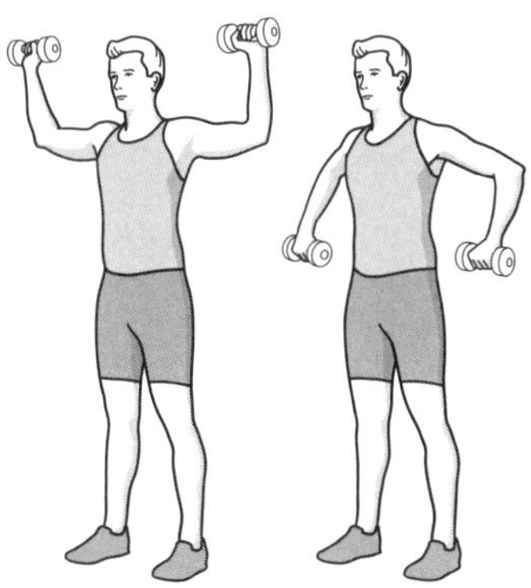

7 Schulterdrehen

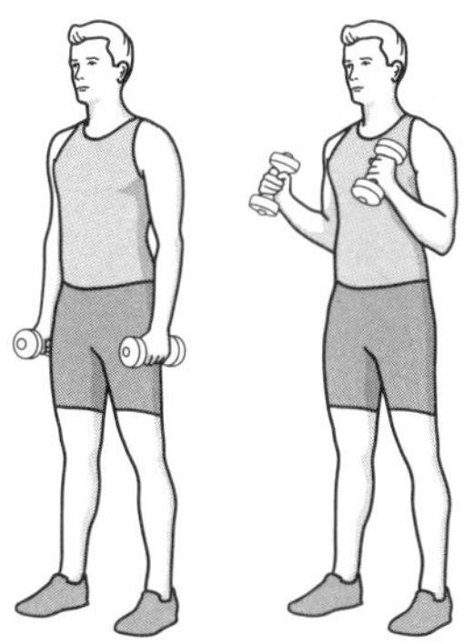

8 Bizepscurl

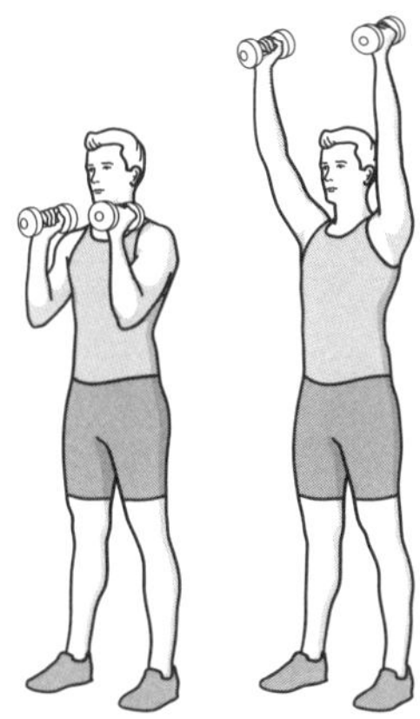

9 Schulterdrücken mit Gewichten

42 Beweglich am Sonntag – Sunday-Workout

Trainingsdauer: 31 bis 66 Minuten
Trainingsziel: Beweglichkeitsverbesserung
Equipment: Matte, Handtuch, Hocker, Seil

1 2 **3**

	Übung	Sätze	Wdh.	Pause	Zu beachten	Seite
1	Armpendel	2–4	20—25	80 Sek.	dynamische Bewegungen	121
2	Knieheben	2–4	20—25	80 Sek.	dynamische Bewegungen	129
3	Auf der Stelle hüpfen	2–4	20—25	80 Sek.	dynamische Bewegungen	129
4	Beinschieben mit Handtuch	2–4	20—25	80 Sek.	dynamische Bewegungen	132
5	Rückenrubbeln	2–4	20—25	80 Sek.	dynamische Bewegungen	133
6	Tiefe Hocke mit Oberkörperdrehung	2–4	20—25	80 Sek.	dynamische Bewegungen	131
7	Hüftdrehung zum Seitsitz	2–4	20—25	80 Sek.	dynamische Bewegungen	137
8	Kniebeugen in Bauchlage	2–4	20—25	80 Sek.	dynamische Bewegungen	129
9	Rumpfdrehung	2–4	20—25	80 Sek.	dynamische Bewegungen	139

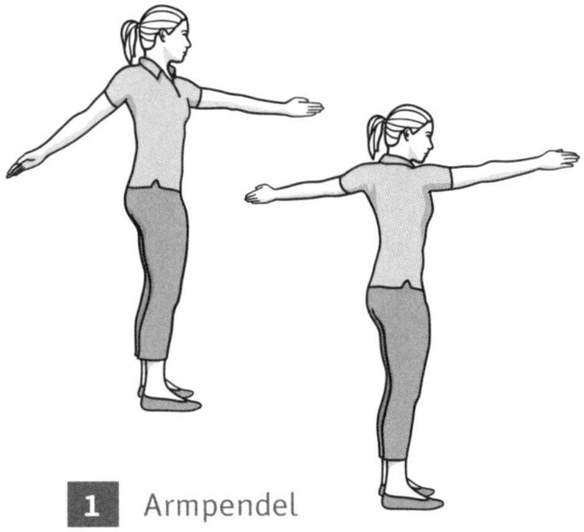

1 Armpendel

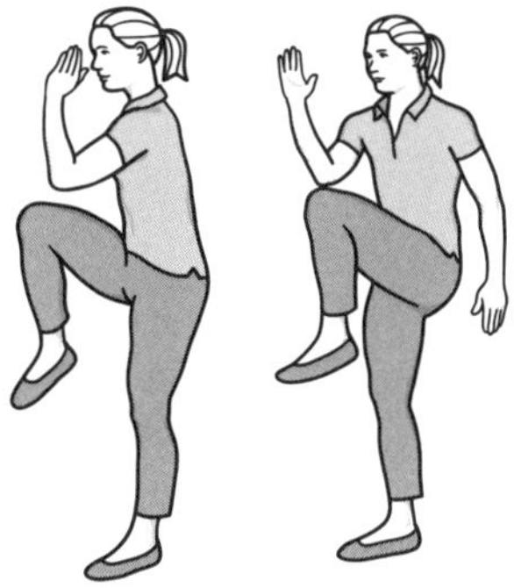

2 Knieheben

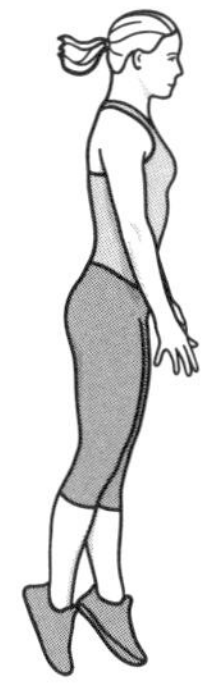

3 Auf der Stelle hüpfen

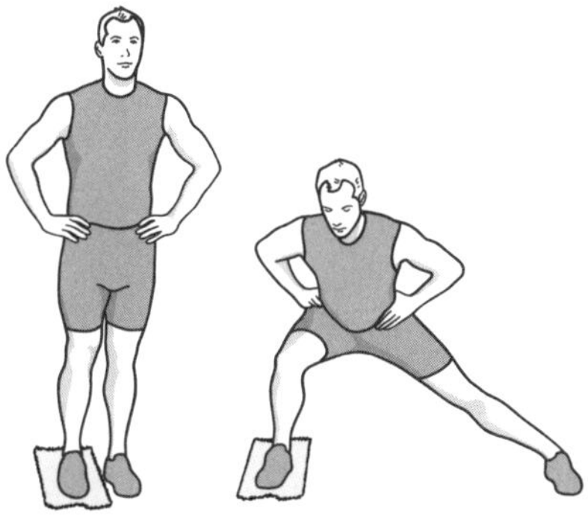

4 Beinschieben mit Handtuch

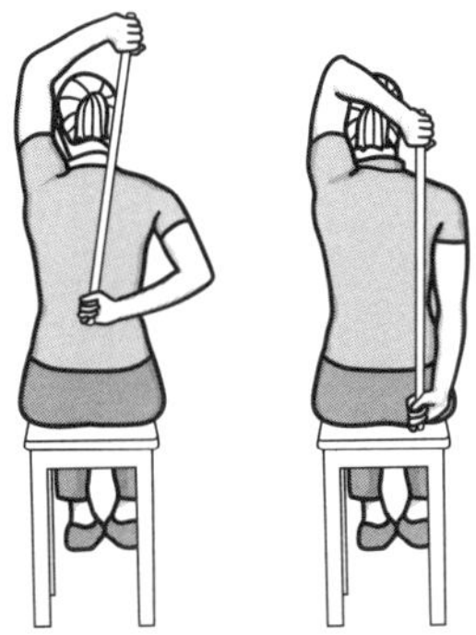

5 Rückenrubbeln

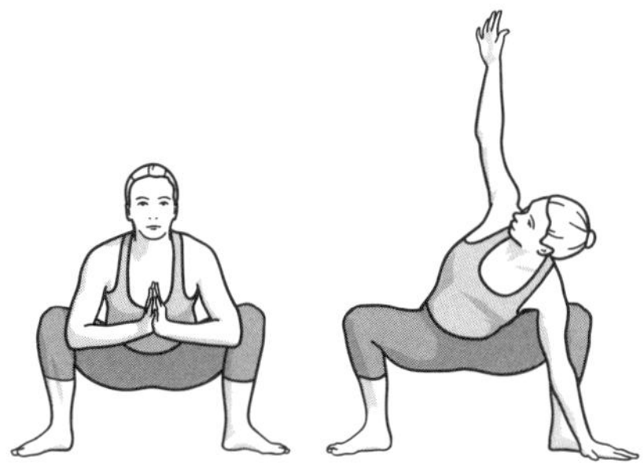

6 Tiefe Hocke mit Oberkörperdrehung

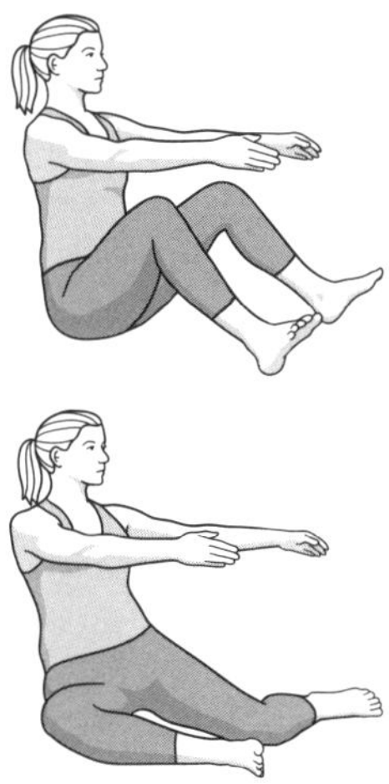

7 Hüftdrehung zum Seitsitz

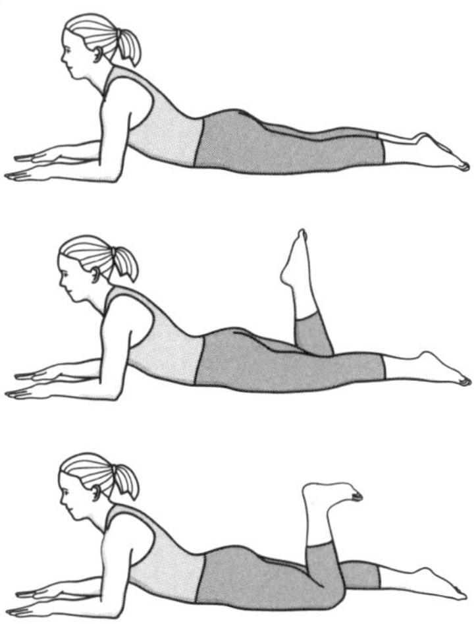

8 Kniebeugen in Bauchlage

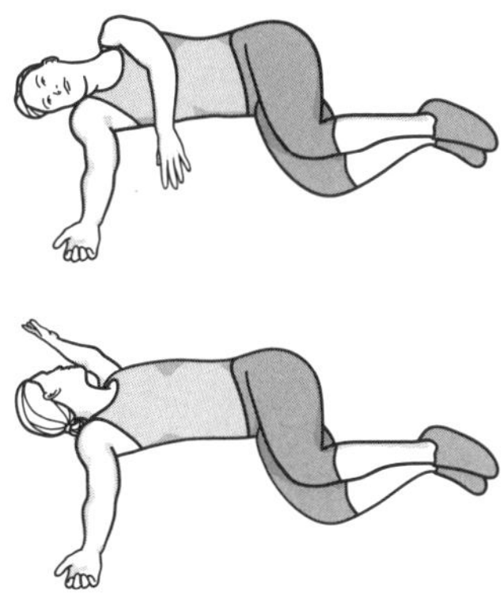

9 Rumpfdrehung

43 Mobilisation der Armnerven für weniger Ausstrahlung und Spannung

1 2 **3**

Trainingsdauer: 27 bis 29 Minuten
Trainingsziel: Steigerung der Bewegungstoleranz von Armen, Schultern und Nacken
Equipment: Matte, Tisch, Faszienrolle, Hocker, Faszienrolle

	Übung	Sätze	Wdh.	Pause	Zu beachten	Seite
1	Kopfdrehen	2	8–12	80 Sek.	dynamische Bewegungen	130
2	Armpendel	2	8–12	80 Sek.	dynamische Bewegungen	121
3	Schulterzug	2	8–12	80 Sek.	dynamische Bewegungen	121
4	Rollout der Unterarme	2	8–12	80 Sek.	gleichmäßige Rollbewegung	136
5	Schulterdehnung vorne	2	4	80 Sek.	dynamische Bewegungen	123
6	Nacken beugen und strecken	2	8–12	80 Sek.	dynamische Bewegungen	133
7	Rumpfdrehung	2	8–12	80 Sek.	dynamische Bewegungen	139
8	Nackenrollout	2	8–12	80 Sek.	gleichmäßige Rollbewegung	140
9	Armdrehung	2	8–12	80 Sek.	dynamische Bewegungen	121

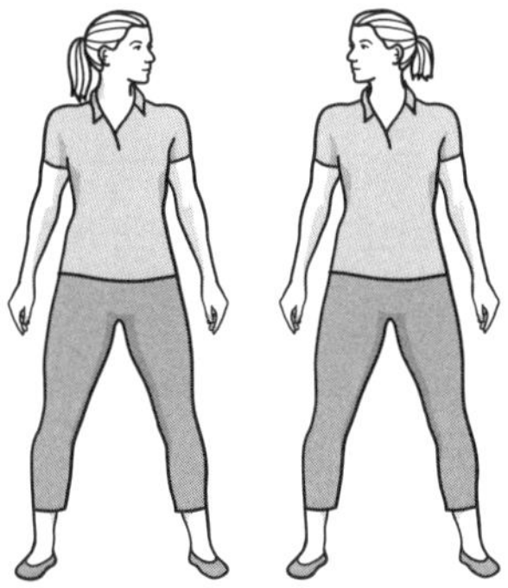

1 Kopfdrehen

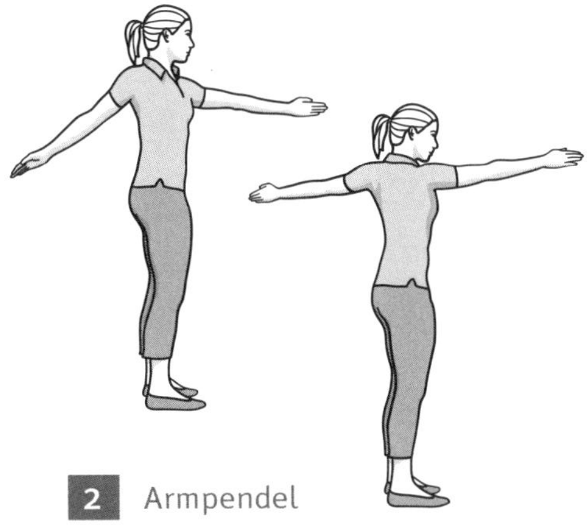

2 Armpendel

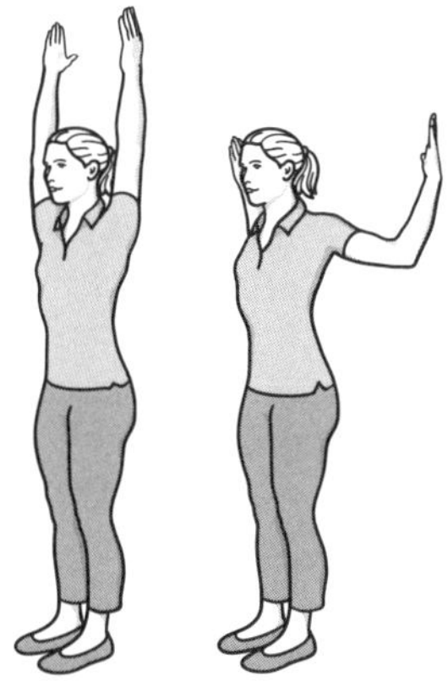

3 Schulterzug

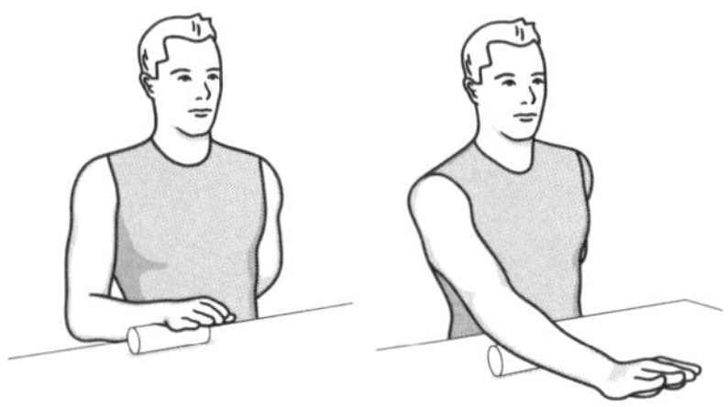

4 Rollout der Unterarme

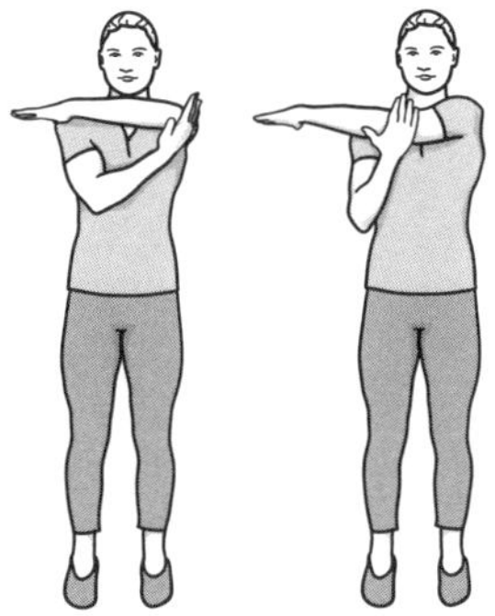

5 Schulterdehnung vorne

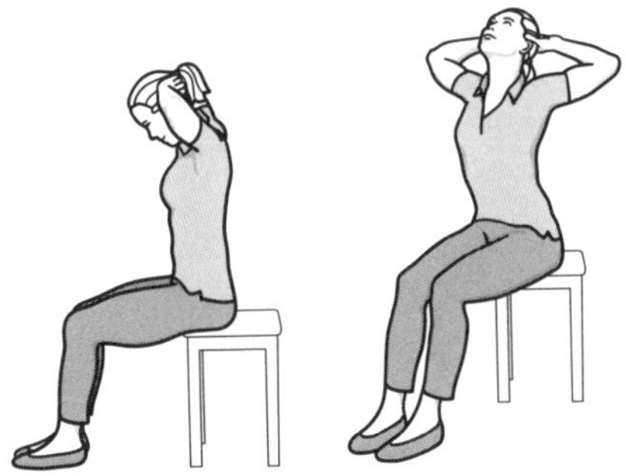

6 Nacken beugen und strecken

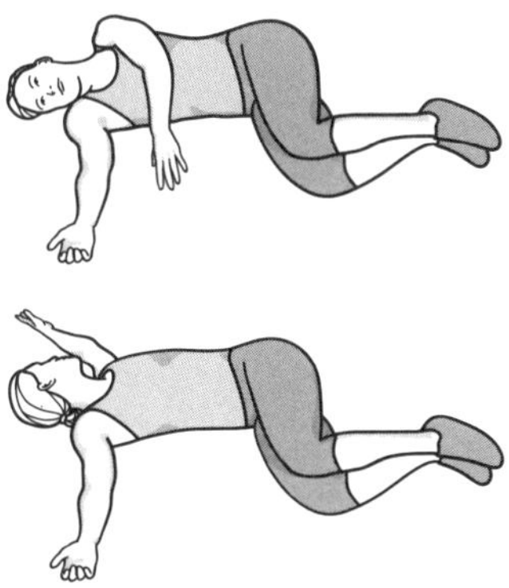

7 Rumpfdrehung

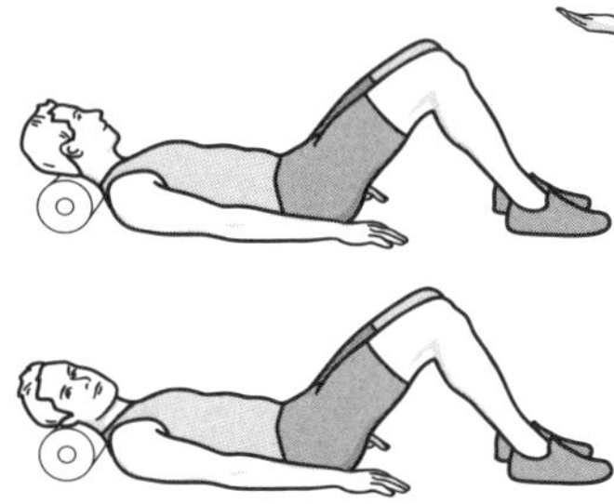

8 Nackenrollout

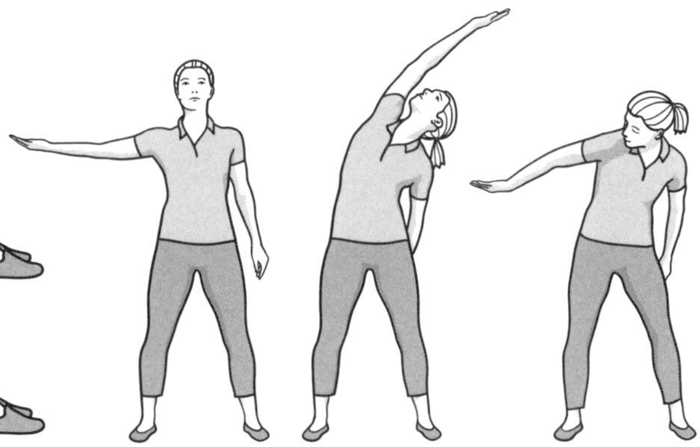

9 Armdrehung

44 Mobilisation der Beinnerven für weniger Ausstrahlung und Spannung

1 2 **3**

Trainingsdauer: 21 bis 23 Minuten
Trainingsziel: Steigerung der Bewegungstoleranz von Hüften, Rücken und Beinen
Equipment: Matte, Stuhl, Handtuch

	Übung	Sätze	Wdh.	Pause	Zu beachten	Seite
1	Ferse heben	2	8–12	80 Sek.	dynamische Bewegungen	135
2	Zehen heben	2	8–12	80 Sek.	dynamische Bewegungen	136
3	Rumpfbeugen im Sitzen	2	8–12	80 Sek.	dynamische Bewegungen	136
4	Hüftbeugung	2	8–12	80 Sek.	dynamische Bewegungen	138
5	Beine kreuzen	2	8–12	80 Sek.	dynamische Bewegungen	139
6	Knie heranziehen mit Handtuch	2	8–12	80 Sek.	dynamische Bewegungen	139
7	Hüftadduktion	2	8–12	80 Sek.	dynamische Bewegungen	130

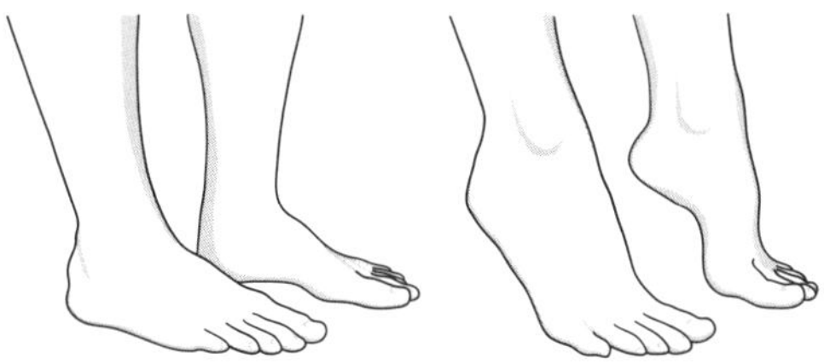

1 Ferse heben

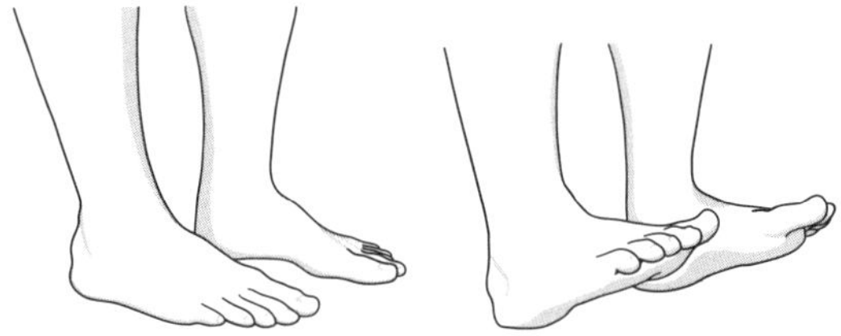

2 Zehen heben

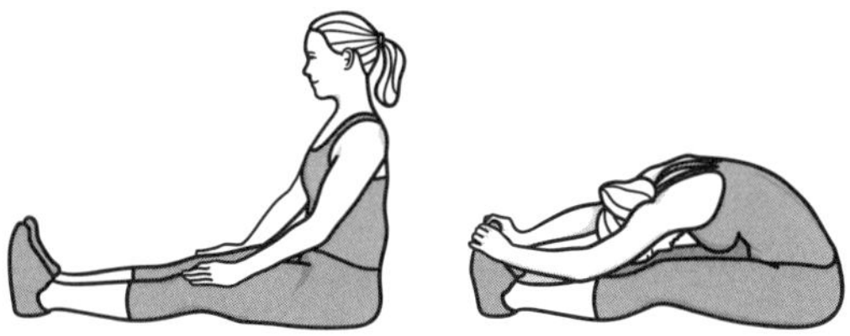

3 Rumpfbeugen im Sitzen

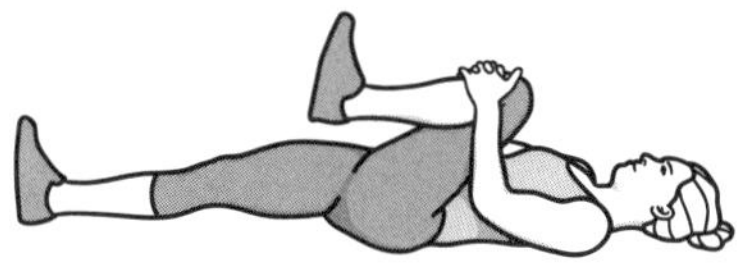

4 Hüftbeugung

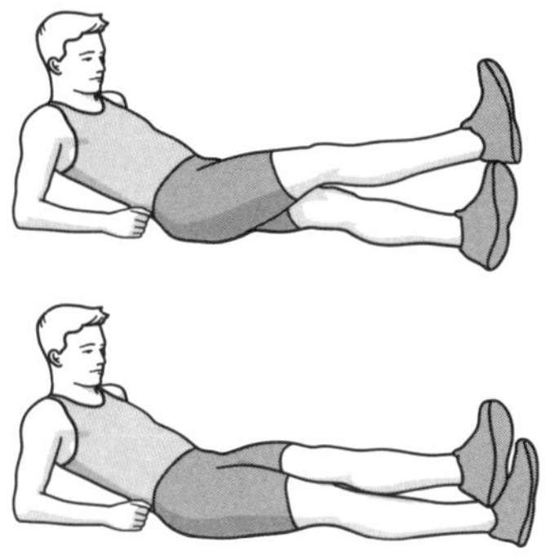

5 Beine kreuzen

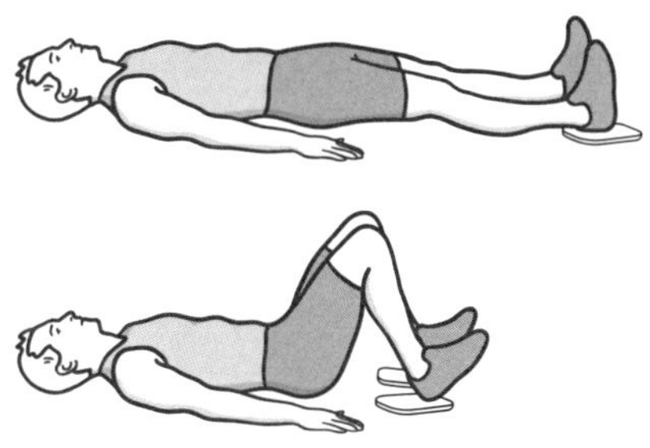

6 Knie heranziehen mit Handtuch

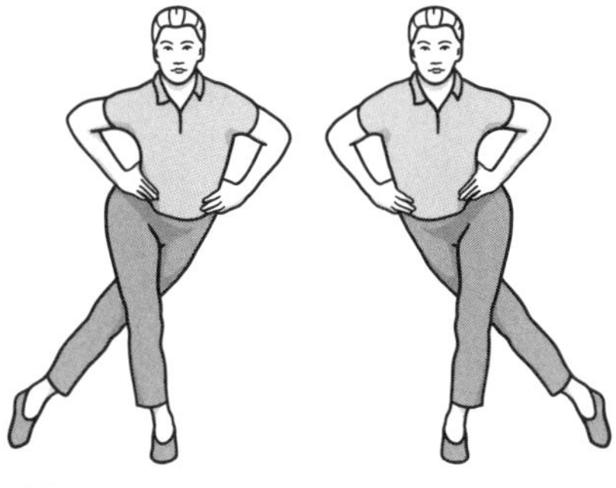

7 Hüftadduktion

45 Ganzkörpermobilisation in zwei Schritten: 1. Oberer Körperabschnitt

1 2 3

Trainingsdauer: 31 bis 66 Minuten
Trainingsziel: Beweglichkeitsverbesserung des Oberkörpers
Equipment: Matte, Hocker, Seil oder Handtuch, Kurzhantel, Tisch, Faszienrolle

	Übung	Sätze	Wdh.	Pause	Zu beachten	Seite
1	Rückenrubbeln	2–4	20–25	80 Sek.	dynamische Bewegungen	133
2	Einarmiges Rudern	2–4	20–25	80 Sek.	dynamische Bewegungen	126
3	Rollout der Unterarme	2–4	20–25	80 Sek.	gleichmäßige Rollbewegung	136
4	Kreuzheben	2–4	20–25	80 Sek.	dynamische Bewegungen	125
5	Schulterdrücken mit Gewichten	2–4	20–25	80 Sek.	dynamische Bewegungen	127
6	Brustdehnung	2–4	20–25	80 Sek.	dynamische Bewegungen	122
7	Kopfdrehen	2–4	20–25	80 Sek.	dynamische Bewegungen	130
8	Rückendehnung im Stand	2–4	20–25	80 Sek.	dynamische Bewegungen	122
9	Rückneigen und vorbeugen	2–4	20–25	80 Sek.	dynamische Bewegungen	130

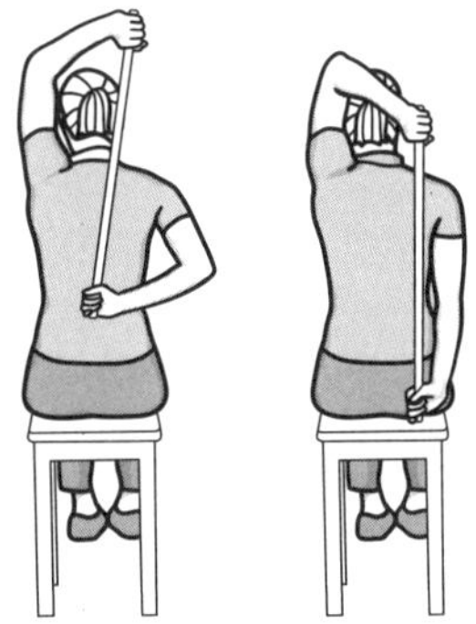

1 Rückenrubbeln

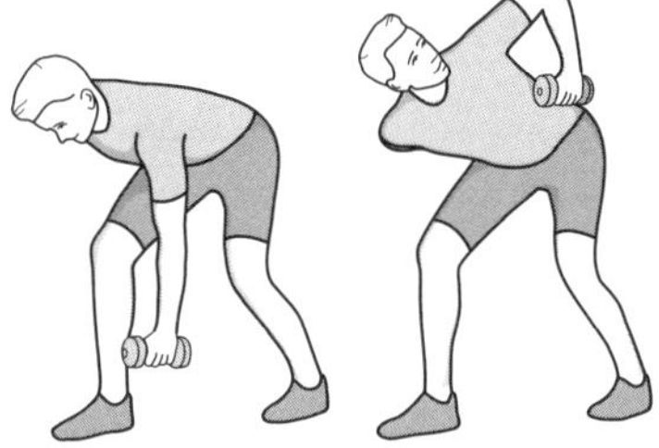

2 Einarmiges Rudern

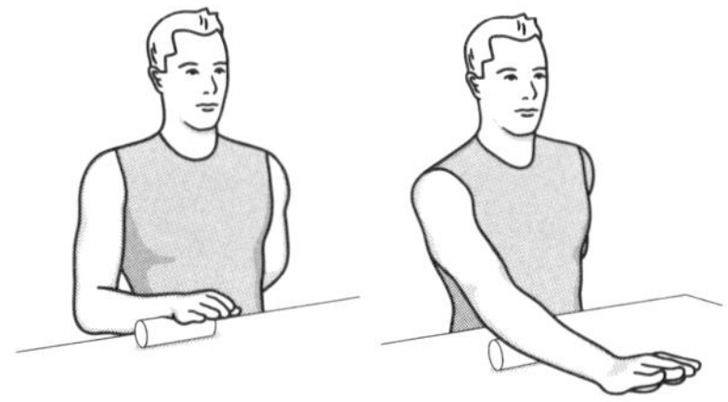

3 Rollout der Unterarme

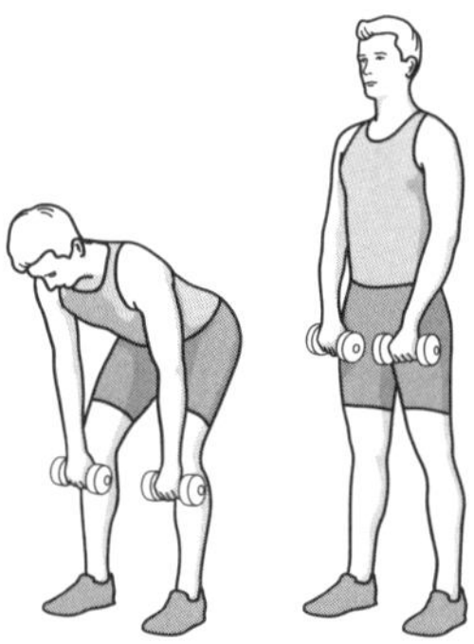

4 Kreuzheben

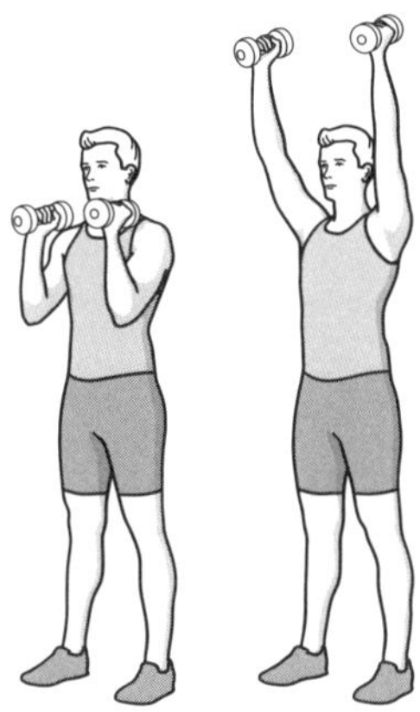

5 Schulterdrücken mit Gewichten

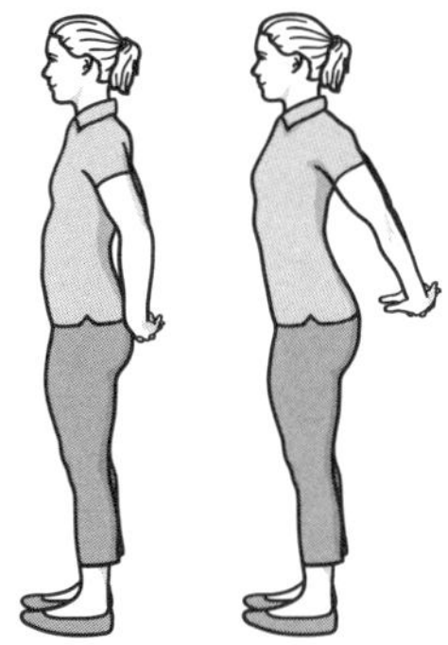

6 Brustdehnung

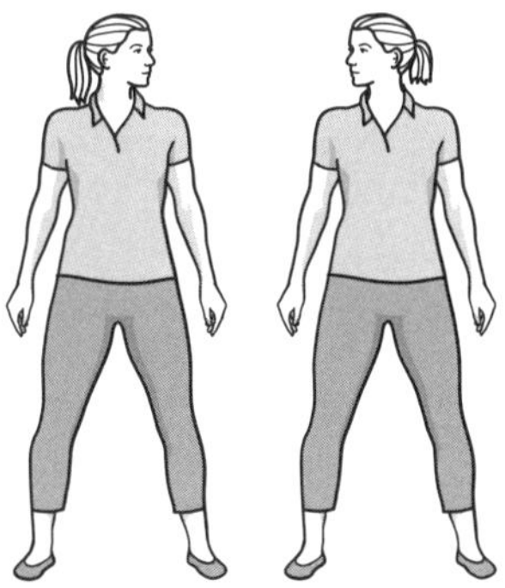

7 Kopfdrehen

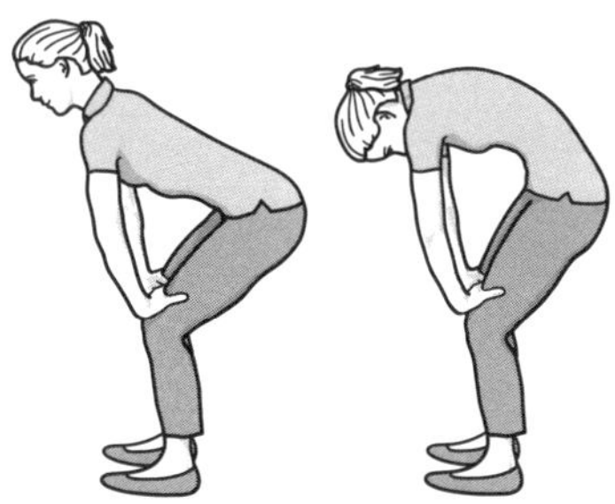

8 Rückendehnung im Stand

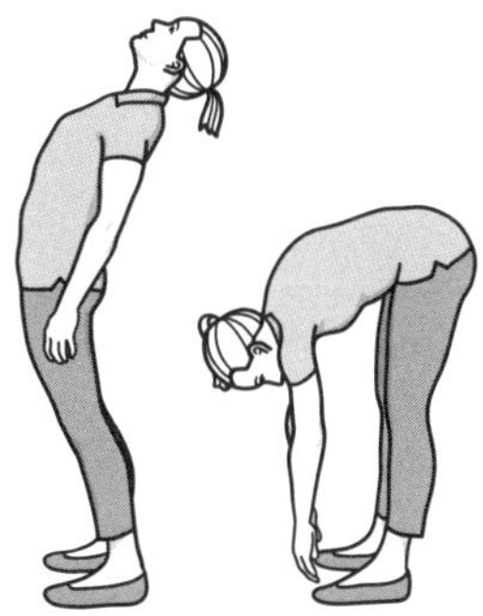

9 Rückneigen und vorbeugen

46 Ganzkörpermobilisation in zwei Schritten: 2. Unterer Körperabschnitt

1 2 **3**

Trainingsdauer: 28 bis 70 Minuten
Trainingsziel: Beweglichkeitsverbesserung des Unterkörpers
Equipment: Matte, Stuhl, Kurzhantel

	Übung	Sätze	Wdh.	Pause	Zu beachten	Seite
1	Hüfte abspreizen	2–4	20–25	80 Sek.	dynamische Bewegungen	138
2	Hüftabduktion	2–4	20–25	80 Sek.	dynamische Bewegungen	128
3	Hüftdehnung	2–4	20–25	80 Sek.	dynamische Bewegungen	125
4	Hüftrotation	2–4	20–25	80 Sek.	dynamische Bewegungen	133
5	Zehenstand	2–4	20–25	80 Sek.	dynamische Bewegungen	131
6	Kniebeugen mit Gewichten	2–4	20–25	80 Sek.	dynamische Bewegungen	127
7	Beinpendel	2–4	20–25	80 Sek.	dynamische Bewegungen	128
8	Waden- und Oberschenkeldehnung	2–4	20–25	80 Sek.	dynamische Bewegungen	124
9	Knieheben	2–4	20–25	80 Sek.	dynamische Bewegungen	129

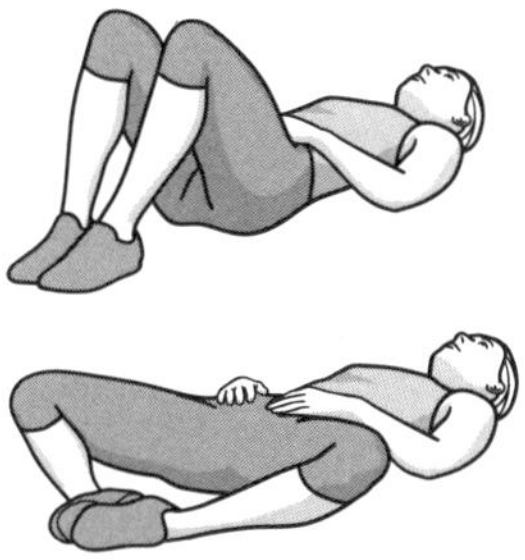

1 Hüfte abspreizen

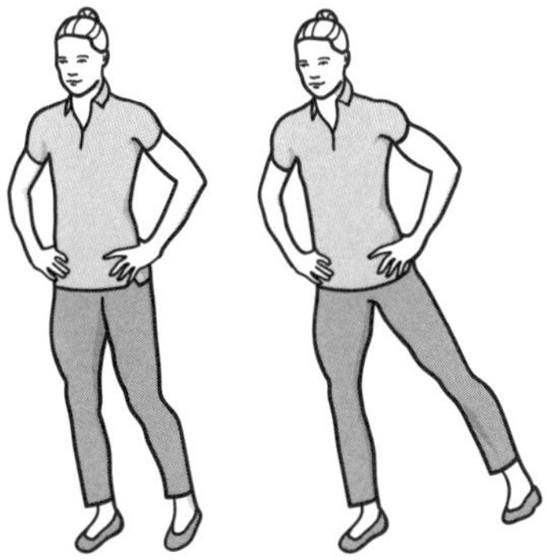

2 Hüftabduktion

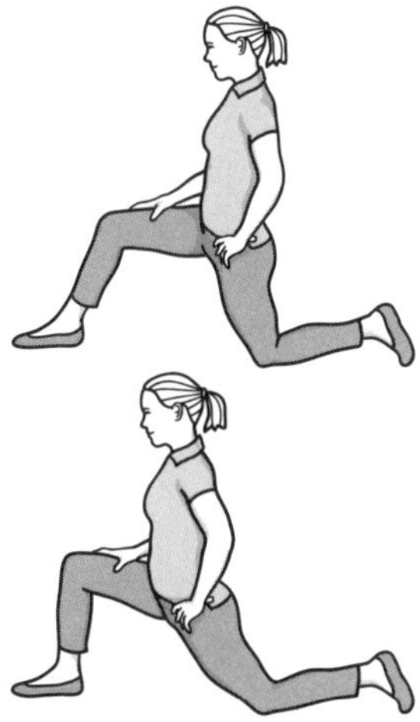

3 Hüftdehnung

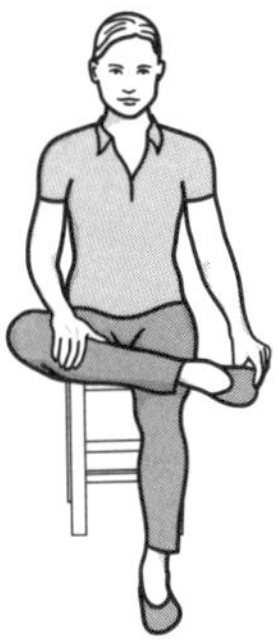

4 Hüftrotation

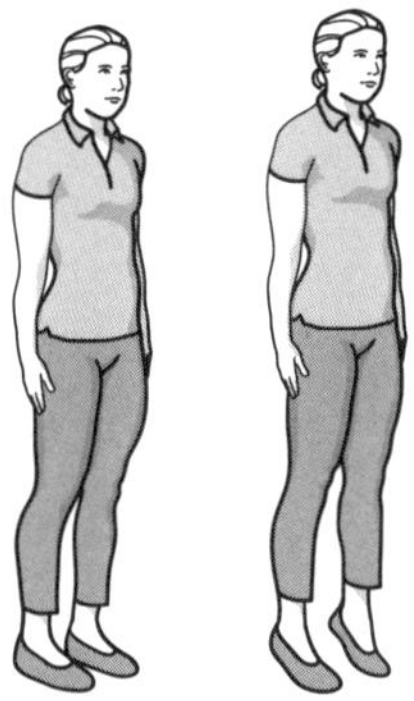

5 Zehenstand

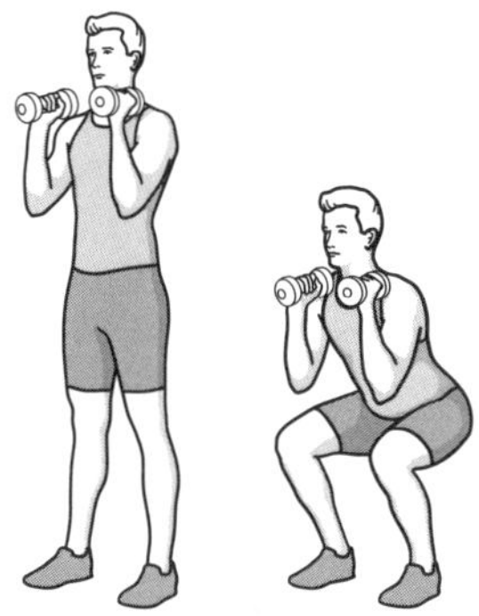

6 Kniebeugen mit Gewichten

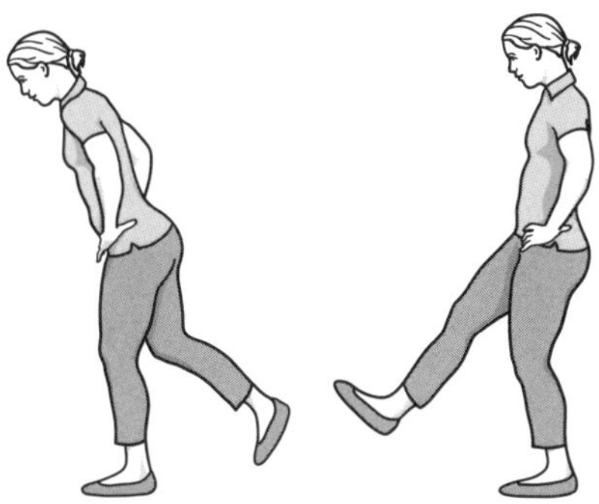

7 Beinpendel

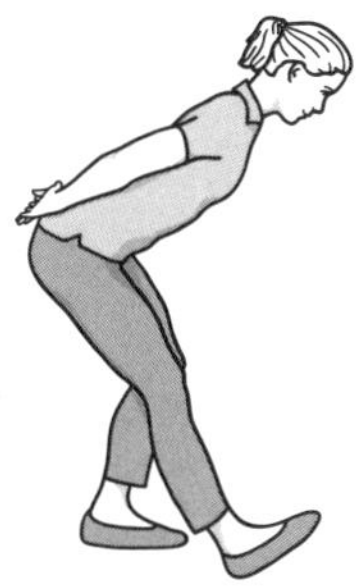

8 Waden- und Oberschenkeldehnung

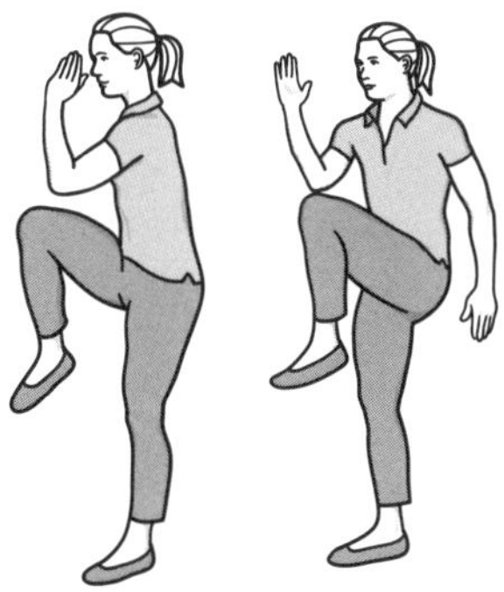

9 Knieheben

47 Mobilisationsübungen mit Schwung

Trainingsdauer: 18 bis 20 Minuten
Trainingsziel: Verbesserung der dynamischen Bewegungsfähigkeit
Equipment: Matte, Stuhl, Kurzhantel

1 2 **3**

	Übung	Sätze	Wdh.	Pause	Zu beachten	Seite
1	Beinpendel	2	10–15	50 Sek.	schwungvoll durchführen	128
2	Frontheben	2	10–15	50 Sek.	schwungvoll durchführen	126
3	Armdrehung	2	10–15	50 Sek.	schwungvoll durchführen	121
4	Knieheben	2	10–15	50 Sek.	schwungvoll durchführen	129
5	Armpendel	2	10–15	50 Sek.	schwungvoll durchführen	121
6	Auf der Stelle hüpfen	2	10–15	50 Sek.	schwungvoll durchführen	129
7	Einarmiges Rudern	2	10–15	50 Sek.	schwungvoll durchführen	126
8	Zehenstand	2	10–15	50 Sek.	schwungvoll durchführen	131
9	Beinstrecken	2	10–15	50 Sek.	schwungvoll durchführen	134

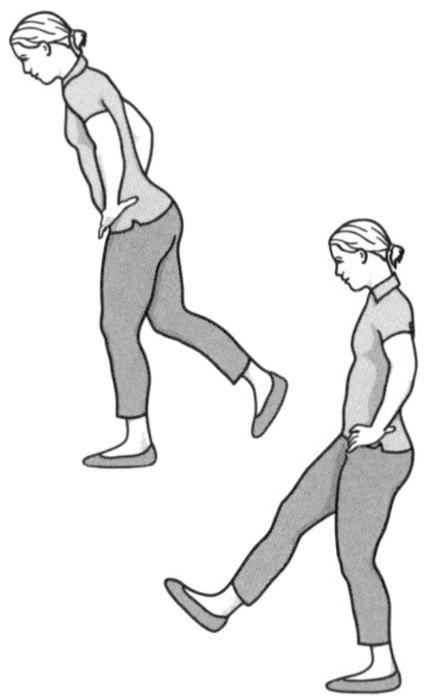

1 Beinpendel

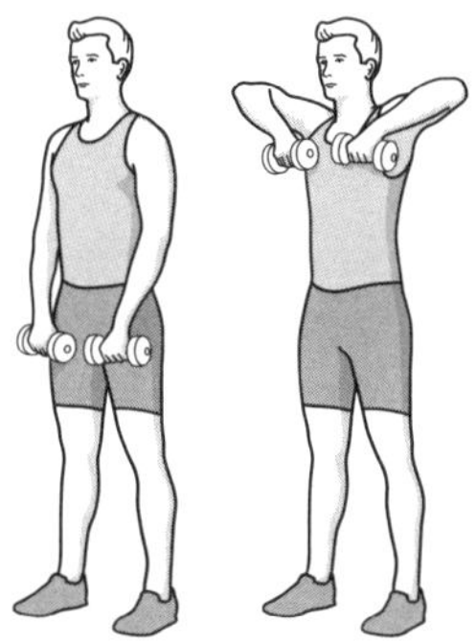

2 Frontheben

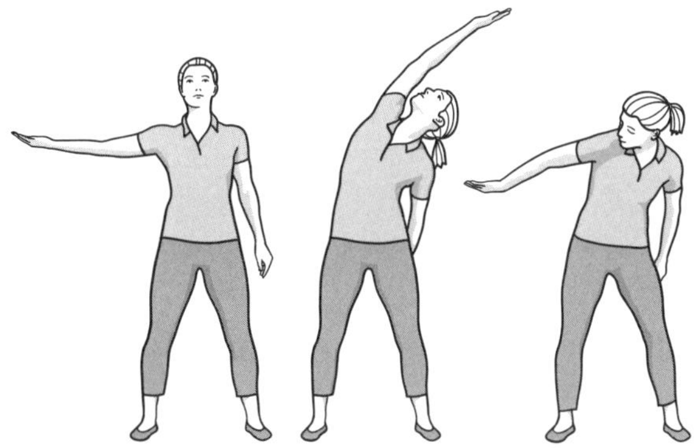

3 Armdrehung

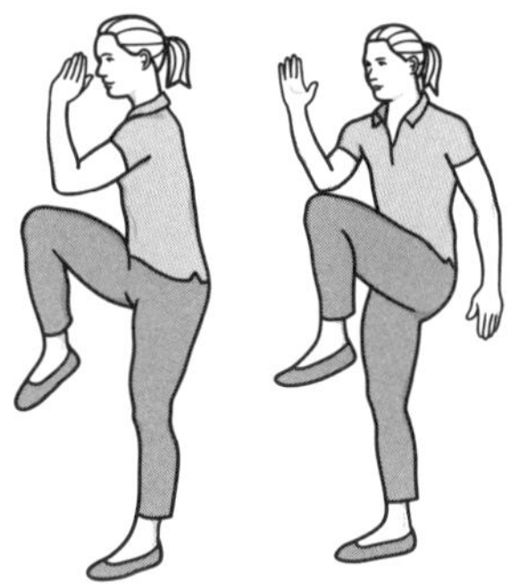

4 Knieheben

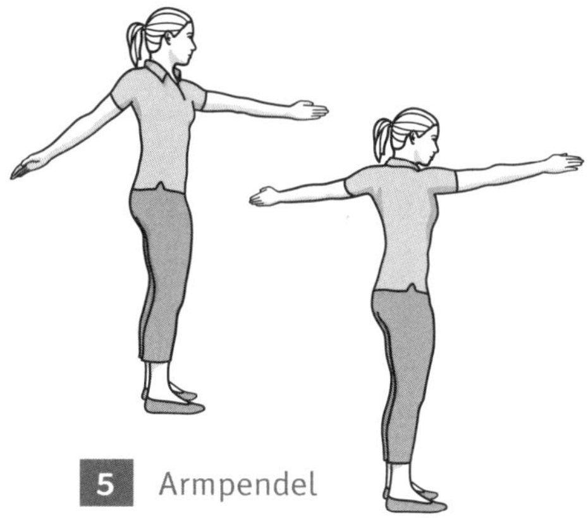

5 Armpendel

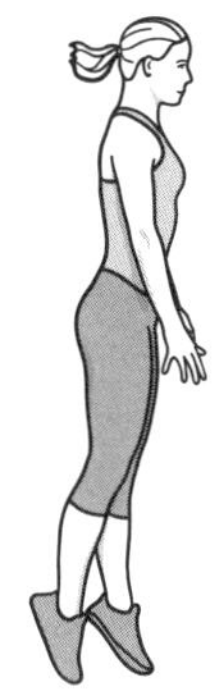

6 Auf der Stelle hüpfen

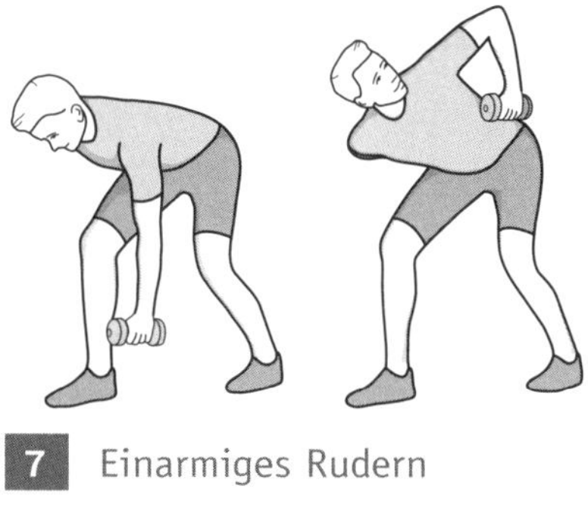

7 Einarmiges Rudern

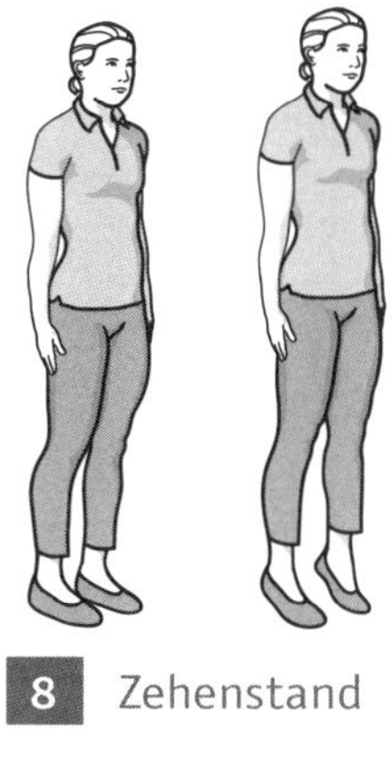

8 Zehenstand

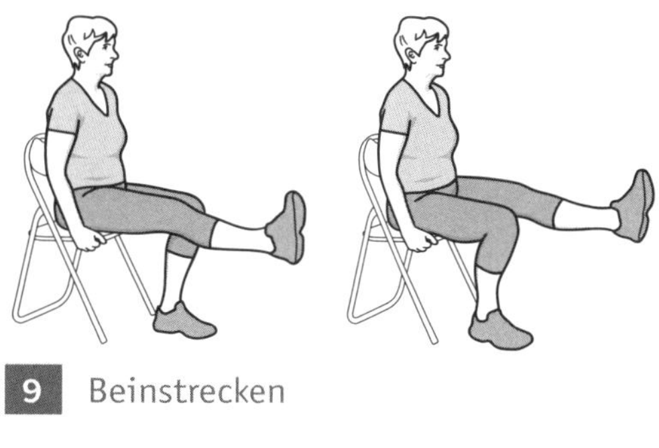

9 Beinstrecken

48 Mobilisation nach der Shoppingtour

Trainingsdauer: 14 Minuten

Trainingsziel: Reduktion der aufgebauten Spannungen

Equipment: Matte, Faszienrolle, Faszienball oder Tennisball, Stuhl oder Hocker

1 2 3

	Übung	Sätze	Wdh.	Pause	Zu beachten	Seite
1	Kopfdrehen	2	20	40 Sek.	dynamische Bewegungen	130
2	Beinmobilisation	2	20	40 Sek.	dynamische Bewegungen	138
3	Nackenrollout	2	20	40 Sek.	gleichmäßige Rollbewegung	140
4	Schulterheben	2	20	40 Sek.	dynamische Bewegungen	120
5	Wadenrollout	2	20	40 Sek.	gleichmäßige Rollbewegung	137
6	Päckchenlage	2	20	40 Sek.	dynamische Bewegungen	141
7	Rollout der Fußsohle	2	20	40 Sek.	gleichmäßige Rollbewegung	134

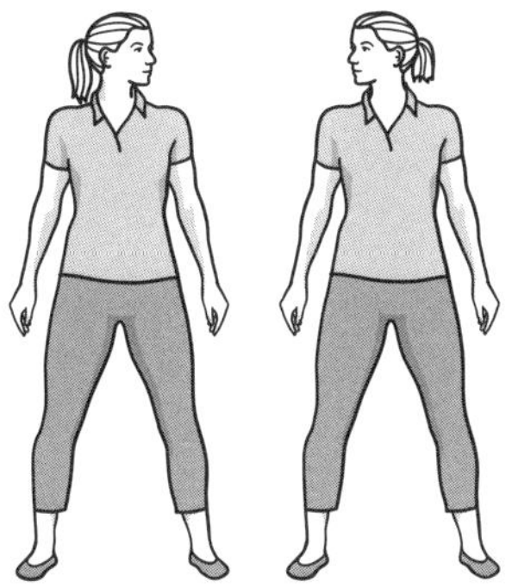

1 Kopfdrehen

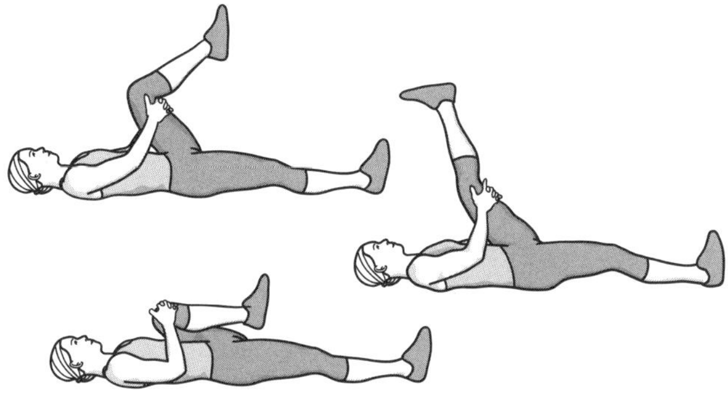

2 Beinmobilisation

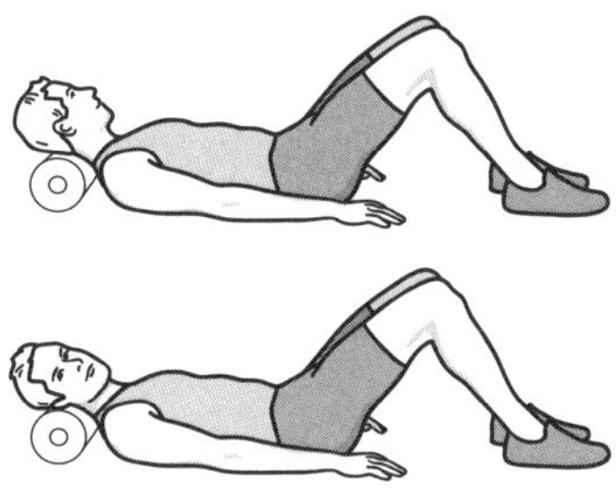

3 Nackenrollout

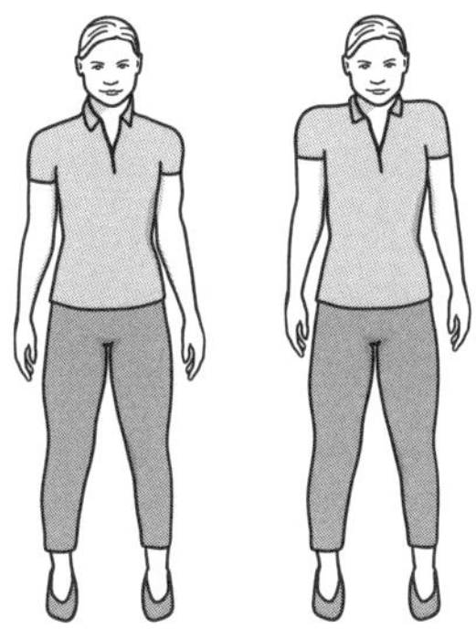

4 Schulterheben

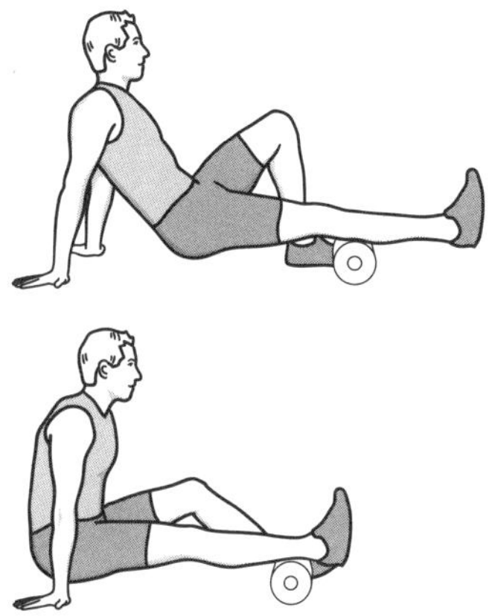

5 Wadenrollout

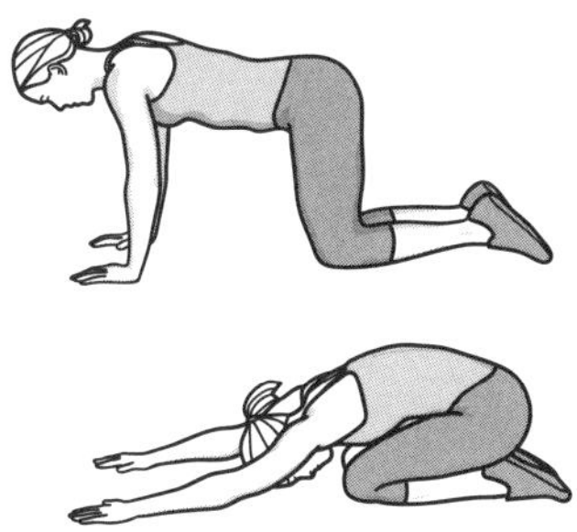

6 Päckchenlage

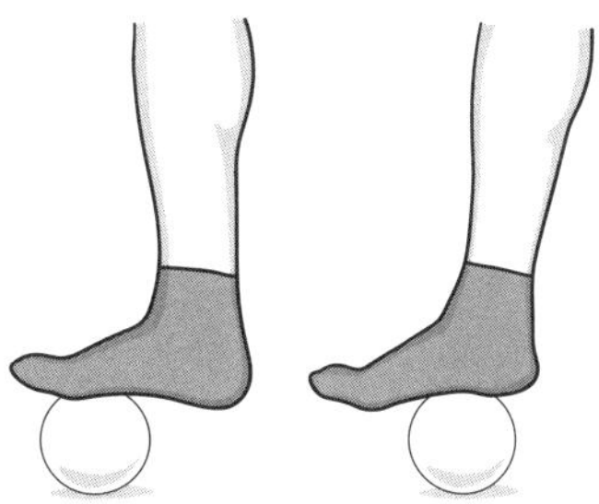

7 Rollout der Fußsohle

49 Aktiv gegen Schulterverspannungen

Trainingsdauer: 31 bis 66 Minuten
Trainingsziel: Reduktion von Spannungen in den Schultern
Equipment: Matte, Kurzhantel, Faszienrolle, Hocker, Seil oder Handtuch

1 2 **3**

	Übung	Sätze	Wdh.	Pause	Zu beachten	Seite
1	Schulterdrücken mit Gewichten	2–4	20–25	80 Sek.	dynamische Bewegungen	127
2	Armdrehung	2–4	20–25	80 Sek.	dynamische Bewegungen	121
3	Schulterdrehen	2–4	20–25	80 Sek.	dynamische Bewegungen	126
4	Rumpfdrehung	2–4	20–25	80 Sek.	dynamische Bewegungen	139
5	Nackenrollout	2–4	20–25	80 Sek.	gleichmäßige Rollbewegung	140
6	Armstrecken mit Rumpfneigung	2–4	20–25	80 Sek.	dynamische Bewegungen	120
7	Rückenrubbeln	2–4	20–25	80 Sek.	dynamische Bewegungen	133
8	Schulterdehnung hinten	2–4	20–25	80 Sek.	dynamische Bewegungen	123
9	Rumpfrotation mit Armeinsatz	2–4	20–25	80 Sek.	dynamische Bewegungen	142

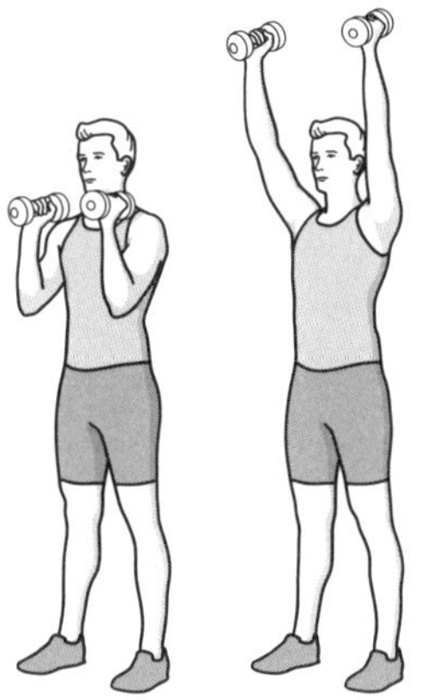

1 Schulterdrücken mit Gewichten

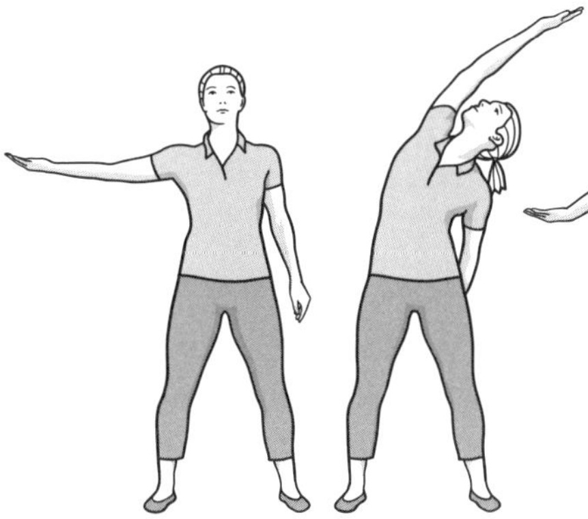

2 Armdrehung

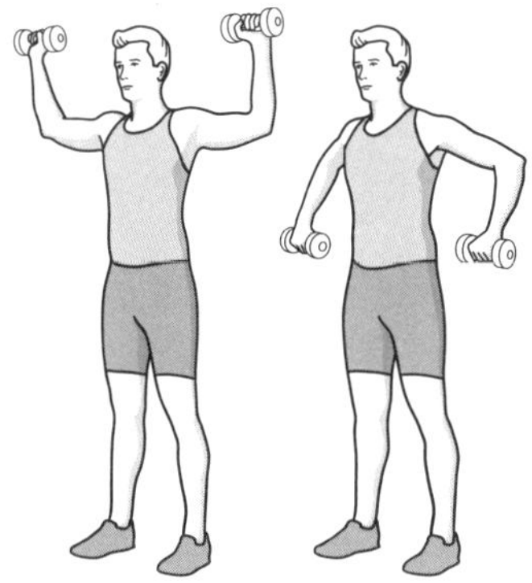

3 Schulterdrehen

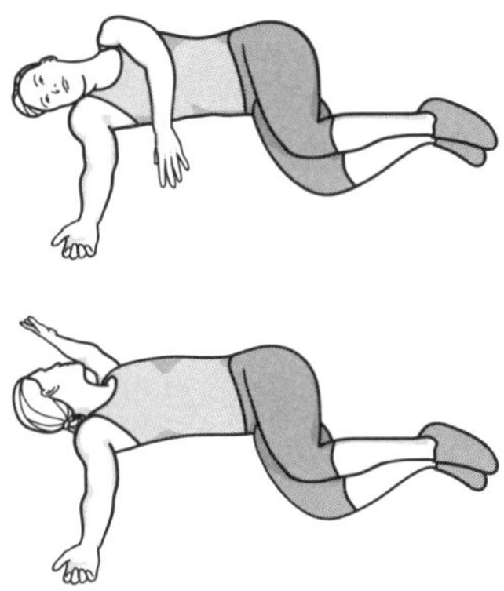

4 Rumpfdrehung

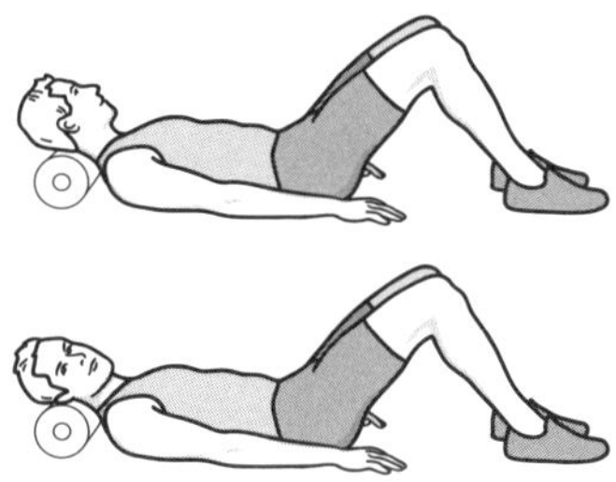

5 Nackenrollout

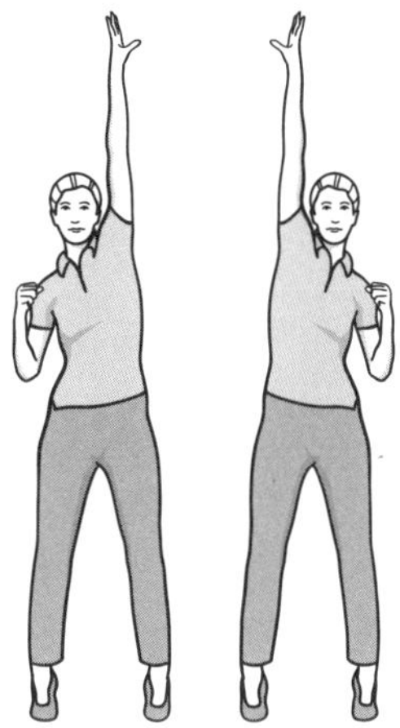

6 Armstrecken mit Rumpfneigung

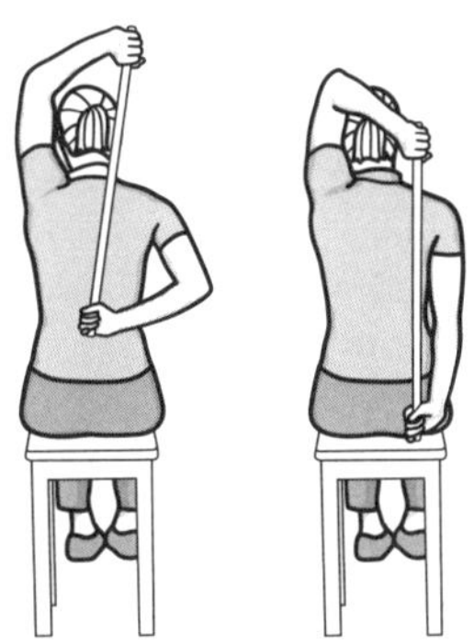

7 Rückenrubbeln

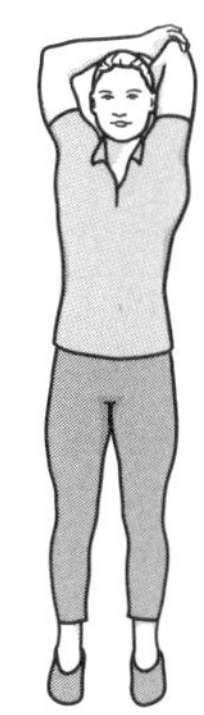

8 Schulterdehnung hinten

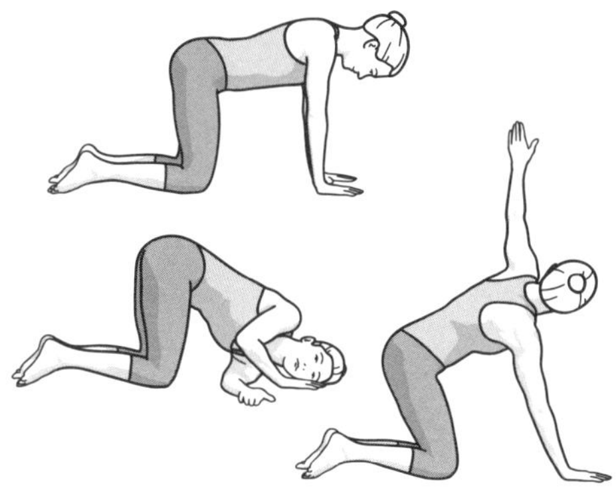

9 Rumpfrotation mit Armeinsatz

50 Aktiv gegen steife Hüften

Trainingsdauer: 31 bis 66 Minuten
Trainingsziel: Hüftmobilisation
Equipment: Matte, Stuhl

1 2 **3**

	Übung	Sätze	Wdh.	Pause	Zu beachten	Seite
1	Ausfallschritt mit Oberkörperdrehung	2–4	20–25	80 Sek.	dynamische Bewegungen	129
2	Auf der Stelle hüpfen	2–4	20–25	80 Sek.	dynamische Bewegungen	129
3	Hüftrotation	2–4	20–25	80 Sek.	dynamische Bewegungen	133
4	Gesäßdehnung im Sitzen	2–4	20–25	80 Sek.	dynamische Bewegungen	136
5	Hüftadduktion	2–4	20–25	80 Sek.	dynamische Bewegungen	130
6	Hüftbeugung	2–4	20–25	80 Sek.	dynamische Bewegungen	138
7	Hüfte abspreizen	2–4	20–25	80 Sek.	dynamische Bewegungen	138
8	Beinmobilisation	2–4	20–25	80 Sek.	dynamische Bewegungen	138
9	Hüftdrehung zum Seitsitz	2–4	20–25	80 Sek.	dynamische Bewegungen	137

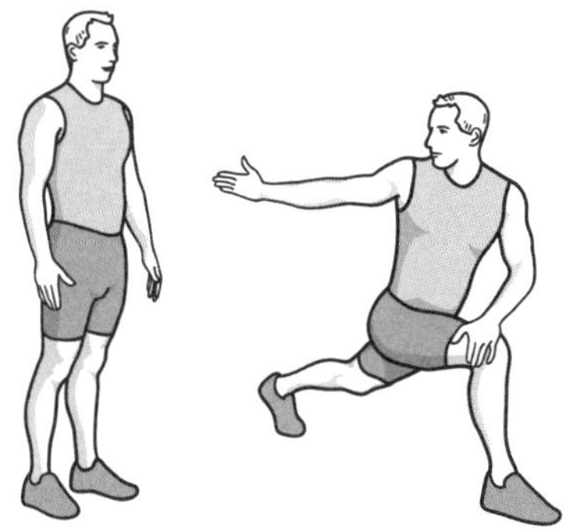

1 Ausfallschritt
mit Oberkörperdrehung

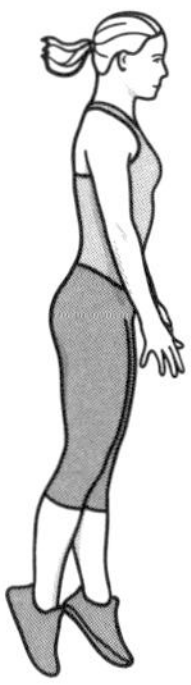

2 Auf der Stelle hüpfen

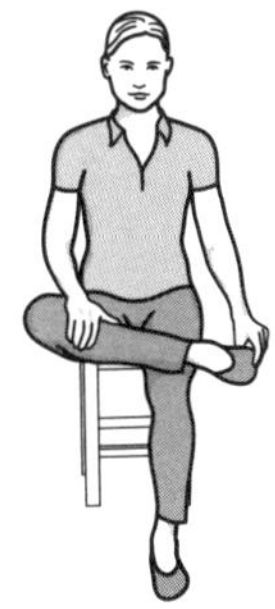

3 Hüftrotation

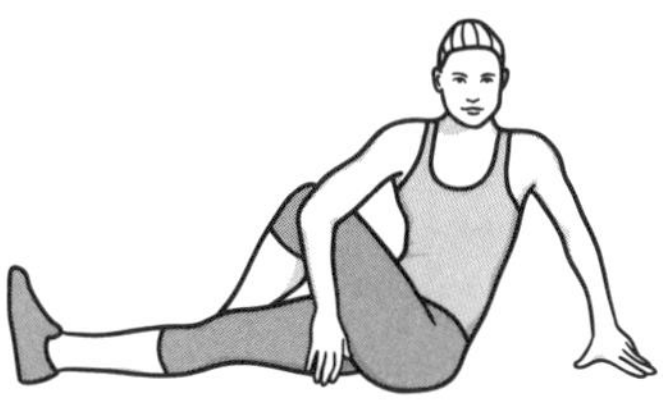

4 Gesäßdehnung im Sitzen

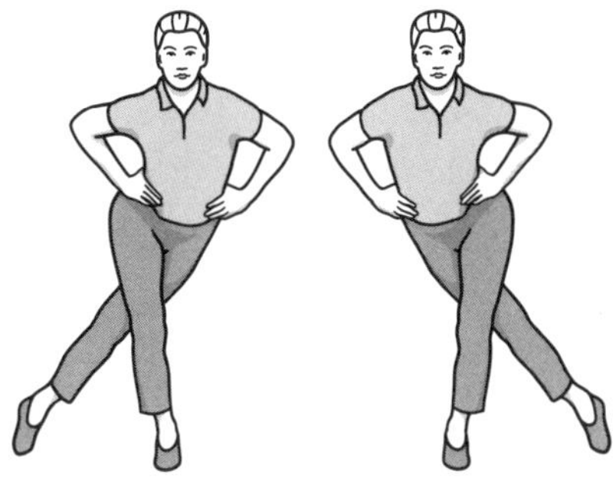

5 Hüftadduktion

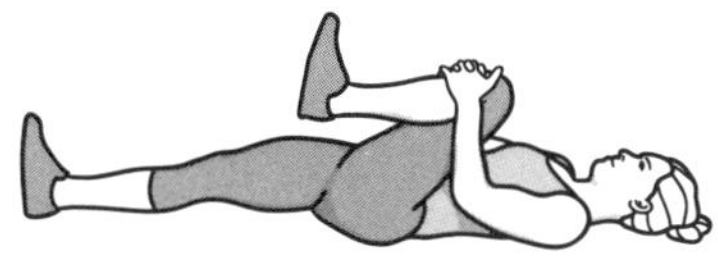

6 Hüftbeugung

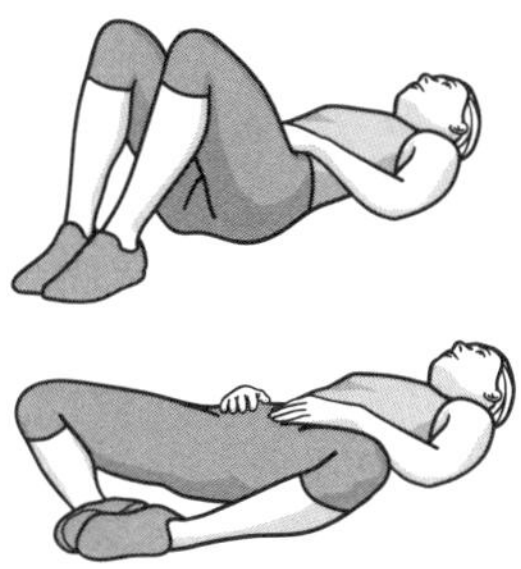

7 Hüfte abspreizen

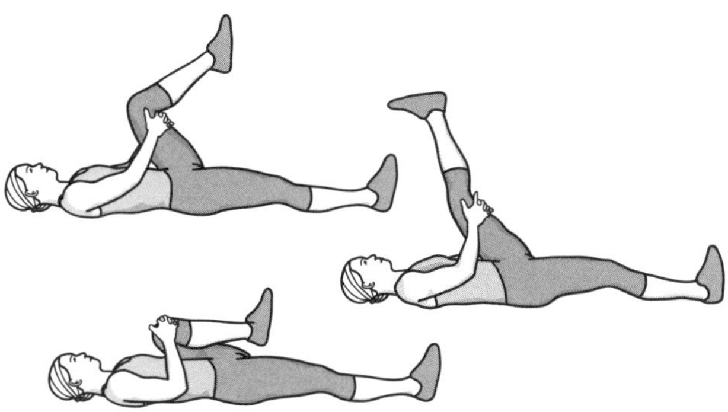

8 Beinmobilisation

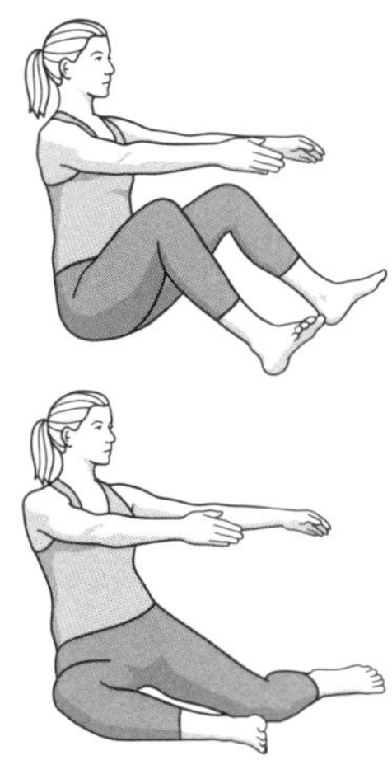

9 Hüftdrehung
zum Seitsitz

Die Übungen

3

Übungen im Stehen

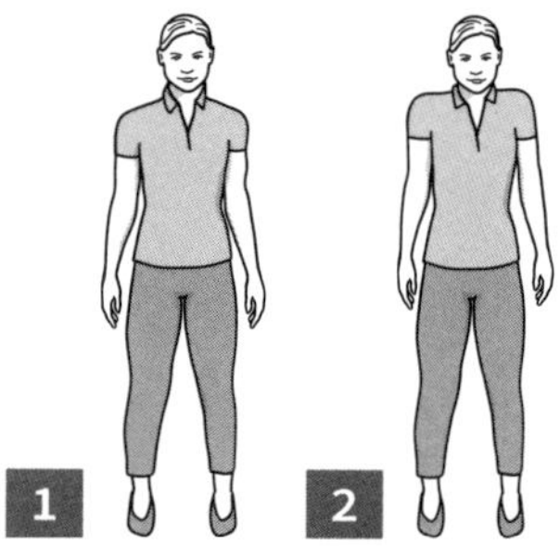

Schulterheben

1. Im Stand die Füße etwa schulterbreit aufstellen und die Arme locker neben dem Körper halten. Dabei die Wirbelsäule aufgerichtet lassen.
2. Beide Schultern nach oben anheben, die Arme bleiben seitlich am Körper und bewegen sich mit den Schultern leicht nach oben. Danach beide Arme wieder kontrolliert in die Ausgangsposition herablassen.

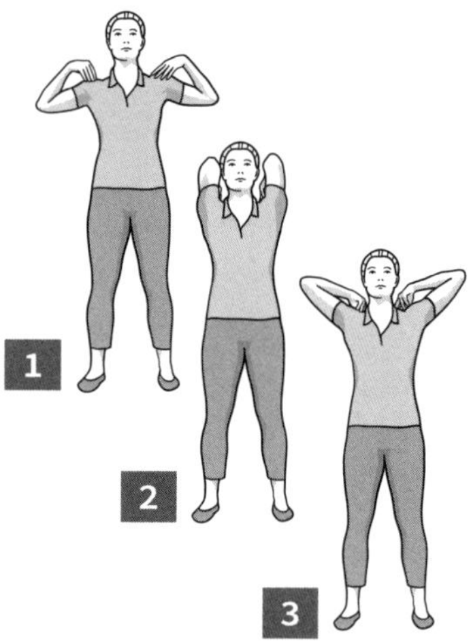

Schulterkreisen

1. Die Hände an die Schultern bringen, die Ellbogen zeigen dabei zur Seite. Der Oberkörper bleibt aufgerichtet, während die Arme kreisende Bewegungen nach hinten durchführen.
2. Die Ellbogen vor die Brust nach innen holen und nach oben anheben, bis sich die Oberarme nahezu neben dem Kopf befinden.
3. Im letzten Schritt vervollständigen die Ellbogen den Kreis weiter nach hinten, bevor sie wieder in der Ausgangsposition ankommen.

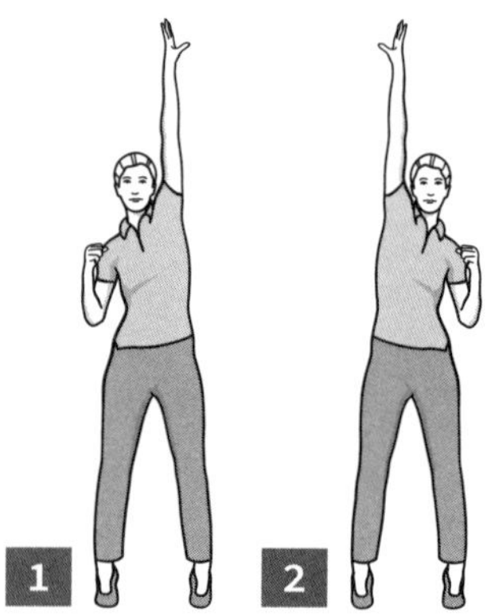

Armstrecken mit Rumpfneigung

1. Beide Hände auf den Schultern anlegen. Nun den Oberkörper nach rechts neigen, während die rechte Hand auf der Schulter bleibt und der Arm den Oberkörper verstärkt in die Seitneigung zieht. Den linken Arm nach oben strecken.
2. Nun dieselbe Bewegung auf der anderen Seite wiederholen. Den rechten Arm nach oben strecken, während der linke Arm die Seitneigung des Oberkörpers nach links verstärkt.

Schulterzug

1. Im aufrechten Stand beide Arme nach oben strecken und dabei neben den Ohren halten. Dabei die Wirbelsäule möglichst aufgerichtet halten.
2. Nun beide Arme nach unten hinten bewegen, bis die Ellbogen knapp unterhalb der Schulterhöhe angekommen sind. Dabei bewegen sich die Ellbogen auch etwas hinter die Schulter.

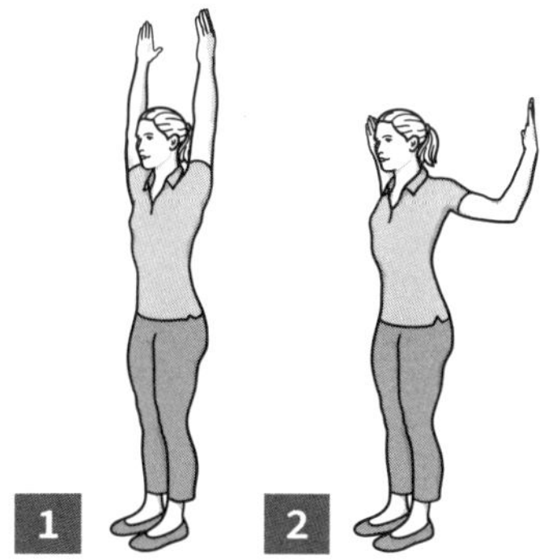

Armdrehung

1. Den rechten Arm seitlich auf Schulterhöhe nach außen strecken. Dabei zeigt die Handinnenfläche nach oben. Stell dir vor, du hast ein Glas auf deiner Handinnenfläche stehen, das während der gesamten Übung dort stehen bleiben soll.
2. Nun den Arm über den Kopf zur Gegenseite bringen. Dabei zeigt die Handinnenfläche weiter konstant nach oben, und der Oberkörper neigt sich nach links. Den Arm wieder in die Ausgangsposition zurückbringen.
3. Anschließend den Arm seitlich am Oberkörper vorbei nach hinten drehen, wobei die Handinnenfläche weiterhin nach oben zeigt. Dabei darf der Oberkörper etwas nach vorne genommen werden. Danach wieder zurück in die Ausgangsposition gehen. Die Bewegungen im Anschluss daran mit dem anderen Arm durchführen.

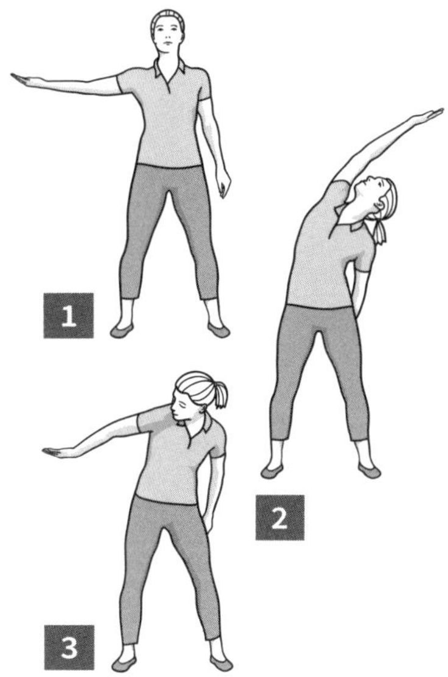

Armpendel

1. Im Stand die Arme gegengleich nach vorne und hinten schwingen. Zunächst den linken Arm nach vorne und den rechten Arm seitlich am Körper vorbei nach hinten schwingen lassen.
2. Am Ende der ersten Schwungbewegung setzt die Gegenbewegung ein. Nun den linken Arm nach hinten und den rechten Arm nach vorne schwingen. Es soll zu einem fließenden Wechsel in der Schwungbewegung kommen.

Info: Die Größe der Schwungbewegung kann individuell bestimmt und auch begrenzt werden.

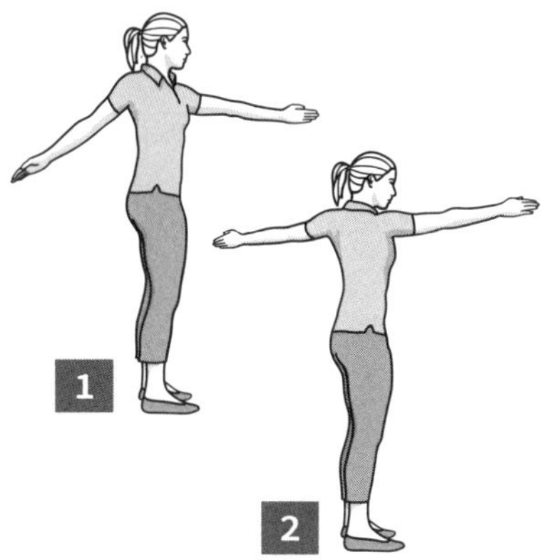

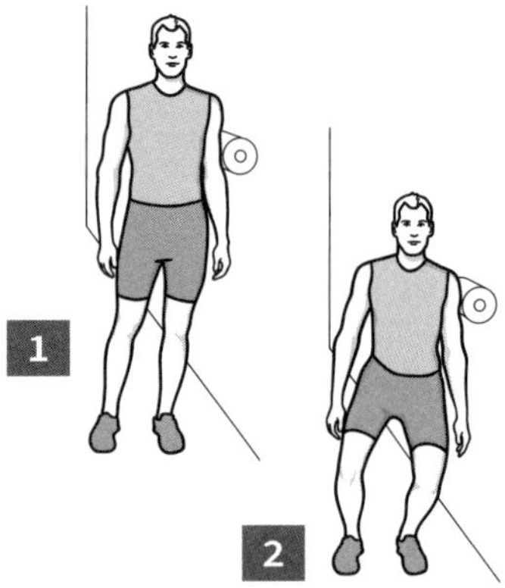

Schulterrollout

1. Eine Faszienrolle zwischen dem Oberarm und der Wand positionieren.
2. Mit einer Kniebeuge den Arm an der Wand absenken, wobei sich die Rolle am Arm entlang nach oben zur Schulter bewegt. So kann der seitliche Oberarm ausgerollt werden. Während der Rollbewegung kann der Arm auch etwas nach innen oder außen gedreht werden. So ändern sich die Kontaktpunkte, und das Rollout wird variabler. Die Übung mit der anderen Körperseite wiederholen.

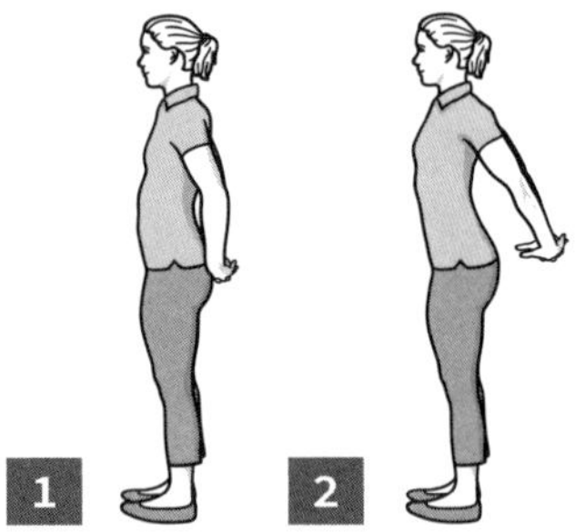

Brustdehnung

1. Im aufrechten Stand die Hände hinter dem Rücken fassen. Dabei beide Schultern nach hinten halten.
2. Nun beide Arme vom Rücken abheben und vom Körper weg nach hinten bewegen. Die Dehnung kann für 15–25 Sekunden gehalten werden. Alternativ kann man sich auch 15- bis 25-mal federnd in die Endposition hineinbewegen.

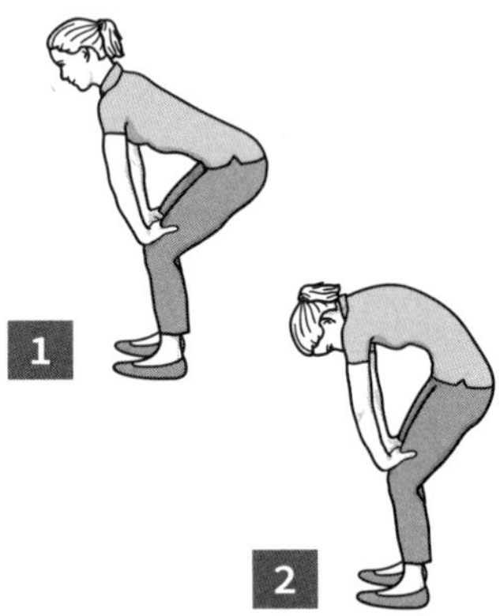

Rückendehnung im Stand

1. In der Ausgangsposition den Oberkörper nach vorne neigen und die Hände auf den Oberschenkeln abstützen, wobei die Finger Richtung Körper zeigen. Dabei den Oberkörper lang gestreckt halten.
2. Die Schultern nach vorne nehmen und den Rücken rund nach oben wölben. Danach den Rücken wieder in die gestreckte Ausgangsposition zurückbringen. Ein rhythmischer Wechsel zwischen der runden und der gestreckten Position soll hier angestrebt werden. Die Dehnung kann für 15–25 Sekunden gehalten werden. Alternativ kann man sich auch 15- bis 25-mal federnd in die Endposition hineinbewegen.

Schulterdehnung vorne

1. Den linken Arm vor dem Oberkörper auf die Gegenseite bringen und mit der rechten Hand den linken Arm an der Außenseite des Oberarms halten. Die linke Schulter dabei nicht nach oben ziehen.
2. Nun den linken Arm strecken und diesen mit der rechten Hand verstärkt an den Oberkörper pressen. Die Dehnung kann für 15–25 Sekunden gehalten werden. Alternativ kann man sich auch 15- bis 25-mal federnd in die Endposition hineinbewegen. Danach dieselbe Dehnung auch für den rechten Arm durchführen.

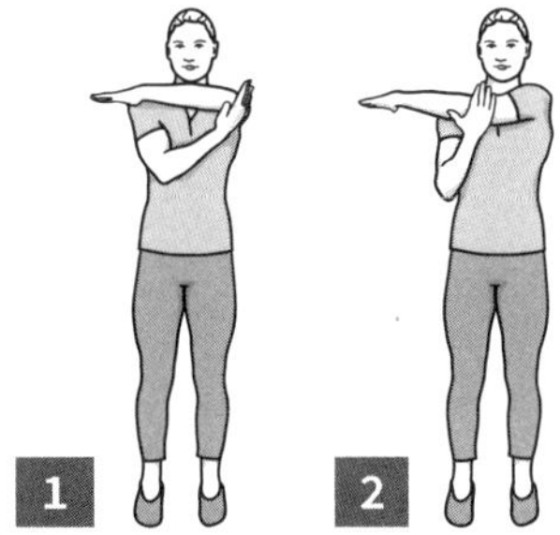

Schulterdehnung hinten

Im Stand den linken Arm hinter den Kopf bringen. Dabei mit der rechten Hand den linken Ellbogen halten. Nun den linken Oberarm zum Kopf hinziehen. Die Dehnung kann für 15–25 Sekunden gehalten werden. Alternativ kann man sich auch 15- bis 25-mal federnd in die Endposition hineinbewegen. Dieselbe Bewegung anschließend mit dem anderen Arm durchführen.

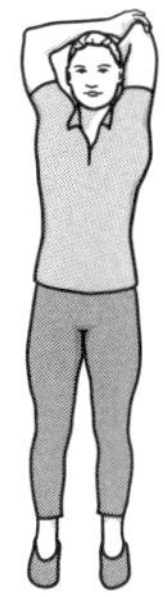

Rumpfdehnung seitlich

1. Im aufrechten Stand die rechte Hand in die Hüfte stemmen und gleichzeitig den linken Arm nach oben anheben.
2. Den Oberkörper nun zur rechten Seite neigen und dabei den linken Arm lang nach oben strecken. So werden die linke Flanke und die Schulter gedehnt. Die Dehnung kann für 15–25 Sekunden gehalten werden. Alternativ kann man sich auch 15- bis 25-mal federnd in die Endposition hineinbewegen. Die Übung anschließend auf der anderen Seite wiederholen.

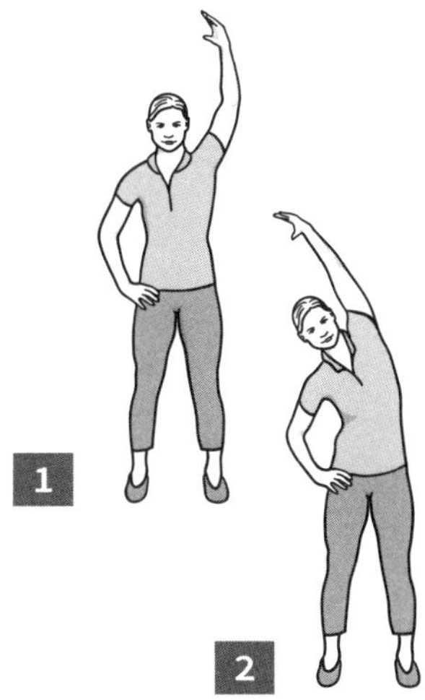

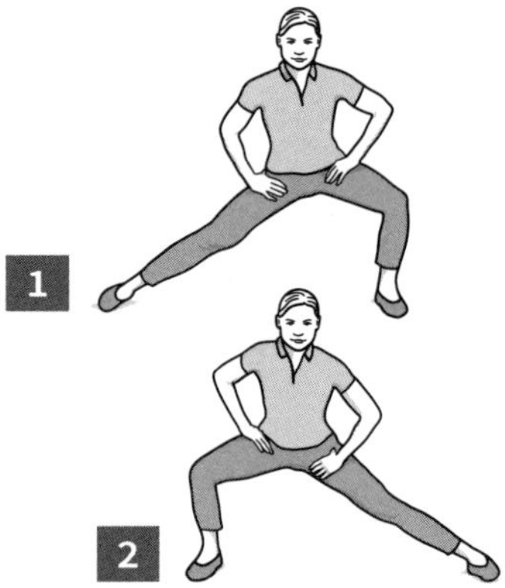

Hüftdehnung im Stand

1. Im gegrätschten Stand beide Hände in die Leiste stützen und das Körpergewicht auf die linke Seite verlagern. Dabei gleichzeitig das linke Knie beugen und darauf achten, dass das rechte Bein durchgestreckt ist. So können die Leiste und die Innenseite des rechten Oberschenkels gedehnt werden.
2. Das Körpergewicht anschließend auf die rechte Seite bringen und die Dehnung für die andere Seite durchführen. Die Dehnung kann auf jeder Seite für 15–25 Sekunden gehalten werden. Alternativ kann man sich auch 15- bis 25-mal federnd in die Endposition hineinbewegen.

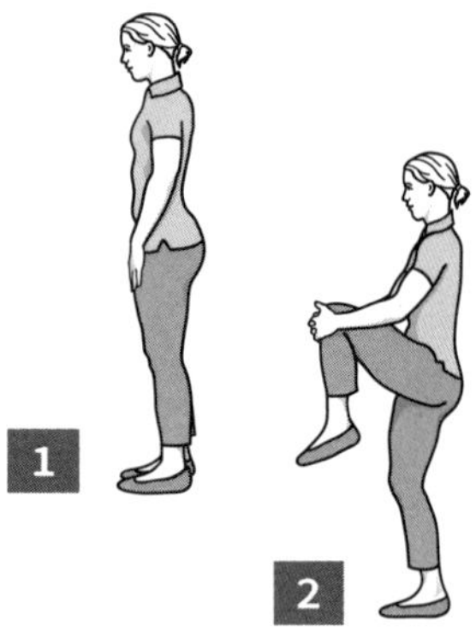

Gesäßdehnung im Stand

1. Im Stand den Rücken gerade aufrichten und mit einer leichten Anspannung die Bauchmuskeln stabilisieren.
2. Nun das linke Bein anheben und dieses mit beiden Händen am Knie festhalten. Dabei den Oberschenkel zum Oberkörper heranziehen. Die Dehnung kann für 15–25 Sekunden gehalten werden. Alternativ kann man sich auch 15- bis 25-mal federnd in die Endposition hineinbewegen. Danach die Bewegung auch auf der anderen Seite durchführen.

Tipp: Durch Festhalten an einer Tischplatte oder Stuhllehne kann der Stand zusätzlich stabilisiert werden.

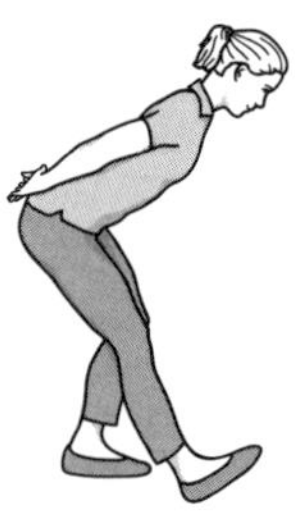

Waden- und Oberschenkeldehnung

Im Stand den Oberkörper nach vorne neigen, das linke Bein leicht beugen und die Arme auf den Rücken legen. Nun das rechte Bein nach vorne aufstellen und die Zehen anheben. Dann den rechten Fußrücken zum Unterschenkel ziehen und dabei das Knie durchstrecken. Die Dehnung kann für 15–25 Sekunden gehalten werden. Alternativ kann man sich auch 15- bis 25-mal federnd in die Endposition hineinbewegen. Im Anschluss daran die Übung auch mit dem anderen Bein durchführen.

Hüftdehnung

1. Im Kniestand das rechte Bein vorne aufstellen. Die linke Hand auf die linke Hüfte und die rechte Hand auf den rechten Oberschenkel legen.
2. Bei aufrechtem Oberkörper nun das Becken nach vorne verlagern, bis in der linken Leiste und am linken Oberschenkel eine Dehnung entsteht. Die Dehnung kann für 15–25 Sekunden gehalten werden. Alternativ kann man sich auch 15- bis 25-mal federnd in die Endposition hineinbewegen. Dann diese Übung auch mit dem anderen Bein durchführen.

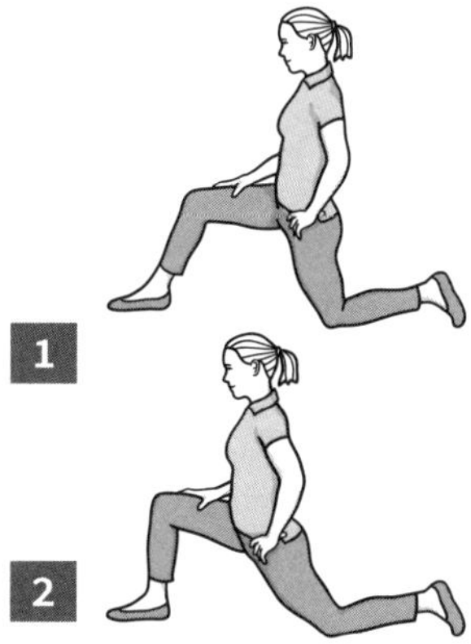

Kreuzheben

1. In jede Hand eine Hantel nehmen. Im hüftbreiten Stand den Oberkörper nach vorne neigen und die Hanteln etwa auf Kniehöhe halten. Dabei den Rücken gestreckt lassen.
2. Nun den Oberkörper senkrecht aufrichten und die Hanteln dabei bis auf Hüfthöhe anheben.

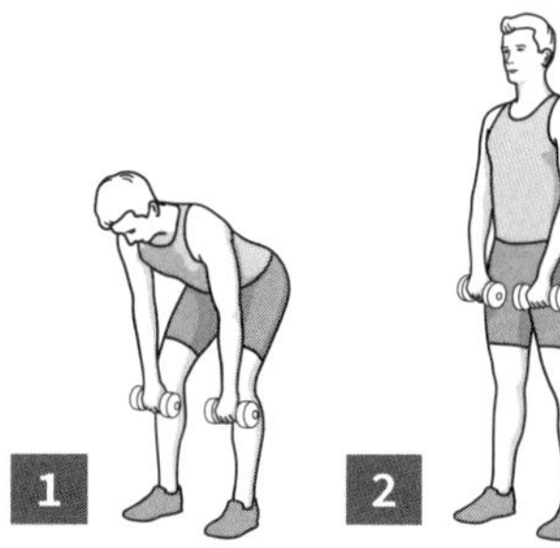

Rudern im Stand

1. In jede Hand eine Hantel nehmen. Im hüftbreiten Stand den Oberkörper nach vorne neigen und die Hanteln seitlich der Oberschenkel auf Kniehöhe halten.
2. Den Oberkörper in der Ausgangsposition halten und dabei gleichzeitig beide Arme beugen und die Hanteln zum Oberkörper heranziehen.

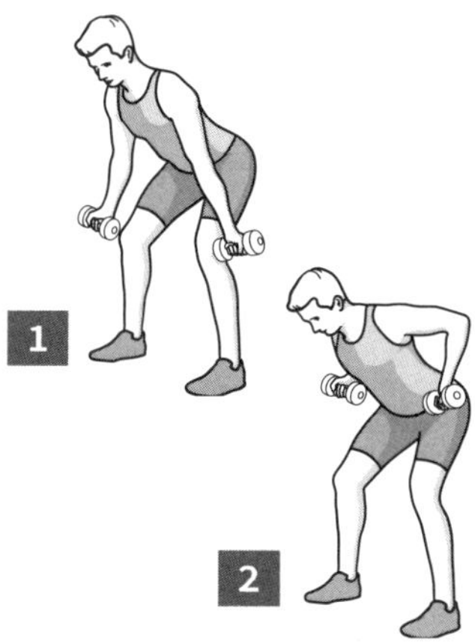

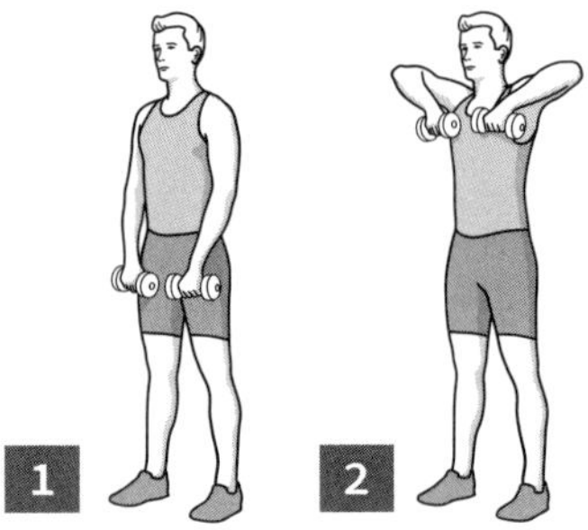

Frontheben

1. In jede Hand eine Hantel nehmen. Beide Hanteln vor dem Körper auf Hüfthöhe halten. Dabei den Oberkörper aufgerichtet halten und die Bauchmuskeln etwas anspannen.
2. Beide Hanteln nun auf Brusthöhe anheben. In der Endposition sind die Ellbogen höher als die Hanteln.

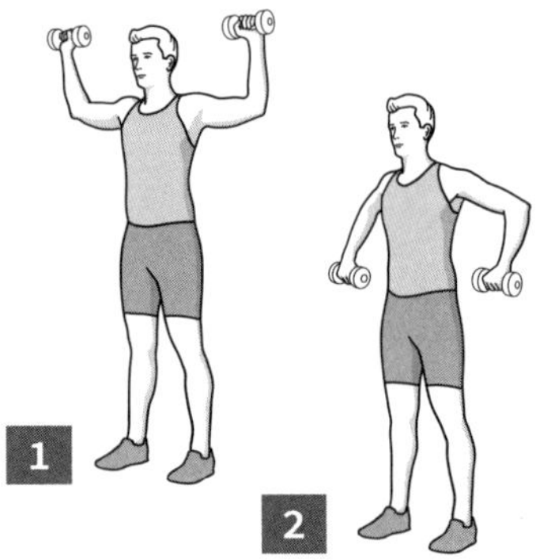

Schulterdrehen

1. In jede Hand eine Hantel nehmen. Die Hanteln im Stand auf Kopfhöhe halten. Dabei sind die Ellbogen in einem 90°-Winkel gebeugt, und der Oberkörper wird durch Anspannen der Bauchmuskeln in der Aufrichtung stabilisiert.
2. Unter Beibehaltung der 90°-Position der Ellbogen nun die Hanteln nach vorne unten bis auf Höhe der Taille bewegen. Dabei die Schultern nach vorne drehen. Dann wieder zurück in die Ausgangsposition gehen.

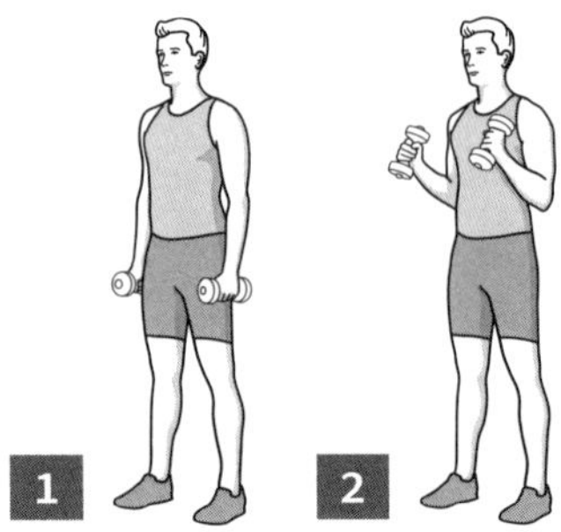

Bizepscurl

1. In jede Hand eine Hantel nehmen. Beide Hanteln vor dem Körper auf Hüfthöhe halten. Dabei zeigen die Daumen nach vorne, und der Oberkörper bleibt aufgerichtet.
2. Beide Ellbogen beugen und die Hanteln damit anheben. Während der gesamten Bewegung zeigen die Daumen nach oben. Danach zurück in die Ausgangsposition gehen.

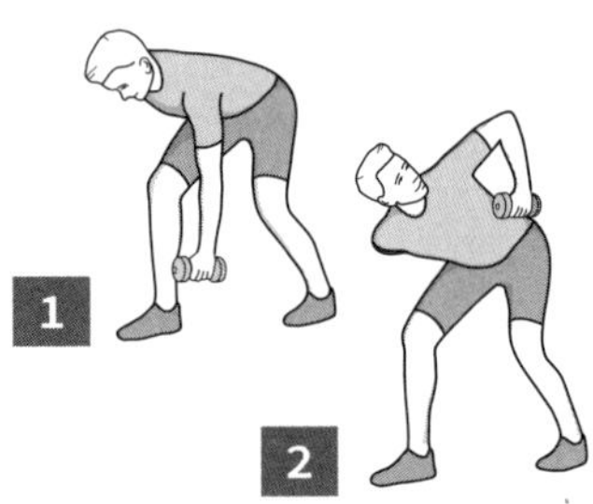

Einarmiges Rudern

1. Eine Hantel in die linke Hand nehmen. In Schrittposition den Oberkörper nach vorne neigen und dabei das Körpergewicht auf das vordere Bein verlagern. Die Hantel mit der linken Hand unterhalb des Knies halten.
2. Nun den Ellbogen beugen, nach oben ziehen und damit die Hantel seitlich am Oberkörper vorbei anheben. Anschließend diese Übung auch mit dem rechten Arm durchführen.

Kniebeugen mit Gewichten

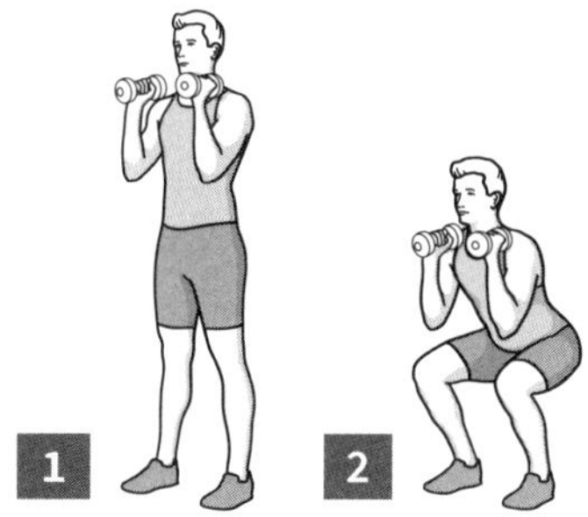

1. In jede Hand eine Hantel nehmen. Im aufrechten Stand die Hanteln auf Schulterhöhe halten. Dabei sind die Füße etwas mehr als hüftbreit auseinander aufgestellt.
2. Nun wiederholt im Wechsel Kniebeugen durchführen und wieder in die Ausgangsposition zurückkehren. Während der ganzen Übung die Hanteln in der Position halten.

Schulterdrücken mit Gewichten

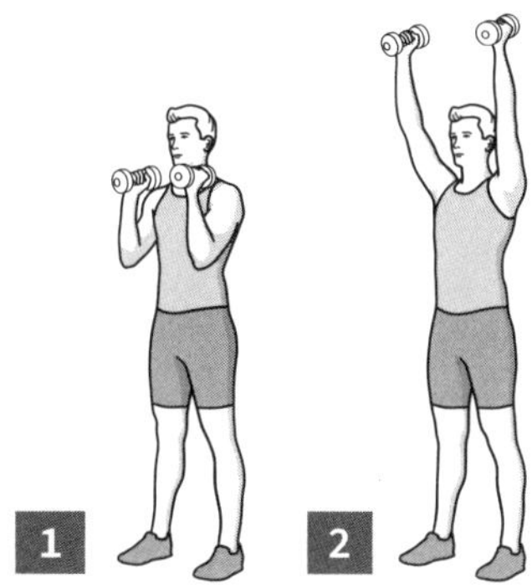

1. In jede Hand eine Hantel nehmen. Im hüftbreiten Stand bei aufgerichtetem Oberkörper die Hanteln auf Schulterhöhe halten.
2. Nun beide Arme seitlich am Kopf vorbei nach oben strecken und wieder in die Ausgangsposition ablassen.

Ausfallschritt mit Gewichten

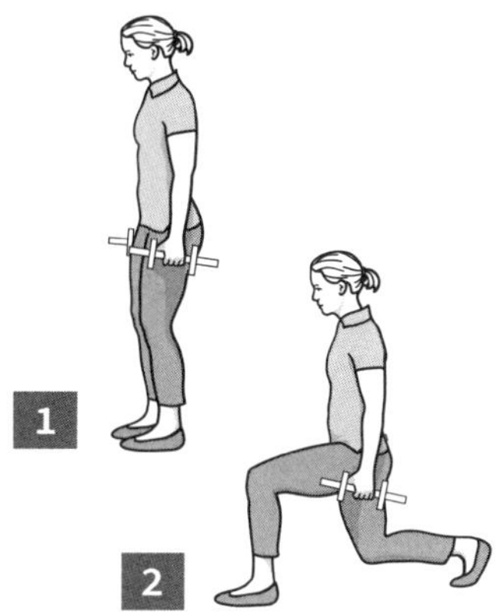

1. In jede Hand eine Hantel nehmen. In der Ausgangsposition im aufrechten Stand die Hanteln seitlich am Körper, etwa auf Hüfthöhe, halten.
2. Nun das linke Bein nach vorne setzen und eine Kniebeuge durchführen. Danach wieder in die Ausgangsposition zurückgehen und die Übung erneut starten. Nach den Wiederholungen die Übung auch mit dem anderen Bein durchführen.

Tipp: Alternativ kann der Ausfallschritt auch nach hinten durchgeführt werden.

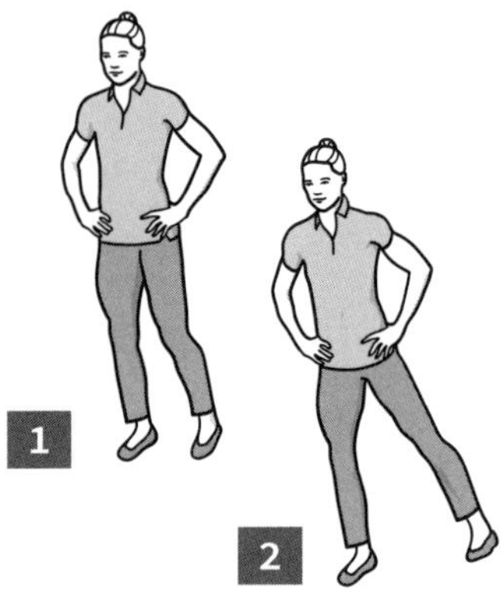

Hüftabduktion

1. In einem hüftbreiten Stand beide Hände in die Seite stemmen, dabei den Oberkörper aufgerichtet halten.
2. Nun das linke Bein seitlich anheben und bis etwa 45° nach außen abspreizen. Danach das Bein zurück in die Ausgangsposition führen. Anschließend die Übung auch mit dem anderen Bein durchführen.

Tipp: Bei unsicherem Stand kann man sich auch an einem Tisch oder einer Stuhllehne festhalten.

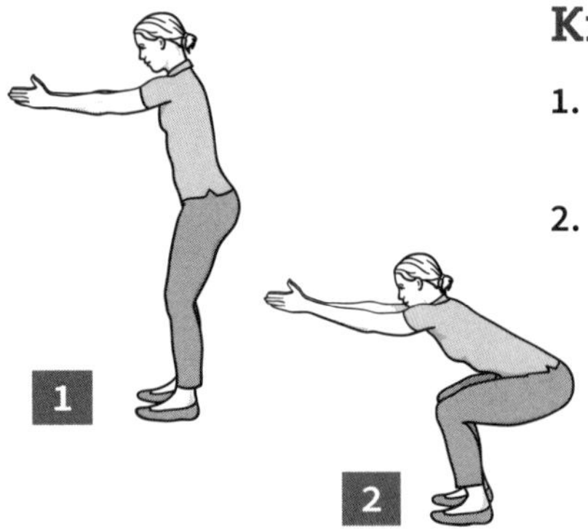

Kniebeugen

1. Im aufrechten Stand und mit aufgerichtetem Rücken beide Arme nach vorne gestreckt halten.
2. Nun eine Kniebeuge durchführen und dabei die Hüfte etwa bis auf Kniehöhe absenken. Darauf achten, dass die Knie senkrecht über den Fersen bleiben.

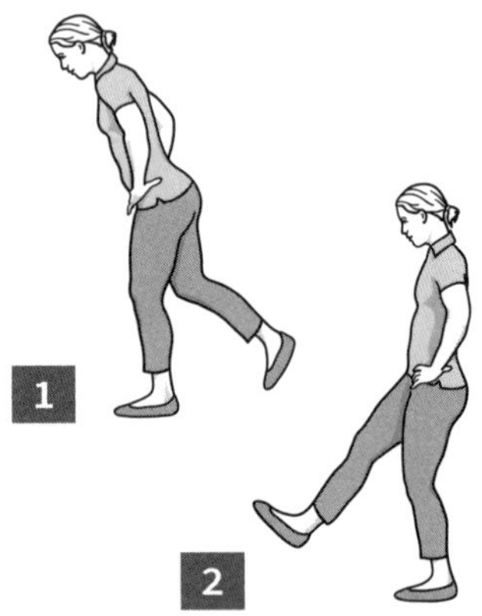

Beinpendel

1. Im aufrechten Stand das rechte Bein nach hinten anheben. Dabei die Hände seitlich an der Taille anlegen, da dies das Aufrichten des Oberkörpers unterstützt.
2. Nun das rechte Bein wiederholt nach vorne und wieder nach hinten durchschwingen. Während der Übung sollte der Oberkörper aufgerichtet bleiben. Die Übung anschließend auch mit dem linken Bein durchführen.

Tipp: Bei unsicherem Stand kann man sich auch an einem Tisch oder einer Stuhllehne festhalten.

Ausfallschritt mit Oberkörperdrehung

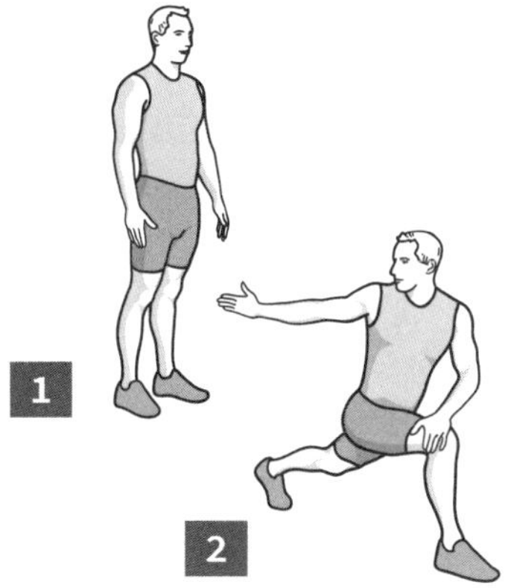

1. Im aufrechten Stand den Oberkörper durch Anspannen der Bauchmuskulatur stabil halten.
2. Nun einen Ausfallschritt mit dem rechten Bein nach vorne ausführen. Dabei mit der linken Hand die Außenseite des rechten Oberschenkels greifen, den Oberkörper nach rechts drehen und den rechten Arm nach hinten strecken. Wenn die Bewegung stabil durchgeführt werden kann, kann der Ausfallschritt vergrößert werden. Anschließend die Übung auch mit dem anderen Bein durchführen.

Knieheben an der Wand

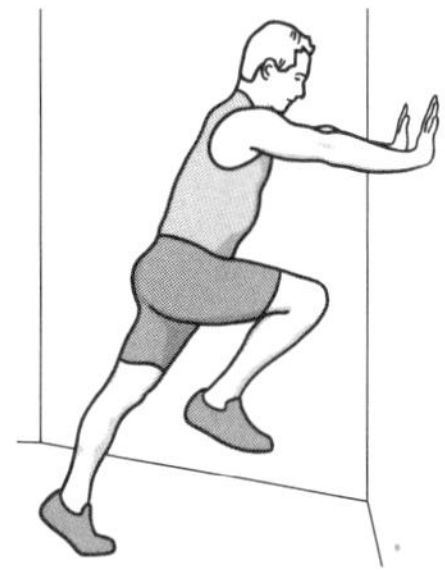

Im Stehen beide Arme etwa auf Schulterhöhe an der Wand abstützen, die Finger zeigen nach oben. Die Füße stehen etwa 2–3 Fußlängen von der Wand entfernt. Nun ein Knie wiederholt bis auf Hüfthöhe anheben und wieder absenken. Anschließend die Übung auch mit dem anderen Bein durchführen.

Knieheben

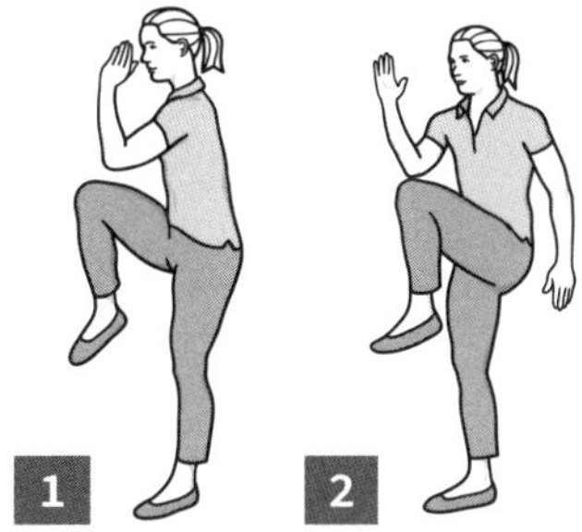

1. Im Stand das rechte Bein anheben und dabei den linken Ellbogen zum rechten Knie führen. Ellbogen und Knie müssen sich dabei nicht berühren, es genügt, wenn sie sich aufeinander zubewegen.
2. Die Übung mit der anderen Diagonalen, also durch Anheben des linken Beins und rechten Arms, wiederholen.

Auf der Stelle hüpfen

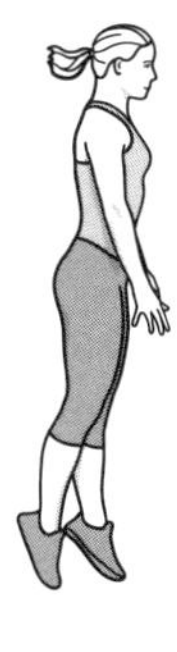

Im Stehen mit beiden Beinen vom Boden abspringen und nach einer kurzen Flugphase wieder beidbeinig landen.

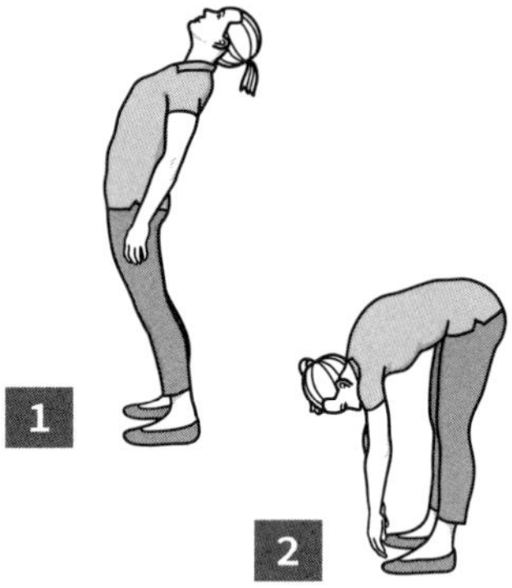

Rückneigen und vorbeugen

1. In der Ausgangsposition in einem aufrechten Stand den Oberkörper nach hinten neigen und dabei den Kopf ebenfalls mit nach hinten bewegen. Es soll eine harmonische Biegung der Wirbelsäule vom Kopf bis über das Becken hinaus entstehen. Danach wieder in die Ausgangsposition zurückgehen.
2. Im zweiten Teil der Übung geht es in die Gegenrichtung. Dazu den Oberkörper bei gestreckten Knien nach vorne beugen und dabei versuchen, mit den Fingern die Füße zu berühren.

Info: Mit zunehmender Wiederholung werden die Bewegungen elastischer und größer.

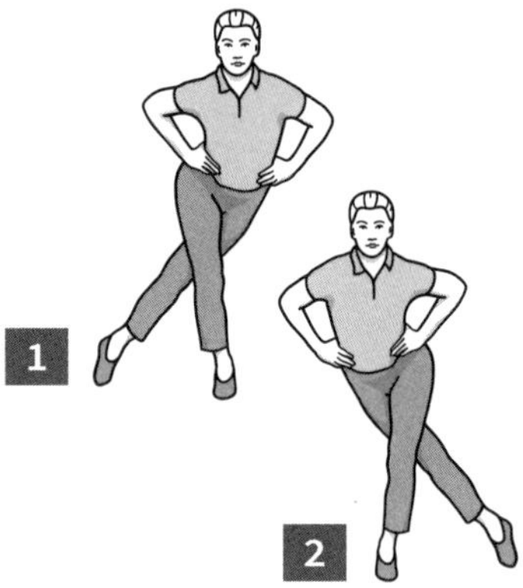

Hüftadduktion

1. Im breitbeinigen Stand beide Hände in die Taille stemmen und den Oberkörper aufrichten. Während der gesamten Bewegung wird die Bauchmuskulatur zur Stabilisation leicht angespannt. Nun das linke Bein hinter dem rechten Bein zur Gegenseite führen und mit den Zehenspitzen der Boden antippen. Danach wieder in die Ausgangsposition zurückgehen.
2. Nun die Übung zur anderen Seite hin ausführen, dabei quert das rechte Bein hinter dem linken Bein die Körpermitte und die Zehenspitzen tippen wieder auf den Boden.

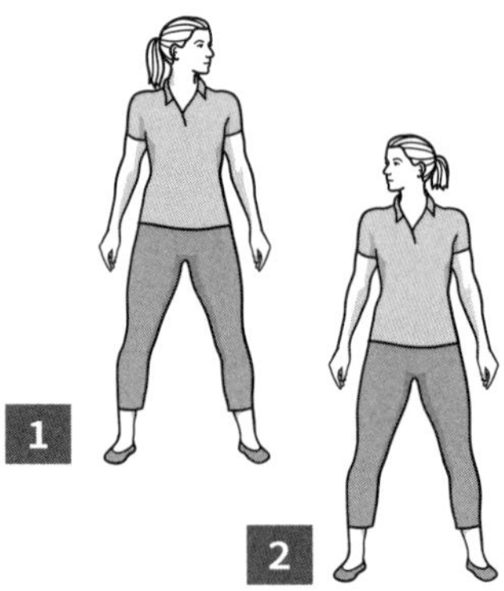

Kopfdrehen

1. Bei aufrechtem Stand die Füße etwa schulterbreit aufstellen und den Rücken aufgerichtet halten. Nun den Kopf kontrolliert nach links drehen und anschließend wieder in die Mittelposition zurückdrehen.
2. Danach die Übung zur anderen Seite hin ausführen und dabei den Kopf nach rechts drehen.

Info: Mit der Zeit wird die Bewegungsfreiheit besser und die Spannung reduziert sich.

Tiefe Hocke mit Oberkörperdrehung

1. In der tiefen Hocke die Hände vor dem Körper aneinanderlegen und beide Ellbogen gegen die Innenseiten der Knie drücken.
2. Nun die linke Hand lösen und diese vor dem Fuß auf dem Boden ablegen, alternativ kann sie auch auf dem Oberschenkel oder dem Knie abgestützt werden. Gleichzeitig den Oberkörper aktiv etwas nach rechts drehen und den rechten Arm nach hinten oben strecken. Diese Bewegung anschließend mit der anderen Seite wiederholen.

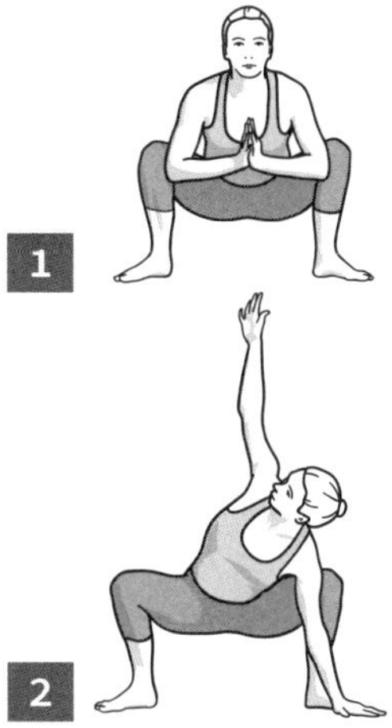

Kniebeugen mit Stuhl

1. Mit beiden Armen an einer Stuhllehne festhalten, den Rücken aufrichten und die Bauchmuskeln etwas anspannen.
2. Nun mit beiden Beinen eine Kniebeuge durchführen und danach wieder in die Ausgangsposition aufrichten.

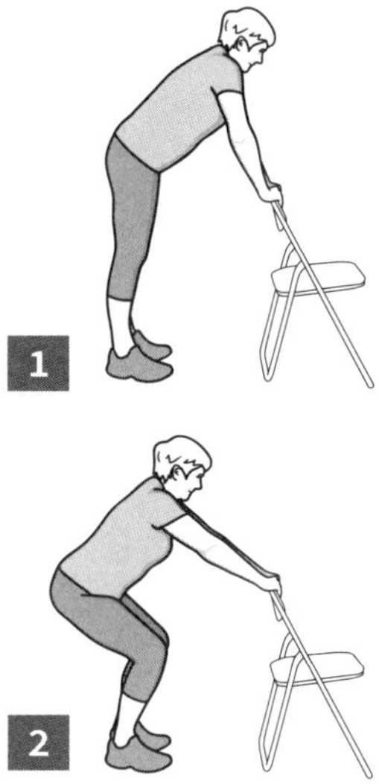

Zehenstand

1. Im aufrechten Stand die Füße etwa eine Fußbreite auseinander aufstellen. Dabei den Rücken aufgerichtet und die Knie gestreckt halten. Das Körpergewicht gleichmäßig auf beide Fußflächen verteilen.
2. Nun zunächst das Körpergewicht nach vorne auf die Zehenballen verlagern und die Fersen so weit wie möglich vom Boden anheben. Danach die Fersen wieder kontrolliert absetzen und die Übung wiederholen.

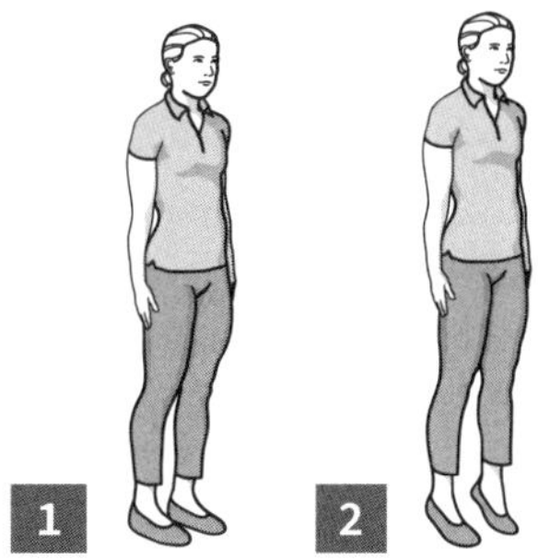

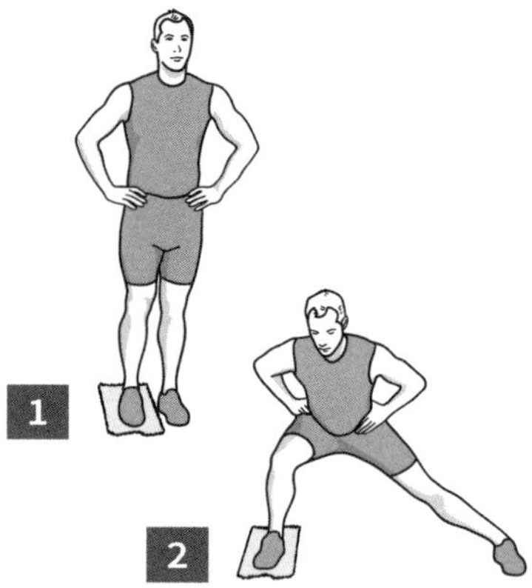

Beinschieben mit Handtuch

1. Ein Handtuch auf den Boden legen und den rechten Fuß daraufstellen, während das linke Bein Bodenkontakt hat. Die Hände können zur Stabilisierung seitlich in die Taille gestemmt werden, und der Rücken wird aufrecht gehalten.
2. Das linke Bein bleibt während der gesamten Übung gestreckt und steht fest auf dem Boden. Nun das Handtuch mit dem aufgestellten rechten Bein seitlich nach außen schieben. Das Bein dabei nur so weit nach außen schieben, dass das Handtuch auch wieder zurück in die Ausgangsposition gebracht werden kann. Dabei kann das linke rechte Knie gebeugt werden, wenn es die Flexibilität erlaubt. Ansonsten bleiben beiden Beine stets gestreckt. Nnschließend die Übung auch mit dem linken Bein auf dem Handtuch zur Gegenseite durchführen.

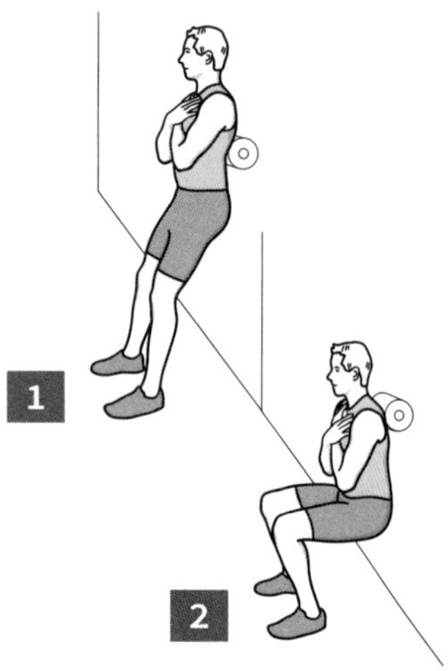

Rückenrollout an Wand

1. Aufrecht mit dem Rücken zu einer Wand hinstellen. Eine Faszienrolle zwischen dem Rücken und der Wand halten. Je nachdem, welcher Teil des Rückens ausgerollt werden soll, muss die Höhe der Rolle entsprechend angepasst werden. Die Füße stehen 1–2 Fußlängen von der Wand entfernt, die Hände sind vor der Brust verschränkt. Je weiter die Füße von der Wand entfernt stehen, desto größer wird der Druck in die Rolle.
2. Nun die Faszienrolle über den Rücken rollen, indem die Knie gebeugt werden. Der Oberkörper bewegt sich dabei nach unten und die Rolle am Rücken entlang nach oben.

Übungen im Sitzen

Hüftrotation

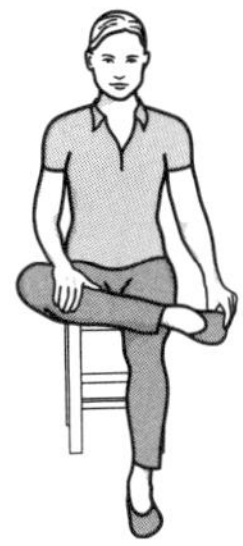

Auf einem Stuhl sitzend den rechten Fuß auf den linken Oberschenkel bringen. Diese Position kann mit den Händen unterstützt werden: mit der linken Hand den aufgelegten Fuß halten und mit der rechten Hand das rechte Knie so weit nach außen drücken, bis der Oberschenkel nahezu horizontal liegt. Am Bewegungsende können dynamische Wippbewegungen durchgeführt werden. Die Übung anschließend mit dem anderen Bein wiederholen.

Rückenrubbeln

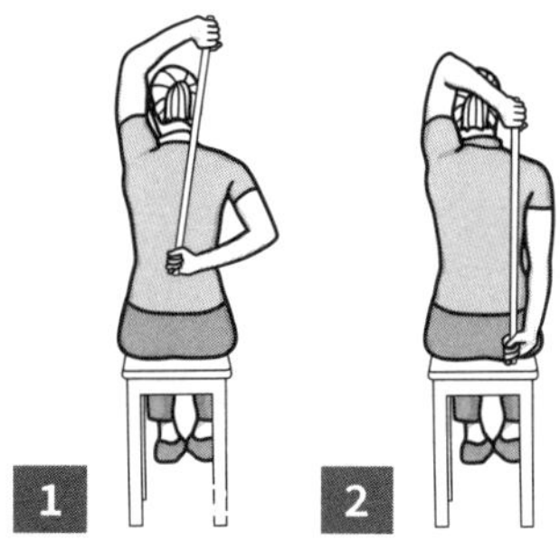

1. Auf einem Hocker sitzend ein Seil oder Handtuch mit der linken Hand hinter dem Kopf und mit der rechten Hand hinter dem Rücken greifen und festhalten. Nun den linken Arm nach oben strecken und durch Nachgeben des rechten Arms das Handtuch über den Rücken ziehen.
2. Anschließend den rechten Arm wieder nach unten strecken, sodass das Handtuch in die Ausgangsposition zurückkommt. Die Übung anschließend in der anderen Diagonalen, mit dem rechten Arm oben und dem linken Arm unten, durchführen.

Nacken beugen und strecken

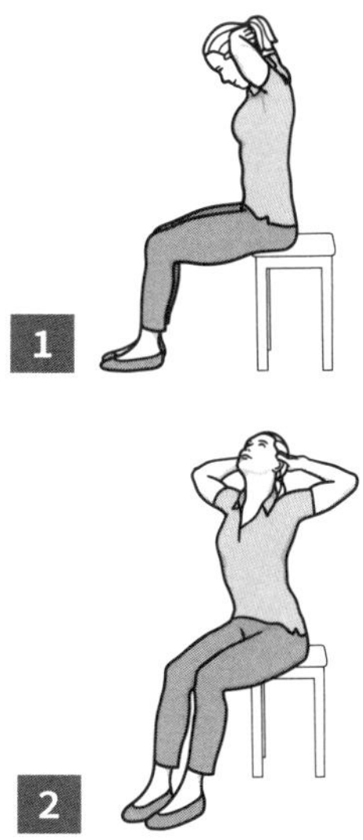

1. Im Sitzen auf einem Hocker beide Hände hinter dem Nacken verschränkt halten. Dann den Kopf nach vorne beugen und den Nacken rund machen.
2. Anschließend den Oberkörper und Nacken nach hinten strecken und dabei das Brustbein nach vorne anheben. Die Ellbogen nach außen bringen, ohne dabei die Hände vom Hinterkopf zu lösen. Danach wieder in die Ausgangsposition zurückgehen.

1

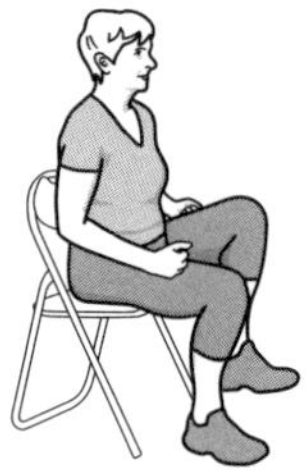

2

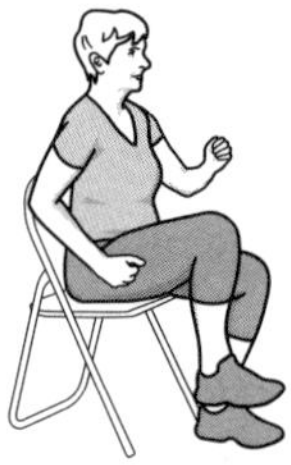

Beinheben

1. Im Sitzen auf einem Stuhl oder Hocker die Beine auf den Boden aufstellen und die Arme anwinkeln.
2. Nun abwechselnd das linke und das rechte Bein so anheben, dass der Fuß den Boden verlässt und sich der Oberschenkel von der Sitzfläche abhebt.

1

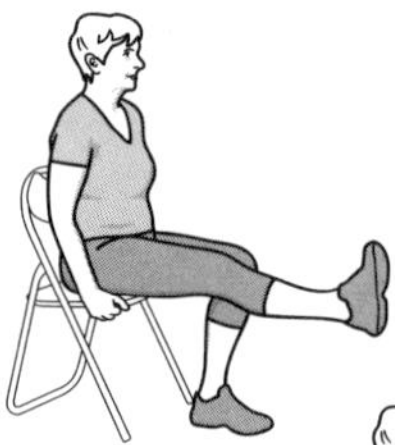

2

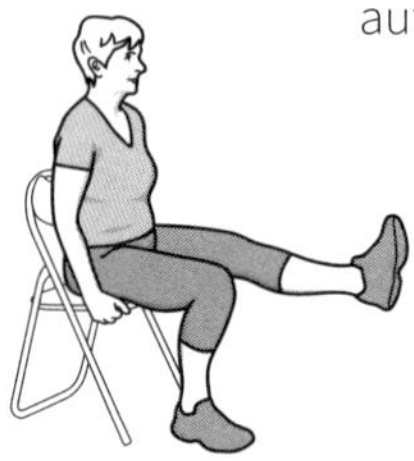

Beinstrecken

1. Auf einem Stuhl sitzend die Beine auf den Boden aufstellen und mit den Händen den Stuhlsitz greifen.
2. Nun im Wechsel das rechte und linke Bein im Kniegelenk strecken und wieder auf dem Boden absetzen. Während der Übung bleibt das Knie auf Hüfthöhe.

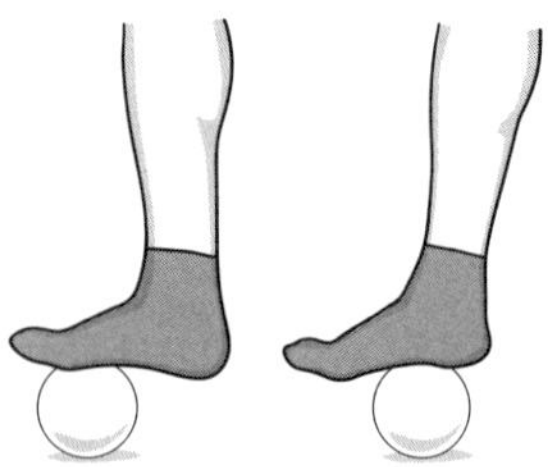

Rollout der Fußsohle

1. Auf einem Stuhl oder Hocker sitzend einen Faszienball oder alternativ einen Tennisball im Bereich des Zehenballens unter den Fuß positionieren.
2. Nun den Fuß über den Ball nach vorne rollen, bis der Ball knapp vor der Ferse angekommen ist. Dann wieder zurück in die Ausgangsposition rollen. Die Übung mit dem anderen Fuß wiederholen.

Ferse heben

1. Auf einem Stuhl sitzend die Füße flach am Boden aufstellen, sodass die gesamte Fußsohle einen gleichmäßigen Kontakt zum Boden hat.
2. Nun beide Fersen so weit wie möglich anheben und wieder in die Ausgangsposition absenken.

Tipp: Diese Übung kann auch rechts und links im Wechsel durchgeführt werden.

1

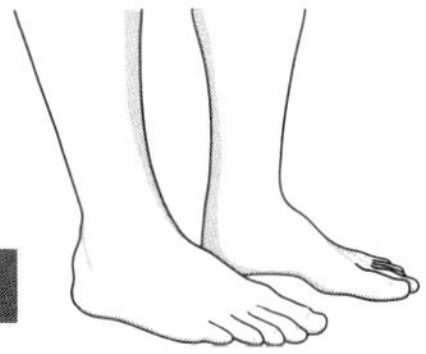

2

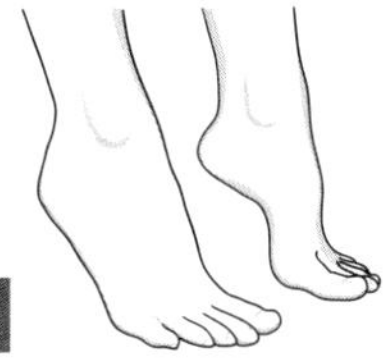

Zehen heben

1. Auf einem Stuhl sitzend die Füße flach am Boden aufstellen, sodass die gesamte Fußsohle einen gleichmäßigen Kontakt zum Boden hat.
2. Nun die Zehen und Fußrücken anheben und wieder in die Ausgangsposition absenken. Während der Bewegung bleiben die Fersen am Boden.

Tipp: Auch diese Übung kann abwechselnd rechts und links durchgeführt werden.

1

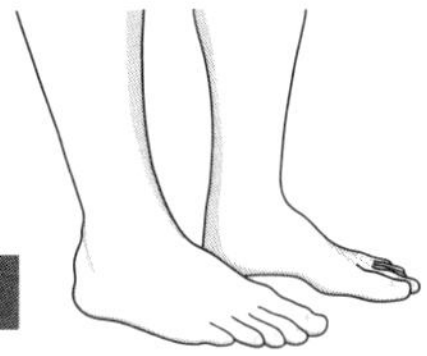

2

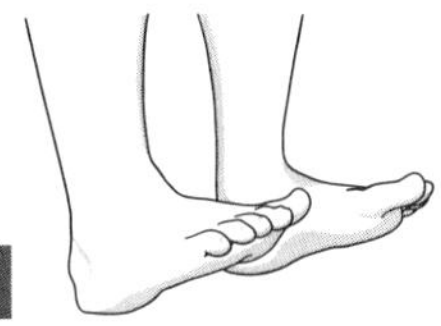

Knoten

Auf einem Stuhl oder Hocker sitzend die Füße flach am Boden aufstellen und ein dickeres Seil vor die Füße legen. Nun mit den Füßen einen Knoten in das Seil machen und wieder lösen.

Tipp: Zu Beginn kann auch ein Bademantelgürtel benutzt werden. Es ist leichter, diesen mit den Füßen zu greifen als ein dünneres Seil.

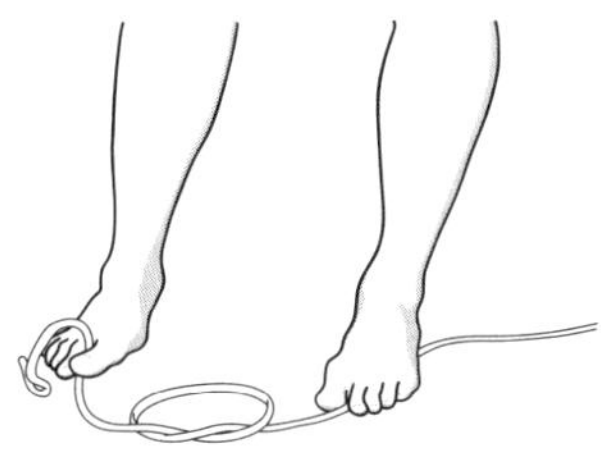

Tuch anheben

Auf einem Stuhl oder Hocker sitzend die Füße flach am Boden aufstellen und ein Tuch, wie beispielsweise ein Taschen- oder Geschirrtuch, Küchen- oder Putztuch, vor die Füße legen. Das Tuch nun mit den Zehen greifen und vom Boden abheben. Nach dem Anheben wieder loslassen und erneut greifen. Die Übung anschließend auch mit dem anderen Fuß durchführen.

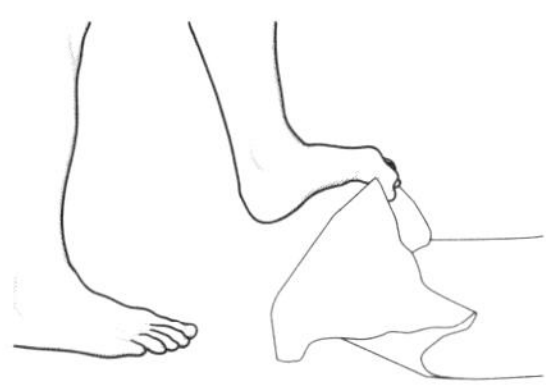

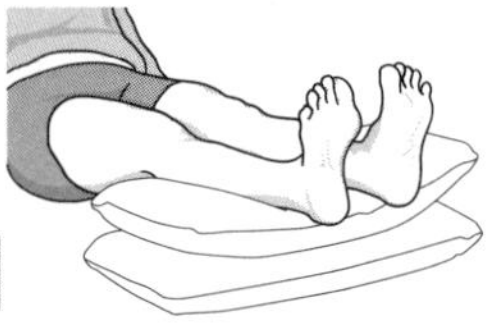

1

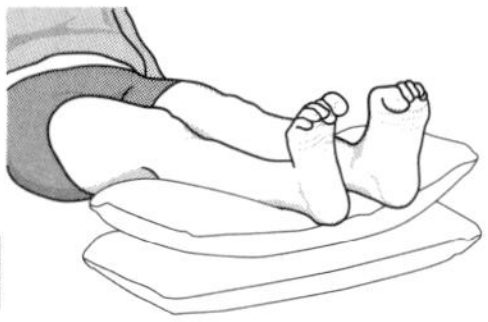

2

Zehen krallen

1. Auf dem Boden sitzend die Füße und Unterschenkel in eine erhöhte Position bringen und diese beispielsweise auf ein Kissen legen. In der Startposition sind die Zehen gestreckt, also etwas nach oben gezogen.
2. Nun die Zehen nach vorne beugen und diese sozusagen »zur Faust ballen«, wie beim Greifen. Dabei darf der Fußrücken nach oben gezogen werden.

Tipp: Diese Übung kann mit beiden Füßen gleichzeitig oder auch rechts und links einseitig durchgeführt werden.

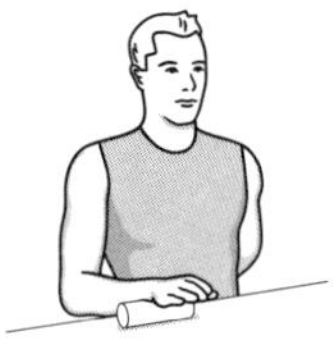

1

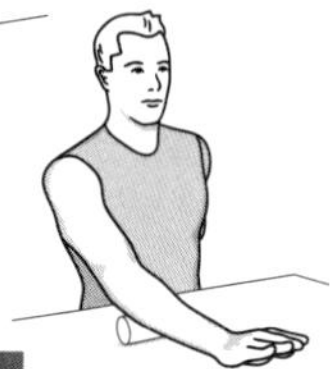

2

Rollout der Unterarme

1. Vor einen Tisch setzen und eine Faszienrolle auf den Tisch legen. Den Unterarm knapp oberhalb des Handgelenks auf der Faszienrolle positionieren.
2. Den Unterarm nun durch Strecken und Heranziehen des Arms abrollen. Während des Abrollens kann der Unterarm in verschiedene Positionen gebracht werden. Durch Drehen des Unterarms (Daumen nach innen und außen drehen) können verschiedene Anteile des Unterarms abgerollt werden. Diese Übung nacheinander mit beiden Armen durchführen.

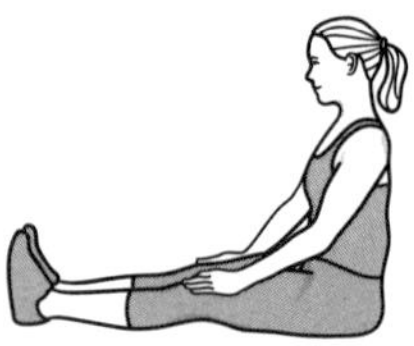

1

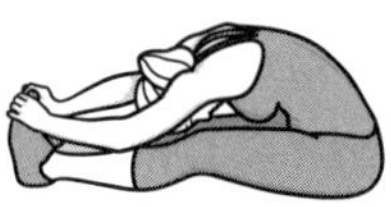

2

Rumpfbeugen im Sitzen

1. Im Langsitz auf dem Fußboden die Hände auf den Unterschenkeln knapp unterhalb des Knies ablegen.
2. Die Hände nun auf den Unterschenkeln nach vorne zu den Füßen schieben und dabei den Oberkörper nach vorne neigen. Bei der Übung darf ein Ziehen in der Kniekehle, der Oberschenkelrückseite und im unteren Rücken entstehen. Danach wieder zurück in die Ausgangsposition gehen und von vorne beginnen.

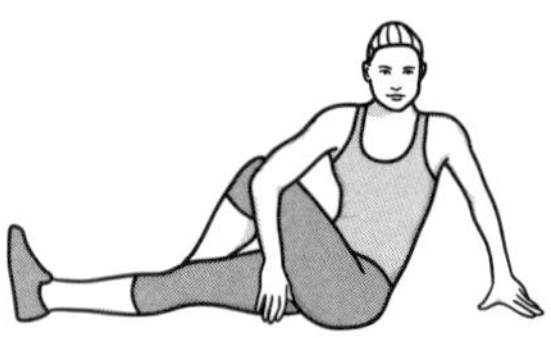

Gesäßdehnung im Sitzen

Aus dem Langsitz auf dem Fußboden den linken Fuß über das rechte Bein führen und auf dem Boden aufstellen. Den Oberkörper nach links drehen und den linken Arm neben dem Oberkörper auf dem Boden abstützen. Mit der rechten Hand den linken Oberschenkel an der Außenseite greifen und durch Heranziehen des Beins die Dehnung verstärken. In der Position kann die Dehnung für 15–25 Sekunden gehalten werden. Die Übung anschließend auch auf der anderen Seite durchführen.

Rumpfrotation

1. Im Langsitz auf dem Fußboden beide Arme seitlich anheben und vom Oberkörper abspreizen. Der Oberkörper bleibt möglichst aufgerichtet.
2. In dieser Position den Oberkörper nach links drehen und anschließend wieder kontrolliert in die Ausgangsstellung zurückbringen. Während der Drehbewegung bleiben die Arme in der Position. Die Übung abwechselnd mit einer Drehung nach links und rechts durchführen.

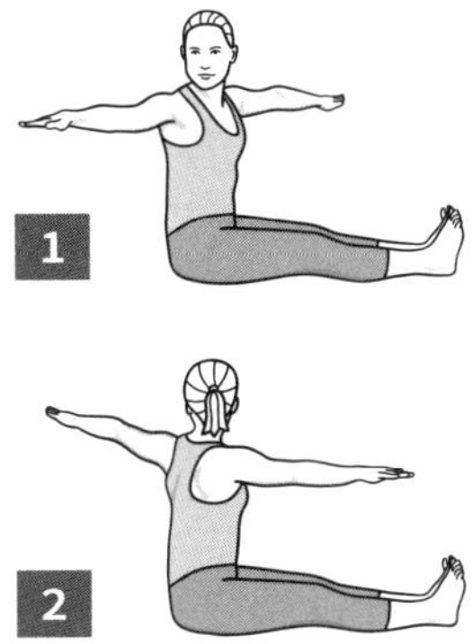

Hüftdrehung zum Seitsitz

1. Auf dem Fußboden sitzend beide Füße auf den Fersen aufstellen. Dabei stehen die Füße etwa eine Unterschenkellänge auseinander. Die Arme ausgestreckt vor den Körper halten.
2. Nun beide Beine nach rechts auf dem Boden ablegen. Das linke Knie kommt dabei vor dem rechten Fuß auf den Boden. Danach wieder zurück in die Ausgangsposition gehen und die Übung zur anderen Seite, nach links, durchführen.

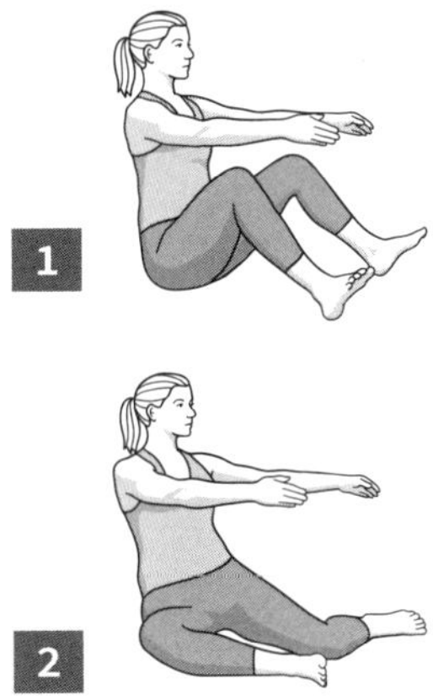

Wadenrollout

1. Eine Faszienrolle auf den Boden legen und eine Sitzposition einnehmen, bei der die rechte Wade auf der Faszienrolle positioniert wird. Dabei beide Hände hinter dem Oberkörper etwa eine Unterarmlänge vom Gesäß entfernt nach hinten auf dem Boden abstützen.
2. Nun die Hüfte anheben und diese unter den Oberkörper zurückziehen. Dabei wird die Wade nach unten abgerollt. Dann in die Ausgangsposition rollen und erneut beginnen. Die Übung anschließend auch mit dem anderen Bein durchführen.

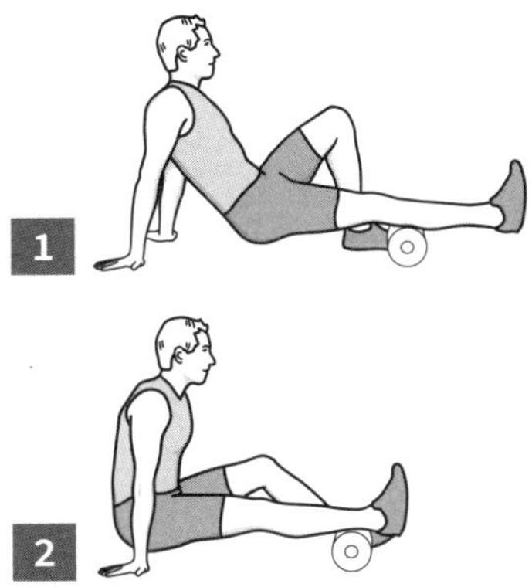

Tipp: Leichter wird die Übung, wenn die Hüfte auf dem Boden verbleibt und die Rollbewegung durch Beugen und Strecken im Kniegelenk durchgeführt wird. Intensiver wird die Rollbewegung, wenn das linke Bein während des Rollens als Zusatzgewicht auf dem rechten Bein abgelegt wird.

Übungen in Bauch- und Rückenlage

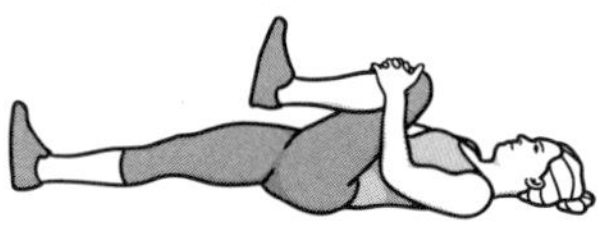

Hüftbeugung

In Rückenlage ein Bein zum Oberkörper heranbringen und mit beiden Händen am Knie umfassen. Mit den Armen das Bein nun dynamisch heranziehen und wieder etwas locker lassen. Diese Übung anschließend auch mit dem anderen Bein wiederholen.

1
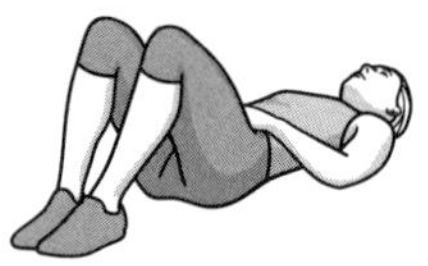

2
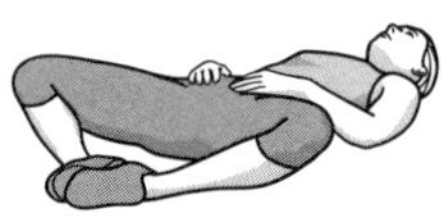

Hüfte abspreizen

1. In Rückenlage die Füße nebeneinander aufstellen. Die Hände auf den Bauch legen.
2. Die Knie auseinanderbewegen, bis in der Leiste und/oder der Oberschenkelinnenseite ein Ziehen zu spüren ist. Diese Position kann kurz gehalten werden, für 2–5 Sekunden, oder es können 5–8 federnde Bewegungen durchgeführt werden, bevor die Beine wieder in die Ausgangsposition zurückgebracht werden.

1
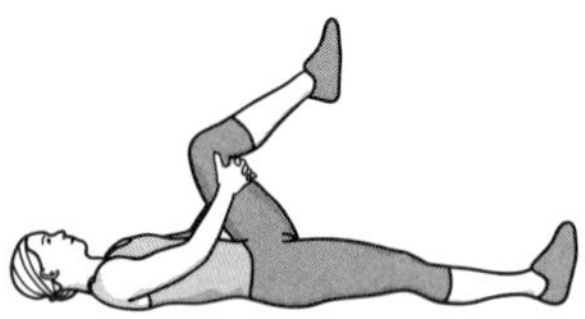

2
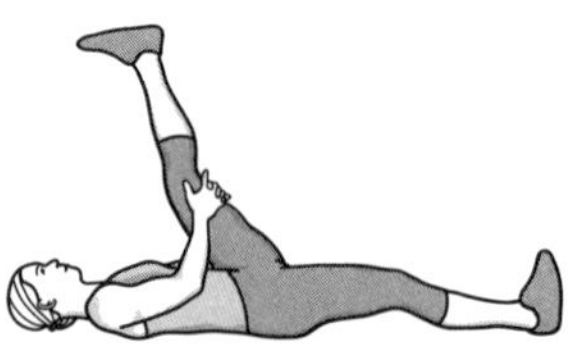

3
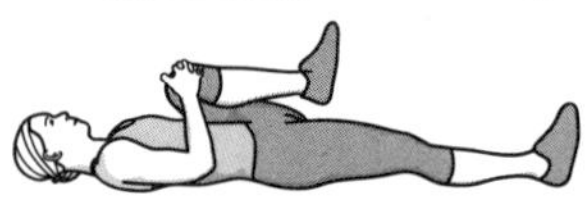

Beinmobilisation

1. In Rückenlage das linke Bein zum Oberkörper bewegen und mit beiden Händen an der Oberschenkelrückseite umfassen.
2. Nun das linke Knie strecken und den Oberschenkel dabei weiterhin mit den Händen halten.
3. Anschließend mit den Händen das Knie umgreifen und das gesamte Bein zum Oberkörper heranziehen. Die Übung im Anschluss auch mit dem rechten Bein durchführen.

1
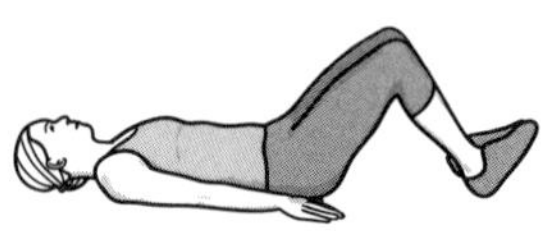

2
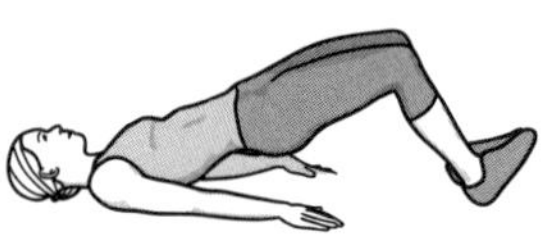

Hüfte heben

1. Beide Füße in Rückenlage aufstellen und dabei die Zehen und Fußrücken anheben. Die Fersen verbleiben auf dem Boden, die Hände liegen neben dem Körper.
2. Nun die Hüfte anheben, bis der Oberkörper, das Becken und die Oberschenkel möglichst in einer Linie sind. Dann das Becken wieder absenken und erneut beginnen.

Knie heranziehen mit Handtuch

1. In Rückenlage die Fersen auf einem Handtuch ablegen.
2. Nun die Knie beugen und die Füße auf dem Handtuch in Richtung Gesäß heranziehen. Dann wieder in die Ausgangsposition zurückstrecken.

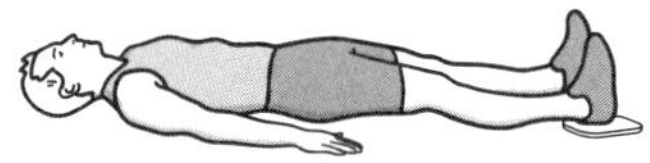
1
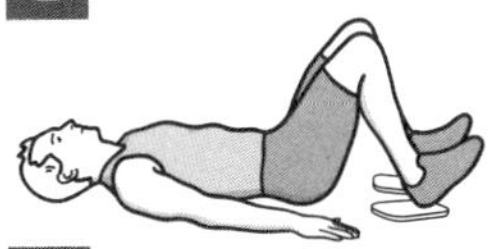
2

Rumpfdrehung

1. Auf der rechten Seite liegend den rechten Arm vom Körper wegstrecken und beide Beine beugen. Der linke Arm liegt auf dem Oberkörper.
2. Den Oberkörper nun nach links drehen und den linken Arm nach außen strecken, bis der Oberkörper auf dem Rücken liegt. Den Kopf ebenfalls nach links drehen. Die Beine bleiben in der seitlichen Position. Dieselbe Bewegung anschließend auf der anderen Seite durchführen.

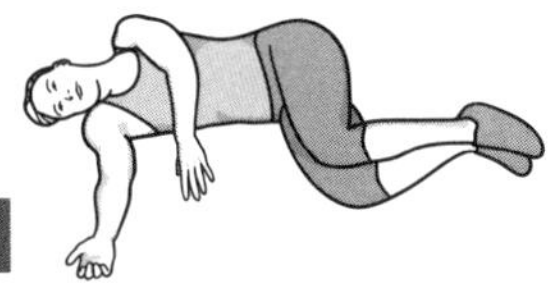
1
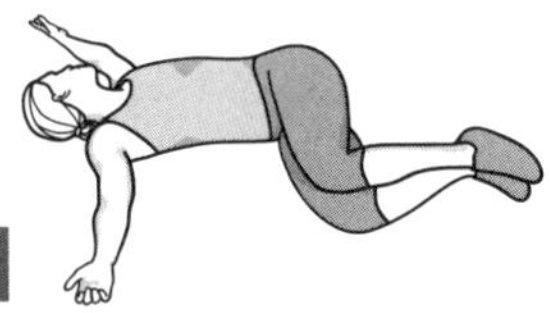
2

Beine kreuzen

1. Auf dem Fußboden sitzend den Oberkörper auf beiden Ellbogen und Unterarmen abstützen. Das rechte Bein anheben und über das linke, auf dem Boden aufliegende Bein zur Gegenseite bewegen. Danach das rechte Bein wieder zurückbewegen und ablegen.
2. Nun das linke Bein anheben und über das rechte, auf dem Boden aufliegende Bein zur Gegenseite bringen. Dann das linke Bein wieder zurückbewegen und ablegen.

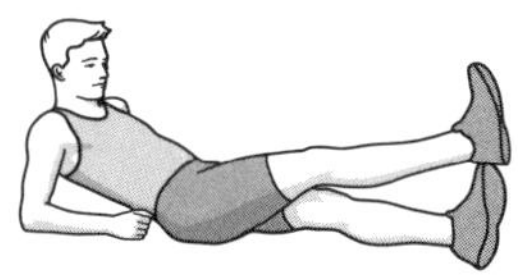
1
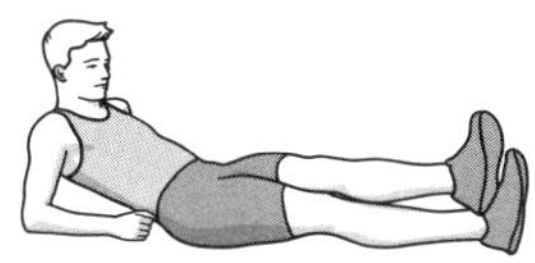
2

Einrollen

1. In Rückenlage auf dem Fußboden beide Beine aufstellen, die Hände liegen neben dem Körper.
2. Beide Beine nun zum Oberkörper heranholen, mit beiden Händen am Knie umfassen und festhalten. Danach den Griff lösen und die Beine wieder auf dem Boden aufstellen.

1
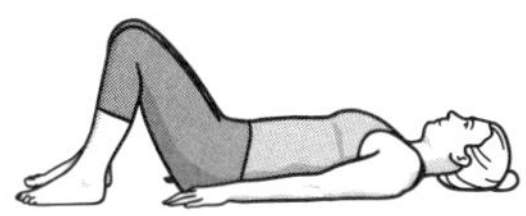
2
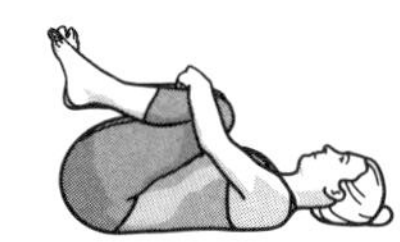

Nackenrollout

1
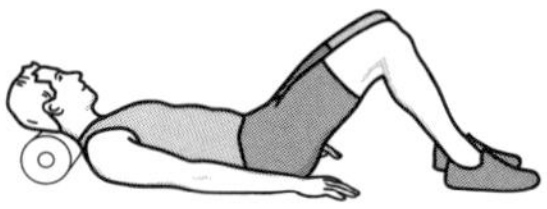
2
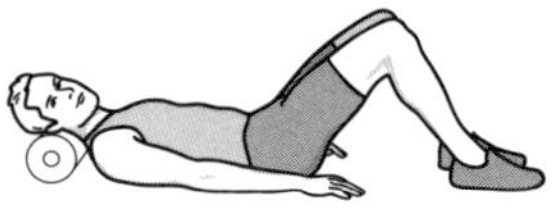

1. In eine Rückenlage mit aufgestellten Füßen begeben und die Hände neben dem Körper ablegen. Eine Faszienrolle im Nacken positionieren. Wenn der Druck für den Nacken zu unangenehm ist, kann der gesamte Oberkörper mit einer Decke oder mit Kissen unterlagert werden.
2. Nun den Kopf langsam nach rechts und links drehen.

Tipp: Während der Drehbewegung kann der Kopf auch etwas mehr gebeugt, also das Kinn zur Brust gebracht, oder gestreckt, also das Kinn von der Brust weggebracht, werden. Das verändert den Druckbereich der Rolle.

Rückenstrecken

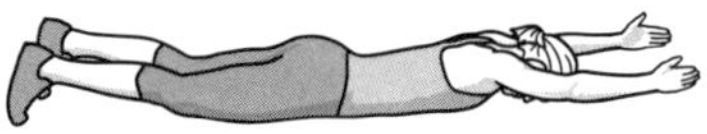
1
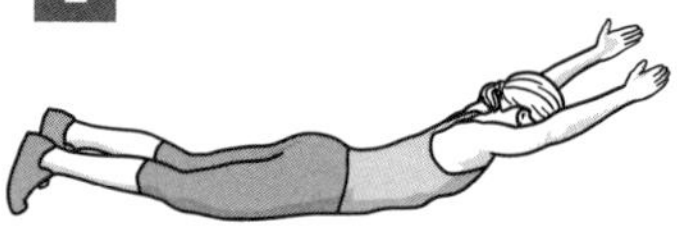
2

1. In eine Bauchlage begeben, am besten auf einer Sportmatte liegend. Die Zehenspitzen aufstellen und die Kniescheiben vom Boden anheben, dabei aber die Knie leicht gebeugt lassen. Die Arme neben dem Kopf angehoben halten.
2. Nun den Oberkörper anheben und kontrolliert wieder in die Ausgangsposition absenken.

Tipp: Die Arme können während der Übung auch neben dem Körper gehalten werden. So wird die Übung weniger intensiv.

Kniebeugen in Bauchlage

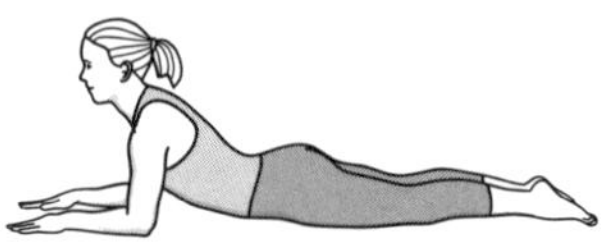
1
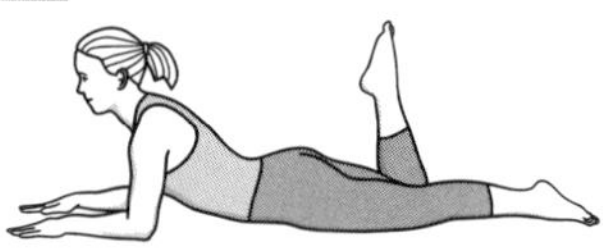
2
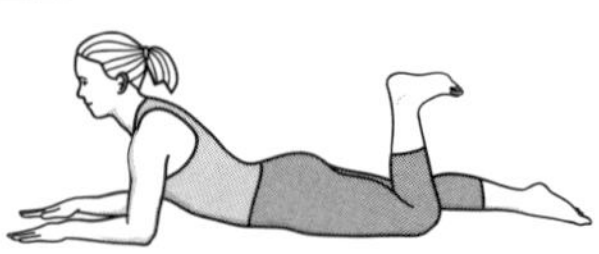
3

1. In Bauchlage die Ellbogen und Unterarme auf dem Boden aufstützen. Die Beine liegen gestreckt am Boden.
2. Nun das rechte Bein zum Oberkörper hin beugen und wieder nach unten strecken.
3. Dieselbe Bewegung anschließend auch mit dem linken Bein durchführen.

Übungen im Vierfüßler- und Kniestand

Päckchenlage

1. Im Vierfüßlerstand die Hände unter den Schultern platzieren und die Knie unter den Hüften positionieren.
2. Den Oberkörper nach hinten schieben und das Gesäß so nahe wie möglich an die Fersen bringen. Dabei wird der Oberkörper sanft gebeugt und die Hände bleiben möglichst an derselben Stelle. Wieder zurück in die Ausgangsposition gehen und erneut beginnen.

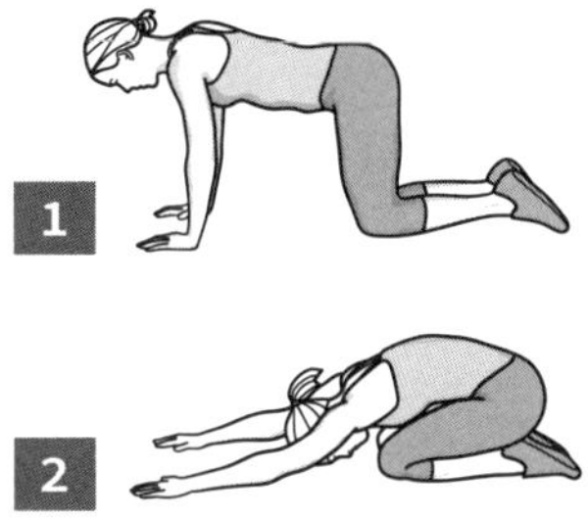

Beinheben im Vierfüßlerstand

1. Im Vierfüßlerstand die Hände unter den Schultern platzieren und die Knie unter den Hüften positionieren.
2. Das linke Bein strecken und nach hinten anheben.
3. Im Anschluss daran das linke Bein im Knie beugen, bevor es wieder in der Ausgangsposition abgesetzt wird. Diese Übung anschließend auch mit dem anderen Bein durchführen.

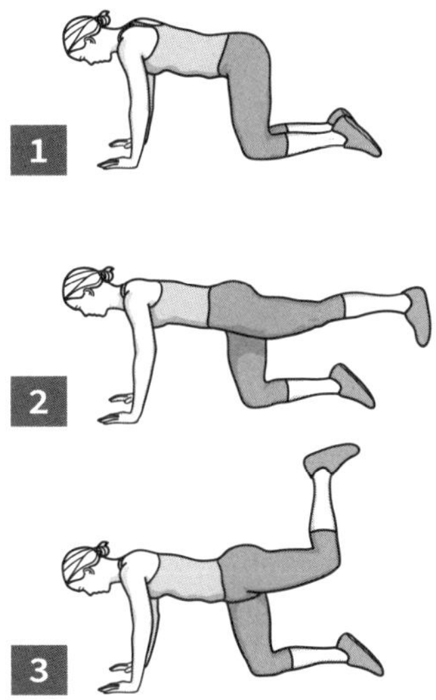

Tiefer Ausfallschritt

1. In die Vierfüßlerposition begeben.
2. Das linke Bein unter dem Oberkörper nach vorne holen und den Fuß auf dem Boden aufstellen. Dann wieder zurück in die Ausgangsposition gehen. Diese Übung anschließend auch mit dem rechten Bein durchführen.

Tipp: Einfacher wird diese Übung, wenn das Bein seitlich neben dem Arm aufgestellt wird.

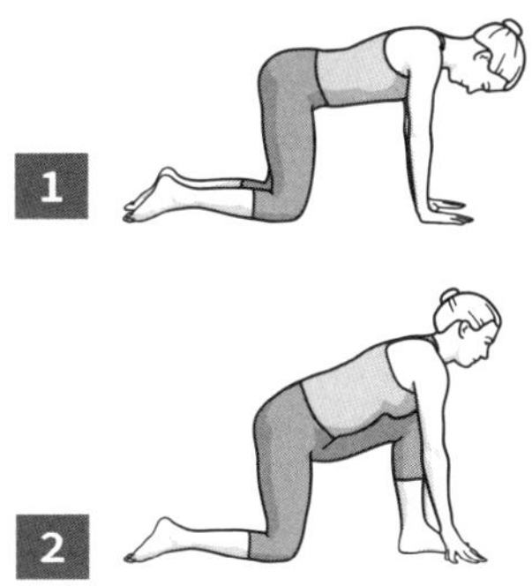

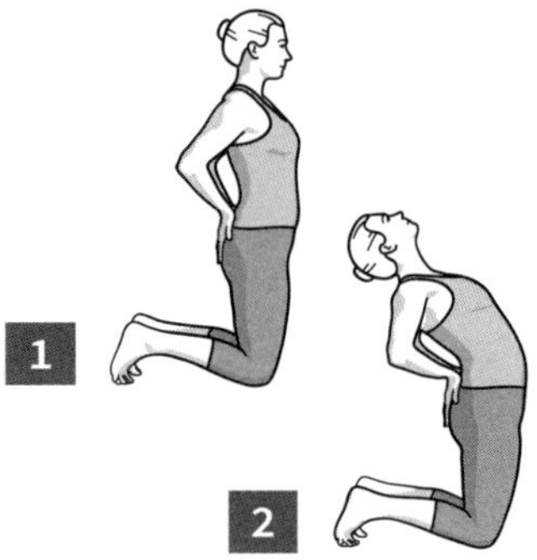

Rückneigung

1. Im Kniestand beide Hände auf dem Gesäß abstützen.
2. Nun den Oberkörper sanft nach hinten neigen, während die Hände weiterhin das Gesäß abstützen.

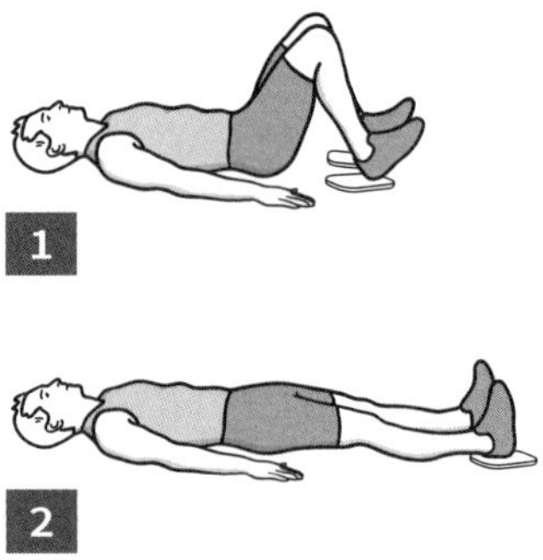

Hüftstrecken mit Handtuch

1. Im Vierfüßlerstand beide Knie auf einem Handtuch positionieren.
2. Beide Beine nun mit dem Handtuch nach hinten schieben, bis die Hüften gestreckt sind. Dann wieder zurück in die Ausgangsposition gehen und erneut starten.

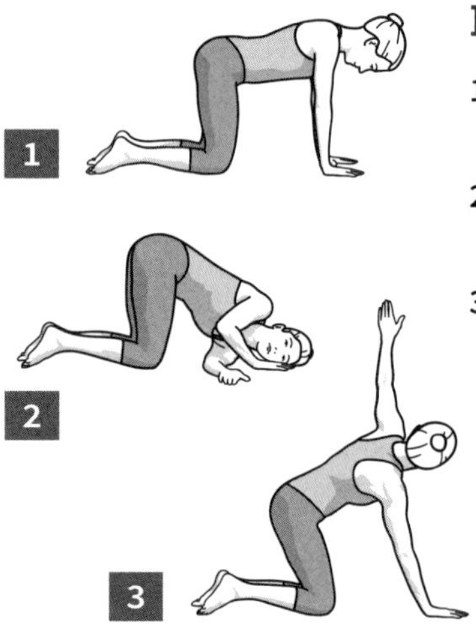

Rumpfrotation mit Armeinsatz

1. Im Vierfüßlerstand die Hände unter den Schultern platzieren und die Knie unter den Hüften positionieren.
2. Nun den linken Arm unter dem Oberkörper hindurch bewegen und den Oberkörper dabei nach rechts drehen.
3. Anschließend den linken Arm nach oben anheben, bis die Handinnenfläche zur Decke zeigt. Der Oberkörper dreht sich dabei nach links. Diese Übung danach auch mit dem rechten Arm zur rechten Körperseite hin durchführen.

Herabschauender Hund

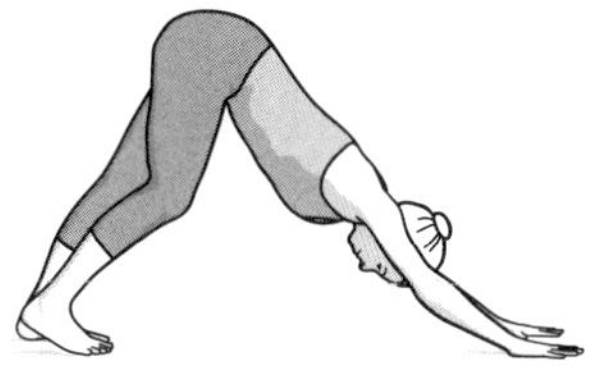

In den Vierfüßlerstand begeben. Aus dieser Position heraus die Beine strecken und das Becken anheben. In dieser Stellung abwechselnd die Knie beugen und wieder strecken.

Hohl- und Rundrücken

1

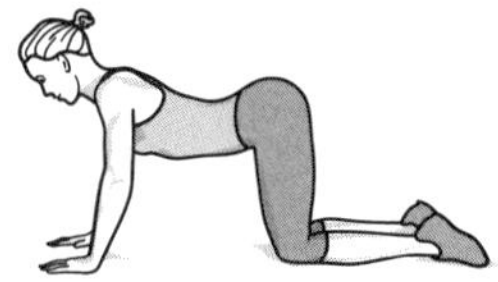

2

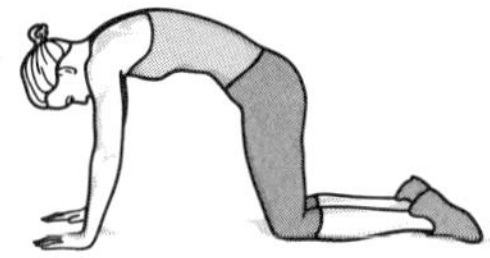

1. Im Vierfüßlerstand die Hände unter den Schultern platzieren und die Knie unter den Hüften positionieren. Das Becken dabei nach vorne unten bewegen und die Lendenwirbelsäule nach unten absinken lassen – das ist die »Hohlrücken-Position«.
2. Das Becken nun nach hinten kippen, wobei der untere Rücken rund wird und der Oberkörper sich nach oben wölbt – das ist die »Rundrücken-Position«.

Übungsregister

A
Armdrehung 121
Armpendel 121
Armstrecken mit Rumpfneigung 120
Auf der Stelle hüpfen 129
Ausfallschritt mit Gewichten 127
Ausfallschritt mit Oberkörperdrehung 129

B
Beine kreuzen 139
Beinheben 134
Beinheben im Vierfüßlerstand 141
Beinmobilisation 138
Beinpendel 128
Beinschieben mit Handtuch 132
Beinstrecken 134
Bizepscurls 126
Brustdehnung 122

E
Einarmiges Rudern 126
Einrollen 139

F
Ferse heben 135
Frontheben 126

G
Gesäßdehnung im Sitzen 136
Gesäßdehnung im Stand 124

H
Herabschauender Hund 143
Hohl- und Rundrücken 143
Hüftabduktion 128
Hüftadduktion 130
Hüftbeugung 138
Hüftdehnung 125
Hüftdehnung im Stand 124
Hüftdrehung zum Seitsitz 137
Hüfte abspreizen 138
Hüfte heben 138
Hüftrotation 133
Hüftstrecken mit Handtuch 142

K
Knie heranziehen mit Handtuch 139
Kniebeugen 128
Kniebeugen in Bauchlage 140
Kniebeuge mit Gewichten 127
Kniebeugen mit Stuhl 131
Knieheben 129
Knieheben an der Wand 129
Knoten 135
Kopfdrehen 130
Kreuzheben 125

N
Nacken beugen und strecken 133
Nackenrollout 140

P
Päckchenlage 141

R
Rollout der Fußsohle 134
Rollout der Unterarme 136
Rückendehnung im Stand 122
Rückenrollout an der Wand 132
Rückenrubbeln 133
Rückenstrecken 140
Rückneigen und vorbeugen 130
Rückneigung 142
Rudern im Stand 125
Rumpfbeugen im Sitzen 136
Rumpfdehnung seitlich 123
Rumpfdrehung 139
Rumpfrotation 137
Rumpfrotation mit Armeinsatz 142

S
Schulterdehnung hinten 123
Schulterdehnung vorne 123
Schulterdrehen 126
Schulterdrücken mit Gewichten 127
Schulterheben 120
Schulterkreisen 120
Schulterrollout 122
Schulterzug 121

T
Tiefe Hocke mit Oberkörperdrehung 131
Tiefer Ausfallschritt 141
Tuch anheben 135

W
Waden- und Oberschenkeldehnung 124
Wadenrollout 137

Z
Zehen heben 135
Zehen krallen 136
Zehenstand 131